中医肺瘀理论与临床经验

韩健 编著

上海交通大学出版社
SHANGHAI JIAO TONG UNIVERSITY PRESS

内容提要

本书首先讲述了肺瘀理论基础；其次介绍了肺瘀理论研究，包括肺瘀的系统性研究和特异性研究；最后从肺瘀的角度论述了临床常见肺系疾病的病因、病机、发病机制、诊断与鉴别诊断、治疗，并通过对临证医案的分析总结了中医肺瘀理论的临证经验。本书可供各级医院肺病科中医医师、中医实习医师在工作中参考，也可供中医学院师生阅读使用。

图书在版编目（CIP）数据

中医肺瘀理论与临床经验 / 韩健编著. -- 上海 : 上海交通大学出版社，2024.8. -- ISBN 978-7-313-31803-9

Ⅰ. R256.1

中国国家版本馆CIP数据核字第20244V175B号

中医肺瘀理论与临床经验

ZHONGYI FEIYU LILUN YU LINCHUANG JINGYAN

编　　著：韩　健

出版发行：上海交通大学出版社

地　　址：上海市番禺路951号

邮政编码：200030

电　　话：021-64071208

印　　制：广东虎彩云印刷有限公司

经　　销：全国新华书店

开　　本：710mm × 1000mm　1/16

印　　张：19.25

字　　数：337千字

插　　页：1

版　　次：2024年8月第1版

印　　次：2024年8月第1次印刷

书　　号：ISBN 978-7-313-31803-9

定　　价：198.00元

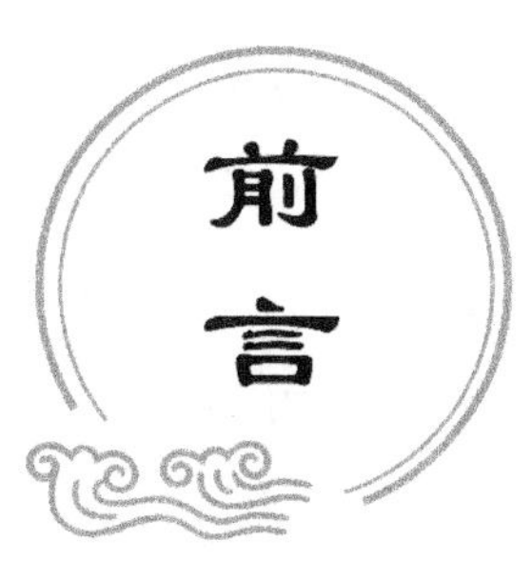

前言

瘀血是指血液不能正常循行于脉道，停滞于体内，它既包括积于体内的离经之血，也包括阻滞于血脉、脏腑内运行不畅的血液。现代中医临床研究中，涉及瘀血的证治多集中于心脑血管疾病、妇科疾病、糖尿病血管病变、血液病等。近年来，随着现代临床对肺系疾病的研究不断深入，瘀血的重要性日益受到关注。许多肺系疾病发生、发展、转归的过程中都存在瘀血的病理变化，瘀血既是一种致病因素，又是肺系疾病迁延难愈的主要原因之一。西医学的慢性支气管炎、肺炎、慢性阻塞性肺疾病、支气管哮喘、肺癌、支气管扩张症、肺栓塞、肺动脉高压、慢性肺源性心脏病等疾病的发生与发展过程中，均有“瘀”存在于某一病理阶段，并对疾病的预后起重要作用，有些甚至贯穿于整个病程之中，并起主导作用。

中医古籍及现代医学文献中，鲜有提及肺瘀者，虽有活血化瘀法治疗肺系疾病的临床研究见诸报道，但尚无对肺瘀理论的系统性分析。对肺瘀患者的诊断、治疗方案没有进行过归纳、总结，有关证治规律也尚缺乏规范，且肺瘀患者现代医学理化指标的系统研究相对较少。因此，为明确肺瘀证治理论、规范其应用方药、明了其作用机制，笔者在结合自身多年临床经验的基础上，广泛收集相关资料，编写了《中医肺瘀理论与临床经验》一书。

本书首先讲述了肺瘀理论基础；其次介绍了肺瘀理论研究，包括肺瘀的系统性研究和特异性研究；最后从肺瘀的角度论述了慢性支气管炎、支气管哮喘、支气管扩张症、慢性阻塞性肺疾病、肺炎、肺癌等临床常见肺系疾病的病因、病机、发病机制、诊断与鉴别诊断、治疗，并通过对临证医案的分析总结了中医肺瘀理论的临床经验。本书结构严谨、特点鲜明，将肺瘀理论与临床相结合，可供各级医院肺病科中医医师、中医实习医师在工作中参考，也可供中医学院师生阅读使用。

由于编者经验欠丰、编写时间不足，加之肺病科医疗技术飞速发展，书中难免存在疏漏之处，恳请广大读者提出宝贵意见、建议，以期再版时予以修订、完善。

韩　健

山东省中医院

2024 年 4 月

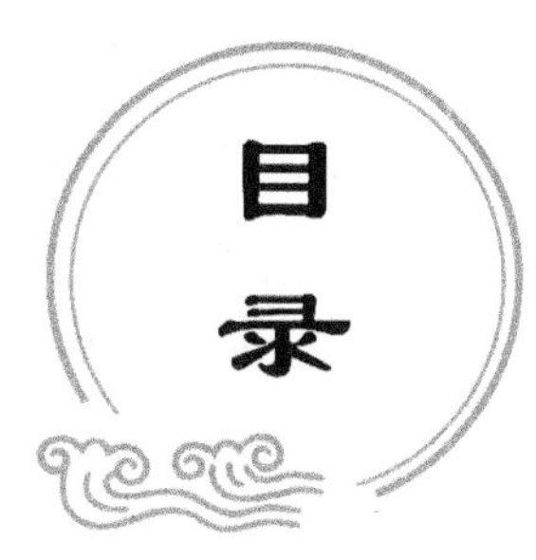
目
录

第一章　肺瘀理论基础

第一节　相傅之官——肺

一、肺与相傅释义

肺主气，司呼吸，肺与各个脏腑都有密切关联。人的生理活动离不开肺气的正常，在病理方面，“人不可无肺气，有肺则生，无肺则亡”。肺为“相傅之官”出自《素问・灵兰秘典论》。肺者相傅之官的提出对于指导肺系疾病的诊治乃至整个内科疾病的诊治都有重要意义。

肺为会意字。从肉(月)，其形像块肉，表示肺是体内的呼吸器官；从市，市有遮蔽意，表示肺被肌肤所遮蔽。《说文解字・肉部》释：“金藏也。从肉市声”。肺的右半部分“市”，指古代一种系于腰间的饰物。《说文解字・市部》曰：“市，韠也。上古衣蔽前而已……天子朱市，诸侯赤市”。市，含有遮蔽的意思，属天子、诸侯遮于官服或礼服下裳前的服饰。

相、傅为古代官职名称，在职能上总领百官，协助君主管辖国事，治理国家政务，维持国家正常秩序的运转，并使国家趋于强盛。《史记・陈丞相世家》曰：“宰相者……使卿大夫各得任其职焉”。在中国古代官员的设置中，相这一职位对国家的治理起着重要的作用，可以管理国家各级官员，履行职责。西周时期“相”为临时辅导天子礼仪的职官；春秋时期又出现了总理政务的丞相；战国时期国家以相为最高执政官，主一国之政；西汉在朝会时，相国之位仅次于诸侯王。“相”听命君主，执掌朝纲，军民农商皆由其调配，内政外交皆由其协调。肺所处位置最高，心居其下，肺对心而言具有辅佐作用。相傅之官是对肺功能的高度概括，包含了肺具有佐心治理和协调其他脏腑及营卫气血的作用。

二、肺的生理特性

(一)肺为华盖

“华盖”原指古代帝王的车盖,《黄帝内经》以之喻肺。《素问·病能论》说:“肺为脏之盖也。”肺位于胸腔,覆盖五脏六腑之上,位置最高,因而有“华盖”之称。肺居于高位,又能行水,故称为“水上之源”。肺覆盖于五脏六腑之上,又能宣发卫气于体表,具有保护诸脏免受外邪侵袭的作用,故《素问·痿论》说:“肺者,脏之长也”;《灵枢·九针论》说:“肺者,五脏六腑之盖也。”由于肺位最高,与外界相通,故温邪外侵,首先被犯;肺又外合皮毛,风寒燥湿外袭,皮毛受邪,亦内合于肺。故肺为诸邪易侵之脏。

(二)肺为娇脏

肺为娇脏是对肺的生理病理特征的概括。生理上,肺清虚而娇嫩,吸之则满,呼之则虚,为脏腑之华盖,百脉之所朝会;病理上,外感六淫之邪从皮毛或口鼻而入,常易犯肺而为病;其他脏腑病变,亦常累及于肺。简而言之,肺位最高,邪必先伤;肺为清虚之脏,清轻肃静,不容纤芥,不耐邪气之侵。故无论外感、内伤或其他脏腑病变,皆可病及于肺而发生咳嗽、气喘、咯血、失声、肺痨、肺痿等疾病。娇嫩之肺一旦被侵犯,治疗当以“治上焦如羽,非轻不举”为法则,用药以轻清、宣散为贵,过寒、过热、过润、过燥皆所不宜。

(三)肺主宣发肃降

肺气宣降是指肺气向上向外宣发与向内向下肃降的相反相成的运动。肺气的宣发与肃降运动协调,维持着肺的呼吸和行水功能。

肺气宣发,能向上向外布散气与津液,主要体现在以下 3 个方面:一是呼出体内浊气;二是将脾所转输来的津液和部分水谷精微上输头面诸窍,外达于全身皮毛肌腠;三是宣发卫气于皮毛肌腠,以温分肉,充皮肤,肥腠理,司开阖,将代谢后的津液化为汗液,并控制和调节其排泄。如《灵枢·决气》说:“上焦开发,宣五谷味,熏肤,充身,泽毛,若雾露之溉。”如《灵枢·痈疽》说:“上焦出气,以温分肉而养骨节,通腠理。”若因外感风寒而致肺失宣发,则致呼吸不畅,胸闷喘咳;卫气被郁遏,腠理闭塞,可致恶寒无汗;津液内停,可变为痰饮,阻塞气道,则见呼吸困难,咳喘不得卧。

肺气肃降,能向内向下布散气和津液,主要体现在以下 3 个方面:一是吸入自然界之清气,并将吸入之清气与谷气相融合而成的宗气向下布散至脐下,以资元气；二是将脾转输至肺的津液及部分水谷精微向下向内布散于其他脏腑以濡润之；三是将脏腑代谢后产生的浊液下输于肾或膀胱，成为尿液生成之源。人体脏腑之气的运动规律，一般是在上者宜降，在下者宜升，肺位胸中，为五脏六腑之华盖，其气以清肃下降为顺。若肺失宣降，则可出现呼吸表浅或短促，咳喘气逆等症。

肺气的宣发肃降，主要体现在相互制约、相互为用2个方面。宣发与肃降协调，则呼吸均匀通畅，水液得以正常的输布代谢，所谓“水精四布，五经并行”。宣发与肃降失调，则见呼吸失常和水液代谢障碍。一般来说，外邪侵袭，多影响肺气的宣发，导致肺气不宣为主的病变；内伤及肺，多影响肺气的肃降，导致肺失肃降为主的病证。宣发与肃降失常又是相互影响的，可同时并见的。如外感风寒首先导致肺气的宣发失常而出现胸闷鼻塞、恶寒发热、无汗等症，同时也可引起肺气的肃降失常而伴有咳嗽喘息等症。

三、肺的生理功能

(一)肺主气司呼吸

肺主气首见于《黄帝内经》。《素问·五脏生成》说：“诸气者，皆属于肺。”肺主气包括主呼吸之气和主一身之气2个方面。

1.主呼吸之气

肺主呼吸之气是指肺是气体交换的场所。如《素问·阴阳应象大论》说：“天气通于肺。”通过肺的呼吸作用，不断吸进清气，排出浊气，吐故纳新，实现机体与外界环境之间的气体交换，以维持人体的生命活动。

肺主呼吸的功能，实际上是肺气的宣发和肃降运动在气体交换过程中的具体表现：肺气宣发，浊气得以呼出；肺气肃降，清气得以吸入。肺气的宣发与肃降运动协调有序，则呼吸均匀通畅。肺气失宣或肺气失降，临床都有呼吸异常的表现，但临床表现有所不同。若是因外感引动内饮，阻塞气道，肺气失宣，多为胸闷气急或发为哮喘；若是因肝火上炎，耗伤肺阴，肺失肃降，多致喘咳气逆。

2.主一身之气

肺主一身之气是指肺有主司一身之气的生成和运行的作用。故《素问·六节藏象论》说：“肺者，气之本。”

肺主一身之气的生成，体现于宗气的生成。一身之气主要由先天之气和后天之气构成。宗气属后天之气，由肺吸入的自然界清气，与脾胃运化的水谷精微所化生的谷气相结合而生成。宗气在肺中生成，积存于胸中“气海”，上走息道出喉咙以促进肺的呼吸，如《灵枢·五味》所说："其大气抟而不行者，积于胸中，命曰气海，出于肺，循喉咙，故呼则出，吸则入"，并能贯注心脉以助心推动血液运行，还可沿三焦下行脐下丹田以资先天元气，故在机体生命活动中占有非常重要的地位。宗气是一身之气的重要组成部分，宗气的生成关系着一身之气的盛衰，因而肺的呼吸功能健全与否，不仅影响着宗气的生成，也影响着一身之气的盛衰。肺主一身之气的运行，体现于对全身气机的调节作用。肺有节律的呼吸，对全身之气的升降出入运动起着重要的调节作用。肺的呼吸均匀通畅，节律一致，和缓有度，则各脏腑经络之气升降出入运动通畅协调。

肺的呼吸功能失常，不仅影响宗气的生成及一身之气的生成，导致一身之气不足，即所谓"气虚"，出现少气不足以息、声低气怯、肢倦乏力等症，并且影响一身之气的运行，导致各脏腑经络之气的升降出入运动失调。

肺主一身之气和呼吸之气，实际上都基于肺的呼吸功能。肺的呼吸调匀是气的生成和气机调畅的根本条件。如果肺的呼吸功能失常，势必影响一身之气的生成和运行。若肺丧失了呼吸功能，清气不能吸入，浊气不能排出，新陈代谢停止，人的生命活动就会终结。所以，肺主一身之气的作用，主要取决于肺的呼吸功能。

（二）肺主行水

肺主行水是指肺气宣发肃降运动推动和调节全身水液的输布和排泄。《素问·脉经别论》称作："通调水道"。肺主行水的内涵主要有 2 个方面：一是通过肺气的宣发运动，将脾气转输至肺的水液和水谷之精中较轻清部分，向上向外布散，上至头面诸窍，外达全身皮毛肌腠以濡润之；输送到皮毛肌腠的水液在卫气的推动下化为汗液，并在卫气的调节作用下有节制地排出体外。二是通过肺气的肃降运动，将脾气转输至肺的水液和水谷精微中较稠厚部分，向内向下输送到其他脏腑以濡润之，并将脏腑代谢所产生的浊液（废水）下输至肾或膀胱，成为尿液生成之源。

肺以其气的宣发与肃降运动输布水液，故说："肺主行水"。又因为肺为华盖，在五脏六腑中位置最高，参与调节全身的水液代谢，故清代汪昂《医方集解》称"肺为水之上源"。

外邪袭肺，肺失宣发，可致水液向上向外输布失常，出现无汗、全身水肿等症。内伤及肺，肺失肃降，可致水液不能下输其他脏腑，浊液不能下行至肾或膀胱，出现咳逆上气，小便不利，或水肿等症。肺气行水功能失常，导致脾转输到肺的水液不能正常布散，聚而为痰饮水湿；水饮蕴积肺中，阻塞气道，则影响气体交换，一般都有喘咳痰多，甚则不能平卧的表现。病情进一步发展，可致全身水肿，并能影响他脏的功能。故临床上对主要因外邪侵袭引起的肺气宣发运动失常而致的水液输布障碍，多用宣肺利水法来治疗，即《黄帝内经》所谓“开鬼门”之法，古人喻之为“提壶揭盖”，清代徐大椿《医学源流论》则称为“开上源以利下流”。

（三）肺朝百脉

肺朝百脉是指全身的血液都通过百脉流经于肺，并经过肺的呼吸，进行体内外清浊之气的交换，然后再通过肺气宣发肃降作用，将富有清气的血液通过百脉输送到全身。

全身的血液均统属于心，心气是血液循环运动的基本动力。而血液的运行又赖于肺气的推动和调节，即肺气具有助心行血的作用。肺通过呼吸运动，调节全身气机，从而促进血液运行。故《素问·平人气象论》说：“人一呼脉再动，一吸脉亦再动。”《难经·一难》说：“人一呼脉行三寸，一吸脉行三寸。”同时，肺吸入的自然界清气与脾胃运化而来的水谷精微所化的谷气相结合，生成宗气，而宗气有“贯心脉”以推动血液运行的作用。肺气充沛，宗气旺盛，气机调畅，则血运正常。若肺气虚弱或壅塞，不能助心行血，则可导致心血运行不畅，甚至血脉瘀滞，出现心悸胸闷，唇青舌紫等症；反之，心气虚衰或心阳不振，心血运行不畅，也能影响肺气的宣通，出现咳嗽、气喘等症。

（四）肺主治节

肺主治节是指肺气具有治理调节肺之呼吸及全身之气、血、水的作用。《素问·灵兰秘典论》说：“肺者，相傅之官，治节出焉。”肺主治节的生理作用主要表现在 4 个方面：一是治理调节呼吸运动，肺气的宣发与肃降运动协调，维持通畅均匀的呼吸，使体内外气体得以正常交换；二是调理全身气机，通过呼吸运动，调节一身之气的升降出入，保持全身气机调畅；三是治理调节血液的运行，通过肺朝百脉和气的升降出入运动，辅佐心脏，推动和调节血液的运行；四是治理调节津液代谢，通过肺气的宣发肃降，治理和调节全身水液的输布和排泄。由此可见，肺主治节是对肺的主要生理功能的高度概括。

四、肺与脏腑组织官窍

（一）肺在体合皮，其华在毛

皮毛包括皮肤、汗腺、毫毛等组织，是一身之表。它们依赖于卫气和津液的温养和润泽，具有防御外邪、调节津液代谢、调节体温和辅助呼吸的作用。肺与皮毛相合是指肺与皮毛的相互为用关系。

肺对皮毛的作用主要有二：一是肺气宣发，宣散卫气于皮毛，发挥卫气的温分肉，充皮肤，肥腠理，司开阖及防御外邪侵袭的作用；二是肺气宣发，输精于皮毛，即将输送于肺的津液和部分水谷精微向上向外布散于全身皮毛肌腠以滋养之，使之红润光泽。若肺津亏、肺气虚，既可致卫表不固而见自汗或易感冒，又可因皮毛失濡而见枯槁不泽。

皮毛对肺的作用，也主要有二：一是皮毛能宣散肺气，以调节呼吸。《黄帝内经》把汗孔称作“玄府”，又叫“气门”，是说汗孔不仅是排泄汗液之门户，而且也是随着肺气的宣发和肃降进行体内外气体交换的部位。二是皮毛受邪，可内合于肺。如寒邪客表，卫气被郁遏，可见恶寒发热、头身疼痛、无汗、脉紧等症，若伴有咳喘等症，则表示病邪已伤及肺。故治疗外感表证时，解表与宣肺常同时并用。

（二）肺在窍为鼻，喉为肺之门户

鼻为呼吸之气出入的通道，与肺直接相连，所以称鼻为肺之窍。鼻为呼吸道之最上端，通过肺系（喉咙、气管等）与肺相连，具有主通气和主嗅觉的功能。鼻的通气和嗅觉功能，都必须依赖肺气的宣发运动。肺气宣畅，则鼻窍通利，呼吸平稳，嗅觉灵敏；肺失宣发，则鼻塞不通，呼吸不利，嗅觉亦差。故《灵枢·五阅五使》曰：“鼻者，肺之官也”，《灵枢·脉度》曰：“肺气通于鼻，肺和则鼻能知臭香矣”。临床上常把鼻的异常变化作为诊断肺病的依据之一，而治疗鼻塞流涕、嗅觉失常等疾病，又多用辛散宣肺之法。

喉位于肺系的最上端，为呼吸之门户、发音之器官。喉由肺津滋养，其发音功能由肺气推动和调节。肺津充足，喉得滋养，或肺气充沛，宣降协调，则呼吸通畅，声音洪亮。若各种内伤或过用，耗损肺津、肺气，以致喉失滋养或推动发音失常，可见声音嘶哑、低微，称为“金破不鸣”；若各种外邪袭肺，导致肺气宣降失常，郁滞不畅，可见声音嘶哑、重浊，甚或失声，称为“金实不鸣”。

五、肺与精气血津液神

（一）在液为涕

涕，即鼻涕，为鼻黏膜的分泌液，有润泽鼻窍的作用。鼻涕由肺津所化，由肺气的宣发运动布散于鼻窍，故《素问·宣明五气》说：“五胜化液……肺为涕。”肺津、肺气的作用是否正常，亦能从涕的变化中得以反映。如肺津、肺气充足，则鼻涕润泽鼻窍而不外流。若寒邪袭肺，肺失宣，肺津被寒邪所凝而不化，则鼻流清涕；肺热壅盛，则可见喘咳上气，流涕黄浊；若燥邪犯肺，则又可见鼻干而痛。

(二)在志为忧(悲)

关于肺之志,《黄帝内经》有二说:一说为悲;一说为忧。但在论及五志相胜时则说:“悲胜怒。”悲和忧虽然略有不同,但其对人体生理活动的影响是大致相同的,因而忧和悲同属肺志。悲忧皆为人体正常的情绪变化或情感反应,由肺精、肺气所化生。过度悲哀或过度忧伤则属不良的情志变化,又可损伤肺精、肺气,或导致肺气的宣降运动失调。《素问·举痛论》说:“悲则气消。”悲伤过度可出现呼吸气短等肺气不足的现象。反之,肺精气虚衰或肺气宣降失调时,机体对外来非良性刺激的耐受能力下降,易于产生悲忧的情绪变化。

(三)肺与精气血

肺与气血津液的诸种关系,实际上都是通过肺主宰人体之气的作用来实现的。肺与气的关系,可以理解具有以下内容:①肺与外界相通,吸清呼浊;②肺聚宗气,藏于膻中;③肺布达营卫之气;④胸中大气包举肺外。由此,即可更好地理解肺为“阳气之主”“气之宗”。由于气具有化生血、津液,并推动其运行,控制其运动部位等作用,于是衍化出肺与血、津液的关系,即肺“孕水而化血”,乃“血纲”,而令“水津四布”。肺与血、津液的这种关系,也可以肺的“气化”概之。

六、肺与经络腧穴

(一)肺的经络循行

手太阴肺经的循行路线:起于中焦,向下联络大肠,回绕过来沿胃之上口,通过横膈,连属肺,从“肺系”(肺与喉咙相联系的部位)横行(中府),向下沿上臂内侧,行于手少阴经和手厥阴经的前面,下行到肘窝中,沿着前臂内侧前缘,进入寸口,经过鱼际,沿着鱼际的边缘,出拇指内侧端(少商)。

(二)肺经的络脉

络脉的循行路线:手太阴络脉从手腕的后方(列缺)分出,沿掌背侧一直走向示指内侧端(商阳穴),交于手阳明大肠经。

(三)肺经腧穴

本经经穴分布在胸、肩、上肢掌侧面的桡侧,左右各有 11 个腧穴。

1.中府

中府主治咳嗽、气喘、肺胀满、胸痛、肩背痛。

2.云门

云门主治咳嗽、气喘、胸痛、肩痛。

3.天府

天府主治气喘、鼻衄、瘿气、臑痛。

4.侠白

侠白主治咳嗽、气喘、干呕、烦满、臑痛。

5.尺泽

尺泽主治咳嗽、气喘、咯血、潮热、胸部胀满、咽喉肿痛、小儿惊风、吐泻、肘臂挛痛。

6.孔最

孔最主治咳嗽、气喘、咯血、咽喉肿痛、肘臂挛痛、痔疾。

7.列缺

列缺主治伤风、头痛、项强、咳嗽、气喘、咽喉肿痛、口眼㖞斜、齿痛。

8.经渠

经渠主治咳嗽、气喘、胸痛、咽喉肿痛、手腕痛。

9.太渊

太渊主治咳嗽、气喘、咯血、胸痛、咽喉肿痛、腕臂痛、无脉症。

10.鱼际

鱼际主治咳嗽、咯血、咽喉肿痛、失音、发热。

11.少商

少商主治咽喉肿痛、咳嗽、鼻衄、发热、昏迷、癫狂。

(四)肺经与其他经脉

手太阴肺经下络大肠，与手阳明大肠经互为表里，肺经络脉列缺合于大肠经，大肠经络脉偏历合于肺经。两经在生理上密切联系，病理上相互影响。手太阴肺经与足厥阴肝经有着密切联系，肺经为经气流注之终端，两经直接交接，气血由肝经直接注入手太阴肺经而开始循环，往复不已；而且肝经的支脉直接注入肺中。手太阴肺经“还循胃口”，与胃有着密切联系，在病理上肺胃常互为影响，相兼而病，如肺胃阴虚、肺胃郁热等。

(五)肺经的主要病证

《灵枢·经脉》曰：“是动则病肺胀满膨膨而喘咳，缺盆中痛，甚则交两手而瞀，此为臂厥。是主肺所生病者，咳，上气喘喝，烦心胸满，臑臂内前廉痛厥，掌中热。气盛有余，则肩背痛，风寒汗出中风，小便数而欠。气虚则肩背痛，寒，少气不足以息，溺色变。为此诸病，盛则泻之，虚则补之，热则疾之，寒则留之，陷下则灸之，不盛不虚，以经取之。盛者寸口大三倍于人迎；虚者则寸口反小于人迎也。”

手太阴肺经的主要病证有咳嗽，气喘，少气不足以息，咯血，伤风，胸部胀满，咽喉肿痛，缺盆部位及手臂内侧前缘痛，肩背部寒冷、疼痛等。

七、肺与体质

体质是指人类个体在生命过程中，由遗传性和获得性因素所决定的表现在形态结构、生理功能和心理活动方面综合的相对稳定的特性。人体的正常生命活动是形与神的协调统一，形神合一或形与神俱是生命存在和健康的基本特征。体质由形态结构、生理功能和心理状态 3 个方面的差异性构成。理想的体质是阴阳平和之质。《素问·生气通天论》说：“阴平阳秘，精神乃治。”但是，机体的精气阴阳在正常生理状态下，总是处于动态的消长变化之中，使正常体质出现偏阴或偏阳的状态。在体质分类上所使用的阴虚、阳虚、阳亢以及痰饮、瘀血等名词，与辨证论治中所使用的证候名称是不同的概念，体质反映的是一种在非疾病状态下就已经存在的个体特异性。

（一）阴虚体质

阴虚体质者常呈现阴虚内燥、阳热偏亢的病机变化，肺阴不足者往往易感受秋令之燥邪，使肺阴更伤，发病后多表现为内热炽盛，损伤肝肾之阴液。

（二）阳虚体质

阳虚体质者脏腑虚寒，对寒冷气候的适应能力低下。肺阳虚者，卫阳不足，卫外功能低下，更易感受寒邪，或邪气易入里寒化，伤及脾肾阳气，每于深秋或冬季，感受风寒之邪而发病。

（三）气血素虚体质

气血素虚体质者由于脏腑功能低下，适应气候变化及抵抗外邪能力均较差，患者常表现为不耐寒热，卫外不固，常自汗出，稍有不慎即患外感，恢复较慢，反复外感，甚至终年不已。

（四）痰湿体质

痰湿体质者由于水液代谢功能低下，易感湿邪，或饮食不节生痰生湿，使痰邪内生，上贮于肺，影响肺的宣发肃降，形成痰浊阻肺之证。若日久不解，郁而化热，又可转为痰热郁肺之证。

(五)瘀血体质

瘀血体质者主要由于气机郁滞,血脉不畅而呈瘀滞状态,多见心血瘀阻,血滞于肺之证,症见呼吸困难,咳吐泡沫样痰,严重时咳痰带血或咯血。若瘀血阻滞于肺,使肺气阻滞不行,肺气上逆,可见突发性呼吸困难、心悸、剧烈胸痛、剧烈咳嗽、咯暗红色或鲜红色血痰、胸闷、憋气等症。

八、肺与养生

中医学以未病先防、既病防变为其主要防治原则,中医养生学以中医基础理论为指导,根据自身的特点和疾病防治的要求,提出病后防复这一原则,故疾病养生康复有三大原则:未病先防,既病防变和病后防复。未病先防就是在疾病未发生以前,做好各种预防工作,以防治疾病的发生;既病防变是指在治疗和护理时,应密切观察病情变化,及早发现,及早处理,防止疾病的传变和发展,维护人体正气,使之不被邪伤太过,导致危候,以利疾病的向愈和机体的康复;病后防复是指病将愈或愈后防治疾病加重或复发的传统养护措施。了解肺与自然的关系能够进一步了解肺功能强弱的变化规律,从而指导肺病的养生。

(一)肺与自然

1.肺与季节

肺与秋季相通应。《素问·六节藏象论》说:"肺……通于秋气。"肺为清虚之体,性喜清润,与秋季气候清凉、干燥的特点相通应。《素问·四气调神大论》说:"秋三月,此谓荣平,天气以急,地气以明,早卧早起,与鸡俱兴,使志安宁,以缓秋刑,收敛神气,使秋气平,无外其志,使肺气清,此秋气之应,养收之道也,逆之则伤肺。"说明秋季的 3 个月,天高气爽,地气清肃,人亦应适应秋季容平的特性。

2.肺与时辰

在不同的时辰中,肺的生理病理也会有所不同。清代张志聪言:"一日分为四时,朝则为春,日中为夏,日入为秋,夜半为冬。"肺在五行属金,故在清晨寅、卯时,木为金所胜,则肺气较旺;日中巳、午时,火为金所不胜,故肺气较弱;午后辰、戌、丑、未时,土能生金,故肺气渐旺;日入申、酉时,与金相通,故肺气较旺;夜半亥、子时,金能生水,故肺气亦较旺盛。《素问·脏气法时论》曰:"肺病者,下晡慧,日中甚,夜半静。"

3.肺与地域

肺在五行属金,由于天人相应,西方与肺气相通,故在西方肺气旺盛。《素问·五运行大论》曰:"西方生燥,燥生金……其在天为燥,在地为金,在体为皮毛……在脏为肺。"意即西方地域气候清凉干燥，在人体表现为皮肤毛发润泽有华，体现出肺的功能较旺盛。在西、东、北、中等方位的地域，肺的功能较强，而在南方地域，肺的功能相对较弱。

(二)肺的养生康复

1.预防要点

(1)加强锻炼，固护正气："正气存内，邪不可干"，加强身体锻炼，可有效地抵制外邪入侵。锻炼应循序渐进，由弱至强，由慢至快，持之以恒，常年不懈。还可进行特定的耐寒锻炼，增强人体抗御寒邪侵袭的能力。

(2)顺应自然，注意起居：呼吸系统疾病多因外感六淫而发，疾病的发生与季节密切相关，故日常生活中应注意顺应自然，注意起居，虚邪贼风，避之有时，根据季节和气候的冷暖变化，随时添减衣服，调整生活规律。气候变化较剧或季节交替时，是呼吸系统疾病多发之时，尤应注意保暖避寒。

(3)注意环境卫生，避免空气污染：肺虚如蜂巢，为清虚之体，只受得外界清气，而不容异物壅滞，污秽污浊之气、毒气可通过呼吸由口鼻进入肺，严重影响肺生理功能。因此，应注意生活环境卫生，避免空气污染，住所应远离街道、工厂等污染较重的地方。

(4)饮食宜清淡，少食辛辣香燥肥甘之品：辛辣香燥之品，久食可灼伤肺津，肥甘油腻，易助湿生痰，壅滞肺气，均可使肺的生理功能失调，诱发呼吸系统疾病。故饮食应以清淡为主，多食水果蔬菜，少食香辣辛燥肥甘之品。

(5)戒烟节酒，保持良好的生活习惯：清代方以智《物理小识》曾云："烟草服之则肺焦。"嗜烟与呼吸系统疾病的发生有着密切的关系，吸烟直接危害肺功能，长期大量吸烟者，其肺功能比不吸烟者提早 10 年老化，故吸烟者应戒掉不良习惯。饮酒伤及中焦，使其运化失职，聚湿生痰，会进而引起肺系疾病。故饮酒要有节制，切忌贪杯暴饮，更勿饮用烈性酒，特别是阴虚火旺及伴有咯血的患者，应绝对戒酒。

(6)注意消毒隔离，避免感染：感冒、咳嗽、肺痨等多发及流行季节，应注意避免在公共场合及人群密集的地方久留，尽量减少与传染源接触的机会。定期对居室进行消毒，尤其在疾病流行季节，可改善居室环境，避免疾病传播。

(7)调养精神，怡情放怀：精神愉悦可使人体生机活跃，营卫通利，气血通畅。气郁胸中，可使人肺气不得宣通，上逆而为病，气郁痰浊瘀血内生，壅滞肺气，亦可导致肺气失宣。故应注意调畅情志，保持开朗乐观，积极向上的生活态度，避免忧思郁怒、惊恐及喜乐过度，从而保障脏腑正常生理功能，避免疾病的发生。

(8)药物预防，扶正祛邪：利用中药扶助正气，抵御外邪可有效预防呼吸系统疾病。中医学认为，人体卫气根源于下焦，滋养于中焦，开发于上焦。卫气的盛衰与肺、脾、肾三脏有密切关系，因而三脏并补可抵御外邪的入侵。

(9)及时治疗他病，防止疾病传变：人体五脏是一个有机的整体，生理上相互联系，病理上彼此影响，其他系统的疾病均可影响肺，引起呼吸系统疾病。如心脏疾病可引起咳嗽、气喘，消渴患者易生肺痨。故应及时予以治疗，防止疾病传变。

2.康复要点

由于肺气亏虚，不慎外感六淫之邪或他病及肺，引起呼吸系统疾病，在使用药物治疗的同时，有效的养生康复手段可起到协同作用，促进疾病向愈，防止疾病传变。

(1)用药宜轻清发散，不宜重镇固涩：肺病多属上焦病变及肺卫表证，故用药以轻清发散为宜，使邪从肌表而解，不宜重镇固涩，以防引邪深入，有闭门留寇之虞，使外邪不但不解，反而入里化热，加重病情。

(2)注意顺应自然，调节衣物起居，防止重感：患者感受外邪，正气已虚，此时更应注意避免外邪再次侵袭人体，使病情加重。

(3)注意休息，适量活动：过度劳累可耗伤正气，适量活动，可使气血通畅，促进正气恢复，有利驱邪外出。

(4)饮食宜清淡：应忌食辛辣肥甘，可多食新鲜蔬菜水果，食物宜加工成流质或半流质，易于消化吸收，防止增加脾胃负担，损伤胃气。

(5)注意病室环境：应保证空气新鲜流通，阳光照射充分，以免滋生细菌，使秽浊之气侵犯人体，不利疾病痊愈。

(6)戒烟节酒，避免灰尘：防止呼吸道受到再次刺激，使病情加重。

(7)调畅情志：肺气宣畅，气血流通，有利于正气恢复，祛邪外出。

(8)利用药膳、药茶、推拿、针灸、刮痧等方法以辅助药物治疗，可取得良好疗效。

3.病后防复

呼吸系统疾病经治疗，症状虽已消失，但因邪去正虚，容易反复感邪，故应加强病后防复。病后防复主要内容为防止食复和劳复，即应注意合理饮食和适当休息。饮食宜清淡易消化，不可过于劳累，应逐渐增加活动量，另外还应注意避免外邪再次入侵，导致疾病复发。

第二节 肺病病因、病机与肺病传变

一、病因

(一)外邪袭肺

引起肺系病变的原因有外感和内伤。由于肺所居位置最高,与外界自然之气直接相通,肺合皮毛,又为一身之屏障,因此肺病的发生发展,与自然界关系极为密切,如气候变化、环境污染等,肺卫首当其冲,引起肺功能的异常。外邪侵犯肺的主要途径是由口鼻、皮毛而入。引起肺病变的常见外界因素是六淫之邪,即风、寒、暑、湿、燥、火(热)。六淫之中风为主导,常与其他病邪合而为病,如风寒、风热、风燥。

1.风寒犯肺

风寒之邪经由口鼻、皮毛侵犯肺系,引起肺卫功能失调,肺失宣发肃降,临床以咳嗽咳痰、呼吸急促、气逆而喘、发热恶寒等为主要表现。多因起居失常、寒温失调,肺的卫外功能减退或失调,以致在气候突变、冷热失常时,风寒之邪由口鼻经呼吸道直接犯肺;或汗出之时,腠理疏松,风寒之邪经皮毛侵袭肌表,卫气郁闭,卫阳被遏,失去散气及调节呼吸的作用,影响肺气的宣发肃降。风寒经呼吸道直接犯肺,常影响肺气的宣发肃降功能,其主要表现为咳嗽气急、声重、咳痰清稀色白,伴鼻塞、恶风寒等症,而卫阳被郁之症如发热、身体疼痛并不突出。如果风寒之邪由皮毛而入,外束肌表,卫阳郁闭,则以卫表不和为主,主要表现为恶寒发热、无汗、头痛、鼻塞、全身肢节肌肉酸痛等,而咳嗽、咳痰、气喘等则相对较轻。由此可见,虽同为风寒侵袭肺卫,但由于途径不同,所引起的临床表现也有所差异。但是,由于肺主宣发,与卫气密切相关,又外合皮毛,二者在生理上互相促进,在病理上也常相互影响。若病邪经皮毛而入,侵袭肺卫,病初以郁闭卫阳,卫表失和为主,失治误治后,也常入里,转为以肺失宣降为主的病证。如风寒由皮毛而入引起发热、恶寒、身痛等症,经数天后虽发热、恶寒、身痛消失或减轻,但出现咳嗽频作、咳痰稀薄色白、气逆而喘等症。此外,风寒之邪易于化热,虽在寒冬之际感受风寒,但入里化热,或邪在卫表已经化热,而表现出邪热壅肺,或邪热在表之症。治疗时应根据风寒束表、郁闭卫气及风寒直接犯肺的不同,采取不同的治法。

2.风热犯肺

风与热邪合而为病，经口鼻或皮毛侵犯肺系，导致肺失宣发，卫表失和的病理改变，主要症状为身热、咽痛红肿、微恶风、头身疼痛、汗出不畅等。若风热之邪经口鼻直接犯肺，可导致风热壅肺，肺失宣肃，主要症状为咳嗽频而剧烈、气喘、呼吸气粗、咳吐黄痰黏稠，或伴身热、口渴、汗出等。若风寒之邪侵袭肺系，复因体内热伏而化热，表现如外感风热之状。外感风热常因体质和病邪兼夹不同而有不同的病理变化。阴虚体质外感风热，易损伤阴液，临床表现除发热、微恶风等肺卫症外，还可见口渴咽干、痰少而黏、难以咯出，或干咳无痰、心烦、舌红少苔等阴液亏虚之症。若风热外袭，热毒内发，则可由于卫表不和，热入营分，形成表有邪郁，营有热迫，而致气血郁于肌肤，外发斑疹。此外，风热犯肺，肺失通调水道，风水相搏泛滥，可引起水肿。

3.外感暑邪

夏季感受暑邪，暑多夹湿，侵犯卫表，卫表不和，临床表现以身热、微微恶风、汗出不爽、头痛身痛、全身困重、胸闷恶心等为主，而肺气上逆之症则不显著。也有少数患者，暑热灼肺，损伤肺络，出现咯血，或口鼻喷血，名曰暑瘵。或有因暑邪伤肺而咳、喘者。

4.湿郁肌表

湿邪侵犯人体，郁于肌表，引起卫表失和，多由冒雨涉水、雨露沾衣等感受湿邪而致。临床上湿与风邪常合而为病，风湿之邪，郁于肌表，卫气被遏，卫表失和，以恶寒发热、无汗、头身重着、四肢酸痛、纳呆脘痞等为主要表现。

5.燥伤肺卫

燥邪侵犯人体，客于肺卫，导致肺失宣降，卫表失和。燥邪多由口鼻、皮毛侵入人体，肺卫首当其冲。燥易伤津，其病变特点为肺津耗伤。温燥侵犯肺卫，多使肺津受损，引起发热、微恶风寒、咽干鼻干、咳嗽少痰、痰黏难咯、痰中带有血丝、口渴舌红等症。凉燥则多由肺卫同病，卫气被郁，肺津受损，引起发热恶寒、头痛、无汗、鼻塞咽干、咳嗽咳痰稀薄、苔白少津等症。

外邪为病，常使肺系受累，导致肺卫同病。一般来说，六淫之邪的属性决定着肺系病变的特点，而体质因素则对病变的发生、发展、传变、转归等起着重要的作用。同样感受外邪，素体阳虚患者易于寒化、湿化，素体阴虚患者易于化热、化燥；此外，体虚卫外不固者，极易感受外邪，常见类型有气虚感邪、血虚感邪、阴虚感邪、阳虚感邪，对此类患者须详问病史，以查明病情。

(二)忧郁伤肺

忧为肺志,若情志不遂,忧思气结,最易伤肺,临床可见肺痨患者大多忧郁向内。除忧思伤肺外,肝疏泄失常,肝气郁结,痹阻肺气,气机不利,也会影响肺气肃降,肺气升多降少,气逆而咳嗽,呼吸短促,气急,少痰或无痰,胸胁胀闷疼痛,咽中如窒,每遇情志刺激则病情发作。肝居下焦,主疏泄升发;肺居上焦,主气司呼吸,吸入之气以清肃下降为顺。肺气的清肃下降,可防止和抑制肝之升发太过,从而使肝气和调。这种肝升肺降的生理功能对气血津液的升降出入起着协调和制约的作用。这些作用体现在气机的升降出入,依赖于肺、肝两脏的协调,肺降肝升,则气机升降出入有序;肺气的肃降及肺朝百脉,可使心血下行于肝,以发挥肝的藏血、疏泄的功能;肺气肃降,可使水津四布,以滋养肝所主之筋。若失治误治,日久化火,肝火上逆犯肺,肺气不降,则表现为心烦易怒,胸闷胁胀而痛,干咳,气喘;若肝血不藏,还可出现咯血或痰中带血等。日久不愈郁火灼伤肺阴,也可出现阴虚火旺,表现为咽干舌燥,两颧潮红,烦躁不宁,潮热盗汗,咳嗽,痰少黏稠,难以咯出,痰中带血或咯血,胸胁灼痛等。抑郁伤肺,其标在肺,其本则在肝,其主要病机是情志不调、肝气郁结、日久不愈、肝郁化火、上犯肺金,故治疗应两脏同治,以治肝为主。

(三)饮食不节

饮食不节伤肺主要是由饮食失调,痰饮内生所致。

1.痰邪犯肺

恣食肥甘厚味、烟酒,胃肠积热,炼津为痰,痰火胶结于肺,阻闭肺络,使肺气宣降失常则为病。若恣食生冷、暴饮过量之水,或食少饮多,水停而不消,阻遏阳气,中州失运,湿聚成痰,内伏于肺,复受寒邪诱发,则痰随气升,气因痰阻,壅塞肺气,气逆不能宣降,发为咳、喘等病,如《金匮要略·痰饮咳嗽病脉证并治》所言:“夫病人饮水多,必暴喘满”“形寒冷饮则伤肺”。肺气壅塞临床表现为气逆咳喘、胸部胀痛,甚则张口抬肩、不能平卧、咳痰黏稠、量多难咯,或痰中带血,伴身热心烦、口渴、面赤、汗出、舌暗红、苔黄腻等。日久伤正则可见气阴两虚,虚实夹杂之证。此外,有的患者嗜酒及甘肥油腻之品,导致痰湿内生,伏藏于肺,平素虽不发病,但肺系稍受外邪侵袭,或其他因素诱发,则痰随气升,气因痰阻,阻塞肺气,气逆不能宣肃,即发病为咳、喘、哮等症。

2.饮邪犯肺

水液代谢失常,饮邪内生,导致肺失宣肃,肺气上逆的病理改变。饮邪的形成与肺的通调水道滞涩、脾的转输水液无权、肾的蒸化水液失职相关。由于饮食不节，嗜食油腻生冷等损伤脾阳，脾失健运，水湿内停，阳气不足，阴寒内盛，则津液遇寒而为饮。根据饮邪所在部位及临床症状的不同，分为痰饮、悬饮、溢饮、支饮等，其中以悬饮、支饮影响肺气宣肃为著。

(1)悬饮：指饮邪停滞胸胁，上迫肺气，肺失宣发肃降，肺气上逆所造成的病理改变。临床表现胸胁胀痛，呼吸转侧痛甚，咳嗽，气急，少痰。初起以胸胁疼痛为主，但随着胸胁疼痛减轻，呼吸困难逐渐加重，甚则咳逆、喘息不能平卧，或仅能偏卧于停饮之侧，病侧可见胸廓隆起等。饮邪郁久化热伤阴时，尚可出现口咽干燥、心烦口渴、颧红盗汗等阴虚火旺之症。悬饮多因感受外邪、肺失宣肃、通调失常、水饮停于胁下所致。

(2)支饮：指饮邪停于胸膈之间，上迫于肺，肺失宣肃所造成的病理变化。其主要临床表现为胸闷、气短、咳逆不能平卧、外形如肿，或兼见头晕目眩、面色黧黑、心下痞坚等。支饮日久不愈，可损伤脾肾阳气，导致脾肾阳虚，出现喘促，动则尤甚，咳而气怯，畏寒肢冷，神疲，心悸，甚则小便不利，双下肢水肿等。支饮主要由饮食油腻生冷、嗜酒等，损伤肺脾阳气，肺不布津，脾失健运，导致湿从寒化而成饮，留于胸膈之间，支撑胸膈，上逆迫肺，肺失宣发肃降，肺气上逆而成。

痰湿水饮的形成与脾失健运密不可分，而且常常先伤脾，后伤肺，所以治肺的同时也应重视实脾、健脾之法。

(四)痨虫蚀肺

痨虫又称为“瘵虫”，是一种传染力较强的致病因素。痨虫蚀肺即指痨虫侵袭人体后，在肺部生长、繁殖，侵蚀肺体，耗伤人体阴精气血，导致肺组织破坏、亏虚，引起肺的病理改变。这种病证临床称为肺痨，痨指有传染性的虚弱性疾病。痨虫蚀肺而引起病变，其原因有 2 个方面：一为外因感染，即痨虫伤人；二为正气虚弱，卫外功能低下。

1.感染痨虫

痨虫有传染性，主要经口鼻、呼吸道进入人体。传染源是肺痨患者的痰液，特别是肺痨期间具有咳嗽、咳痰、咯血症状的患者，具有较强的传染性。患者常常在咳嗽、喷嚏时，把带有痨虫的涎沫喷入空气中，或吐痰干燥后，痨虫随尘埃飞扬，当这些痨虫被正气不足，抗病能力低下者吸入后，即可侵入人体内，主要侵及肺，引起疾病。

2.正气虚弱

一般而言，少量痨虫进入人体后，不会引起发病，而是被人体正气消灭。如果正气充足，抗病功能健旺，即使经常与肺痨患者接触，也不会发病。如果正气不足，抗病能力低下，一旦受到大量毒力较强的痨虫侵袭，就会导致发病。

(1)禀赋不足：由于禀赋孱弱，脾胃功能低下，正气不足；或年幼体弱，脏腑娇嫩，形气未充。

(2)酒色过度：饮酒过度，损伤肺气；或房事过度，肾经亏虚。

(3)忧思劳倦：由于思虑过度，暗耗气血；或劳倦过度，耗伤气阴，导致正气不足。

(4)病后体虚：由于大病、久病，耗伤气血阴精，复加失于调治。

(5)营养缺乏：由于生活贫困，营养缺乏，体质虚弱，正不胜邪。

以上五种因素均可导致正虚不能胜邪，是痨虫袭肺的发病基础，而痨虫则是引起发病的因素，只有体虚正气不足，同时感染痨虫，才可能发病。痨虫侵入虚人之体，正不胜邪，痨虫在肺体内生长、繁殖，侵蚀肺体，耗伤肺阴血，继则阴虚火旺，气阴两伤；久之则气血阴阳俱虚。临床症状为咳嗽、咯血、潮热盗汗、泄泻、遗精、月经不调等。正虚显著时，可见形体消瘦、神情倦怠、面色㿠白等肺、脾、肾三脏俱虚的表现。若肺痨日久不愈，也可继发各种变证，如臌胀、肾痨、悬饮及痨虫犯肺等。临床对痨虫蚀肺可疑者，可以通过结核菌素试验、胸部X线检查及痰液检查等现代检验手段，以早期发现、确诊及治疗。

(五)痰瘀阻肺

瘀血与痰浊既是其他病因所导致的病理产物，又可作为新的病因病机引起许多疾病。瘀血和痰浊可以由多种疾病产生，累及肺系，导致肺之功能失常，出现胸痛、咳嗽、咳痰等诸多病证。肺部受邪或肺病日久不愈，肺部血脉瘀阻，或因肺不布津，津液停聚而生痰。瘀血与痰浊，二者相互影响，又相互交结，可以单独引起肺病的发生、发展，又可共同影响于肺，但在不同的时期，瘀痰又有所侧重。

1.瘀血阻肺

产生瘀血的常见原因有外伤、情志内伤、感受外邪、津液亏虚、正气亏虚、出血等。外伤瘀血导致肺病，主要见于胸部外伤，损伤肺络，肺络破损成瘀，日久不愈，则肺失宣降，导致肺病。若情志失调，肝气郁结，气滞血瘀，或肝气、肝火犯肺，络伤血溢成瘀，可出现咳嗽阵作、胸胁胀痛、气逆而喘、咯血等；若感受燥热外邪，灼伤肺络，或煎熬血液为瘀，或热壅成瘀，肺内酝酿成痈，可引起咯吐脓痰、脓血腥臭痰等。正气亏虚，多与心脏有关，由于心气亏虚，推动血液无力，血液不能回流于心，瘀滞于肺，影响肺气的宣发肃降，导致咳逆气喘，端坐呼吸，甚则咯吐血腥泡沫痰。还可因脾气亏虚，不能摄血，而使肺络破损，血溢脉外，阻滞气道，导致呼吸急促、咯血等症。此外，四肢血管和心脏等部位的陈旧性瘀血块也常可脱离脉管，随血液循环进入肺，阻滞血行，造成肺部广泛性血液瘀滞，引起肺气壅塞不能宣降，终致肺部广泛性瘀血后出血，溢出之血又阻塞于肺管，形成复杂危重的病变。其主要表现为突然咳逆气喘、心悸、剧烈胸痛、咯吐暗红色或鲜红色痰，有时可伴有发热，但无寒战；严重时由肺及心，导致心肺阳气衰竭，血液不能回流于心，出现全身充血、瘀血，颈部血脉怒张，胁下积块，以及全身水肿，下肢为甚。总之，由于肺主气，而全身血脉上朝于肺，肺气下注于血脉，所以，瘀血阻滞可导致多种肺病的发生。

2.痰浊阻肺

痰浊由津液停聚，经熏蒸凝结而成，缘于肺、脾、肾三脏运化、输布水液功能失常，水谷精微不归正化，聚而成为痰、饮。明代李梴《医学入门》说："痰源于肾，动于脾，客于肺。"痰有有形与无形之分，有形之痰经口腔咳吐可见，无形之痰则指津液停聚而引起的各种痰证。与肺病发生、发展关系较为密切的主要是有形之痰。有形之痰的形成归咎于脾失健运、肺失治节、肾气亏耗、肝火煎熬等。脾失健运多由感受湿邪或思虑伤脾，或饮食伤脾所致，运化失健，致水湿内停，痰浊内生，上犯于肺，阻塞肺管气道，引起肺的宣肃功能失常。"脾为生痰之源，肺为贮痰之器"即指此。而肺失宣肃又可使水津失于宣化，进一步聚而为痰，加重肺的病理改变。脾失健运，痰浊内生，上干于肺时所产生的病证主要为痰浊阻肺，临床常见症状为咳嗽、咳痰、痰或白或黄、喉中痰鸣、气逆而喘、食欲缺乏、脘痞、苔厚腻等。肺失治节则常由外邪侵袭肺卫，肺失宣肃，聚津成痰。根据病邪性质可分为寒痰、热痰、燥痰。寒痰由寒邪侵袭肺卫引起，其特点为痰质清稀，色白，易于咯出；热痰则由风热袭肺，或寒邪袭肺，郁久化热而产生，其特点是痰质黏稠，色黄，难以咯出，量或多或少；燥痰则多由燥邪袭肺，伤津而成，其特点是痰少而黏稠，难以咯出，伴燥邪伤津的表现。如肺阴耗损，虚火煎熬津液，也可导致痰浊内生。肺阴虚痰浊特点为痰少而黏稠难咯，有时痰中带血，伴阴虚火旺之症。脾气虚弱，运化失健，痰浊内生，表现为痰白清稀，或多或少，咳痰无力，气怯等。肾气亏耗，或肾阳不足，不能制水，聚而为痰，其特点为痰多稀薄，咳痰无力，喘而气促，动则尤甚。肾阴亏虚，虚热内生，灼津成痰，痰浊犯肺，其特点为痰少黏稠，难以咯出，咳喘不宁，呼吸短促，伴肾阴虚证。除肺、脾、肾的病变外，肝的疏泄失常也可生痰。肝郁犯脾，可以聚湿为痰，其特点为咳嗽、气喘、痰少、胸胁胀闷，或咽中如有物梗塞，或有昏仆、呕吐痰涎等；肝郁化火又可灼津成痰，引起咳逆喘息、咽喉不利、痰少而黏等。此外，痰瘀二者常相互影响，由瘀生痰或由痰生瘀，痰瘀互结，阻滞肺气，在临床上亦属常见疾病。

(六)病久及肺

1.大肠病及肺

肺与大肠相表里。生理状态下，大肠需借助肺气的肃降，才能得以正常传导，而肺气的宣发肃降，也与大肠的传导功能相关。病理上，大肠病变也可影响及肺。如阳明腑实，日久不愈常引起肺气不降，导致咳嗽、气逆而喘等症。对此类疾病，临床常用承气汤类泻下通腑，腑气通调则肺气自降。

2.心病及肺

心气不足，则血运无力，从而导致肺之气血不畅，出现胸闷咳嗽、喘息气促，甚则端坐呼吸，不能平卧。如果影响肺之通调水道，还会出现悬饮、水肿等病。此外，心气不足，日久不愈，也常导致肺气亏虚，而出现气短、动则气喘、自汗等肺气不利，卫外不固的表现。

3.脾病及肺

肺主气，脾为气血生化之源，肺的津气依靠脾运化生成的水谷精微提供。如果脾气亏虚，气血生化不足，常引起肺气不足，出现体倦乏力、气短懒言、呼吸急促、动则气喘、自汗易感等症。若脾失健运，不能运化水湿，痰湿内停，上干于肺，则可影响肺之宣发肃降功能，出现咳喘痰多、胸闷、食欲缺乏等痰浊阻肺之症。对此类病证除治肺外，必须结合治脾，因为“脾为生痰之源，肺为贮痰之器”，只有治脾才能治本。

4.肝病及肺

肝的疏泄失常，可影响肺气的肃降，使肺气痹阻，不降而上逆，出现咳嗽气喘，胸胁胀痛，每遇恼怒、惊悸则加重。若肝郁化火，郁火上逆犯肺，肺络受损，除咳喘外，还可出现咯血或痰中带血、咳喘阵作、烦躁易怒等；若肝病日久，瘀血内结，导致臌胀、腹水出现时，也常影响肺气的肃降，出现气短气喘、端坐呼吸、不能平卧等。以上病证的根本原因均在于肝病日久，累及于肺，导致肺之功能失常。

5.肾病及肺

如果肾阳不足、气化不行、水液泛溢，则可导致水肿、臌胀等，也可导致水泛胸胁，影响肺的宣发肃降功能，不但出现咳嗽气喘、端坐呼吸等，而且由于肺失肃降，通调水道失常，使水邪泛滥之势更甚，加重水肿、臌胀、悬饮等疾病。在气机方面，肺主呼气，肾主纳气。肾主纳气具有促进、协助肺主呼吸的功能，只有肾的精气充足，吸入之气经肺肃降后才能下纳于肾，如果肾中的精气亏虚，摄纳无权，则会导致肺气上逆，可见气喘，动则尤甚等。另外，肺肾阴液互相滋补，肾阴不足则不能滋养于肺，可出现咯血、咳嗽、失声等肺阴虚症状。

二、病机

(一)宣降失常

1.肺失宣发

(1)外感风寒：肺主宣发，外合皮毛，其津气与皮毛相通，风寒之邪常经口鼻、皮毛侵袭肺卫，外束肌表，使肺卫失和，卫气郁闭，营卫运行受阻，影响肺气的宣降和津液的输布。常见临床表现为发热恶寒、无汗、头身疼痛、鼻塞流涕、咳嗽咳痰等。若素体虚弱，复感风寒，则表现为正虚邪实之证。气虚之体外感风寒，以正气不足、表卫不固为主要表现，除风寒外感症状外，可兼见气短、汗出、恶风、脉虚等表现；阳虚之体外感风寒，则既有外感风寒之表证，又有神倦欲寐、四肢逆冷、脉沉细等里寒症状。若肺有饮邪内伏，复感风寒，则形成里外皆寒的肺卫表里病证，临床表现为恶寒发热、无汗、咳逆喘息、痰多色白清稀等；若素体蕴热，复感风寒，则可形成表寒里热之证，其表现为发热恶寒、无汗、头身疼痛、心烦、口渴、舌红等。若失治误治，病邪入里，可形成肺气郁闭的重症。

(2)外感风热：指风热邪气由皮毛、口鼻侵犯肺卫，导致肺失宣发，卫表失和的病理改变。风性疏泄，热性升散，可上扰清窍、咽喉，开泄腠理；风热袭肺，肺失宣降，灼津成痰，痰阻气道，故临床常见症状有发热微恶风，头痛，咽赤肿痛，口渴，汗出，咳嗽，咳痰黏稠，脉浮数等。外感风热也常因体质不同而出现不同病理改变。阴虚体质外感风热，由于伤津显著，故除发热微恶风、咳嗽等肺卫表证外，还可出现口渴欲饮、咽干口燥、干咳、心烦、无痰或痰少黏稠、难以咯出、舌红少苔、脉细数等津液亏虚症状，由于津液耗伤，汗源不足，常无汗或少汗。若阴血亏虚复感风热，则临床除可见发热微恶风、咳嗽等风热表证外，还可出现面色苍白、心悸、唇甲色淡等阴血亏虚症状。

(3)外感燥邪：外感燥邪多见于秋季干燥之时，燥邪经口鼻、皮毛侵犯肺卫，耗伤津液，导致肺气失宣、表卫失和的病理改变。初秋燥气偏热称为温燥，深秋燥气偏凉则称凉燥。燥邪为病也受体质的影响，易于寒化或热化，临床以热化较为多见。由于燥邪为病易伤津液，因此无论温燥、凉燥都伴有津伤症状。温燥犯肺主要表现为发热微恶风寒、头痛、无汗、咽干口干、唇干鼻干、咳嗽、痰少黏稠、难以咯出、口渴、舌干边尖红等；凉燥则表现为发热恶寒、头痛、无汗、鼻干、鼻塞、鼻涕色白、黏稠难出、唇干咽干、咳嗽、苔白少津等。

(4)湿郁肌表：湿邪由皮肤、毛孔侵袭肌表，使肺气失宣，卫阳被遏，表卫不和引起的病理改变，其主要表现为发热恶寒、无汗、头身困重酸痛、胸闷不适、口淡、食欲缺乏、脘胀、苔白腻等。

2.肺失肃降

(1)肺气上逆：肺失肃降，气机紊乱，必然要导致相关脏腑气机失调。同样，脏腑失调也常引起肺失肃降，以咳、痰、喘为主。正常情况下肺肃降功能体现在助心运血、抑制肝木过亢、助肾纳气、助胃肠之气通降、通调水道等方面。病理情况下可出现如下情况。①金不制木：肝性升发，肺主肃降，二者相互制约，保持协调和稳定。如果肝木相火上逆犯肺，就可导致肺失肃降，肺气上逆，形成金不制木的病理改变。常见表现为气逆咳嗽或喘，胸胁胀满疼痛，常随情志波动，兼见头痛目赤、心烦易怒等。②胃失和降：肺气与胃气均以下降为顺，二者在气机下降方面相互促进。若胃气受邪，失于和降，可逆而犯肺；或肺失肃降，引起胃失和降，导致肺胃不和，出现呕吐、咳嗽、气喘等症状；脾失健运，痰浊犯肺，气逆不降，肺失肃降，气不布津，又使津液停聚成痰，出现咳喘痰多、胸闷、食欲缺乏，常因过食油腻使痰多等病情加重；如果大肠不通，也可影响肺气肃降，肺之肃降失常又可导致大肠腑气不通，因而出现咳嗽气喘、大便秘结等症状。③肾虚失纳：肺主呼吸，肾主纳气，若肺虚纳气失职，久之也可影响肺气的肃降，导致肺气逆而喘。④心血不运：心气不足推动无力，血液不能回流于心，导致血瘀于肺。肺失肃降，出现咳嗽、气逆而喘、端坐呼吸、不能平卧、口唇发绀、血脉怒张等。⑤外邪犯肺：温热之邪或寒邪等壅滞于肺，导致肺气闭阻，失于肃降，引起喘咳咳痰等外邪壅肺、肺气上逆之疾病。

(2)水道不通：肺失肃降，不能通调水道，可分虚、实两种病理改变。①痰饮犯肺：痰饮的形成与肺、脾、肾三脏关系密切，若因各种原因引起肺的肃降无权，不能通调水道，导致水液的输布和运行障碍，则水液可停聚而为痰饮，出现短气咳逆、喘息不得卧、胸胁胀满疼痛等症。如果感受风邪，肺失宣降，通调水道失常，风水泛滥肌肤则可导致眼睑水肿，继则全身四肢皆肿等表现。②肺虚失治：肺气肃降，通调水道是通过疏通和制约 2 个方面来实现的。疏通指水行通畅；制约则指水行有节，藏泻适度。若肺气虚寒，不能宣发输布津液，则导致水津不布，直驱而下，出现遗尿、小便频多清长等症。若肾阳不足，不能化气行水，水邪犯肺，则常会引起咳则遗尿的疾病，此属病本在下、病标在上的上实下虚之症。

(二)主气失调

1.肺司呼吸异常

(1)肺失宣发，布散失常：肺的宣发主要指肺气能使卫气和津液输布全身，以温润肌腠皮肤的作用。而皮肤汗孔的开合有助于肺气的宣散和布津作用，即肌表之气通于肺，所以肺的宣发失常，病变多见于肺卫，而肺卫表证则多与外邪侵犯有关，常见的有风寒、风热、风燥、风湿等。外邪侵袭肺卫，均可引起肺气失宣，表卫失和，表现为发热、恶风或恶寒、咳嗽、咳痰、头身疼痛、鼻塞、咽部异常、无汗或有汗等。如果素体不足，复感外邪，则除外邪侵袭肺卫疾病外，常伴有阴、阳、气、血亏虚的表现。

(2)肺失肃降，水道不通：肺气上逆，引起咳嗽、气逆喘促，甚则端坐呼吸，不能平卧为主要表现。其病因可归结为脏腑功能失调，痰气阻滞于肺及外邪壅肺两类。脏腑功能失调方面，主要与肝、脾、胃、心、肾等功能失常关系密切。外邪方面，则主要是风寒袭肺，痹阻肺气及热邪犯肺，肺气壅塞，而致肺气不降，临床表现为咳逆喘息，咳痰，发热恶风，伴有寒证或热证表现。

(3)鼻喉异常：由于鼻喉为呼吸之气出入的门户和通道，直接与肺相通。鼻的通气、嗅觉及喉的通气与发音，均受肺气的影响。如果外邪袭肺，肺气不宣，常出现鼻塞流涕、嗅觉不灵、鼻衄、咽喉红肿疼痛、呼吸不利、声音重浊、失声或声嘶等。如果肺热壅盛，则可见鼻翼翕动等。

2.宗气生成障碍

肺主一身之气主要体现在肺与宗气的生成关系密切。宗气由水谷之精气与自然之精气结合而成，形成后则上出喉咙以司呼吸，又通过肺朝百脉，随血液运行全身，起到温煦四肢百骸和维持其正常生理功能的作用，如果化源不足，或耗气过多，可导致肺气不足，则宗气的生成必然减少，出现呼吸不利、气短难续而急促、遇劳则加重、语声低微等症。若肺气虚弱，津液失于输布，则可聚而为痰，出现痰多色白清稀、咳声无力、气促而喘，甚则无力助心行血，出现面色㿠白、体倦、唇甲色暗、心悸、舌暗等。如果肺失去呼吸功能，则清气不能入，浊气不能出，宗气不能生成，随着呼吸停止，生命也就结束。

(三)通调失常

1.风水泛滥

由于风邪外袭，客于肺卫，肺气不宣，不能清肃下降以通调水道，水液代谢障碍为主的病理改变。肺居上焦，其气以下降为顺，如果肺失肃降，水道通利失常，则可影响上焦水液下输膀胱，导致风水相搏，溢于肌肤，成为水肿。主要临床表现为先有风邪侵袭肺卫之表证，随即出现水肿，从眼睑颜面开始，然后向全身蔓延，颜面及双下肢水肿较为显著，甚则全身皆肿，伴肢节酸痛、小便不利、尿少、发热、恶风寒、咳嗽、咽痛、苔薄白、脉浮紧。

2.水饮内停

肺失宣降，不能通调水道，除导致风水泛滥，发生水肿外，也可导致水液内停，聚而为饮，成为痰饮病证，其中支饮、溢饮、悬饮与肺之通调功能失常关系较为密切。

肺的通调不利除与上述病证有关外，如果肺气虚寒，不能宣发输布津液，还可导致水津直趋而下，即肺失治节，出现遗尿、小便频多等症；如果肾阳不足，不能化气行水，水邪犯肺，则出现咳而遗尿等症。

三、肺病传变

(一)六经传变

六经病症是脏腑、经络病变的反映，而脏腑、经络之间又是相互联系不可分割的整体，因此，六经病症可以相互传变，从而表现为传经、直中、合病、并病等。病邪自外侵入，逐渐向里发展，由某一经病症转变为另一经病症，称为“传经”。其中若按伤寒六经的顺序相传者，即太阳病证→阳明病证→少阳病证→太阴病证→少阴病证→厥阴病证，称为“循经传”；若是隔一经或两经以上相传者，称为“越经传”；若相互表里的两经相传者，称为“表里传”，如太阳病传少阴病等。伤寒病初起不从三阳经传入，而病邪直入于三阴者，称为“直中”。伤寒病不经过传变，两经或三经同时出现的病证，称为“合病”。如太阳阳明合病、太阳太阴合病等。伤寒凡一经病证未罢，又见他经病证者，称为“并病”，如太阳少阴并病，太阴、少阴并病等。

六经辨证是东汉张仲景继承《黄帝内经》与《黄帝八十一难经》二经之说，总结前人经验，创立了治疗伤寒外感病的六经辨证论治体系。

太阳病主要论述太阳表寒虚实证治，分太阳表寒实证，症见恶寒、发热、头项强痛、身体疼痛、无汗、脉浮紧，或见气喘，治用麻黄汤；太阳表寒虚证，症见发热、恶风、汗出、脉浮缓，或见鼻鸣、干呕，治用桂枝汤。膀胱属太阳经，故其邪深入，又有在经在腑之别。若太阳表寒由经入腑，一为太阳经证(膀胱气化被阻)，症见发热恶寒、小便不利、小腹满、口渴，或水入即吐、脉浮或浮数，宜用五苓散；一为太阳腑证(瘀热在里)，症见少腹急结或硬满、小便自利、如狂或发狂、健忘、大便色黑如漆、脉沉涩或沉结，宜用桃核承气汤。太阳主表而统卫气，肺主气属卫而外合皮毛。故太阳、卫分、上焦肺三者之间的关系极为密切，病在太阳，势必牵连肺卫。因此，病在太阳，皆可责之于肺。

（二）卫气营血传变

温热病的整个发展过程，实际上就是卫气营血证候的传变过程。卫气营血证候的传变，一般有顺传和逆传两种形式。顺传是指病变多从卫分开始，依次传入气分、营分、血分。它体现了病邪由表入里，由浅入深，病情由轻而重，由实致虚的传变过程，反映了温热病发展演变的一般规律。逆传是指邪传卫分后，不经过气分阶段而直接深入营、血分。实际上"逆传"只是顺传规律中的一种特殊类型，病情更加急剧、重笃。

卫气营血辨证是清代叶天士创立的治疗外感温病的辨证论治体系。其治疗原则："大凡看法，卫之后，方言气，营之后，方言血。在卫汗之可也，到气才可清气，入营尤可透热转气……入血就恐伤耗血动血，直须凉血散血。"

风温邪犯卫分症见发热、微恶风寒、少汗、头痛、全身不适、口微渴、舌边尖红、苔薄黄、脉浮数，或有咳嗽、咽喉肿痛，宜用银翘散，此为卫分表热实证；若为表热虚证，则宜用加减葳蕤汤，或七味葱白饮。湿温初起，邪郁卫分，宜用藿朴夏苓汤。肺主气属卫而外合皮毛，故卫分病，皆可责之于肺。

（三）三焦传变

三焦病证多由上焦手太阴肺经开始，传入中焦，进而传入下焦，此为"顺传"，标志着病情由浅入深、由轻到重的病理进程。若病邪从肺卫而传入心包者，称为"逆传"，说明邪热炽盛，病情重笃。故《温病条辨・中焦篇》总结："温病由口鼻而入，鼻气通于肺，口气通于胃。肺病逆传则为心包。上焦病不治，则传中焦，胃与脾也。中焦病不治，即传下焦，肝与肾也。始上焦，终下焦。"

三焦病证自上而下的传变是一般的规律。临床有邪犯上焦，经治而愈，并不传变者；亦有上焦病证未罢而又见中焦病证者，或自上焦而径传下焦者；亦有中焦病证未除而又出现下焦病证者，或起病即见下焦病证者；还有两焦病证错综互见和病邪弥漫三焦者。因此，对三焦病势的判断，应根据临床资料，进行全面、综合地分析。三焦辨证是清代吴鞠通《温病条辨》根据叶天士"温邪上受，首先犯肺"之说，创立的治疗外感温病的三焦辨证论治体系。

上焦病变在肺与心（心包络）。叶天士云："温邪上受，首先犯肺，逆传心包。肺主气属卫，心主血属营。"温邪致病，病性属热，治法宜清。风温邪犯上焦肺卫，症见发热、微恶风寒、头痛、汗出、口渴、咳嗽、舌边尖红、脉浮数或两寸独大，或见但热不寒、咳嗽、气喘、口渴、苔黄、脉数，甚则高热、大汗、谵语神昏或昏愦不语、舌謇肢厥、舌质红绛，宜用桑菊饮、银翘散；若邪自肺卫分迫及肺气分，宜用麻杏石甘汤;若卫分之邪已解,邪入气分,宜用白虎汤,若因肺热日久、耗散津气,宜用白虎汤加人参汤;若津气欲脱,宜用生脉散;若肺热灼伤血络,则宜用犀角地黄汤。若肺热逆传心包,宜用中医“三宝”(即安宫牛黄丸、紫雪丹、至宝丹)。若因手厥阴心包热盛引动足厥阴肝风(热极生风),宜用羚角钩藤汤。又湿温初起,邪遏上焦肺,宜用三仁汤。若病因是温邪入心包,宜用苏合香丸。上焦温病,皆则之于肺。若病邪逆传,则病在心包。

(四)脏腑传变

1.肺病传心

肺病最易传心,因肺主气,心主血,气病及血;肺心最近,肺病逼心;肺气不降,心火独亢;肺气盛实,反侮于心。其病变涉及气血不和、水火不济、升降失调、精神变异等多方面,颇为复杂。其间最为关键的非气病及血莫属。在肺与心的关系中,无论是生理或是病理,气对于血都处主导地位,血病的发生、发展与转归,无不与气病相关,对此古今之研究已达成共识。

2.肺病传肝

肺金与肝木之间存在着相克的关系,肺病传肝乃肺对肝的制约失常所为。其制约失常表现为太过或不及。肺金制肝太过则为“相乘”,肝喜条达,过于压制,其气郁而不畅,众医所举“痈肿”“筋脉沮弛”“胁痛”诸证,实寓气滞血瘀之病机于其中。反之,肺金制肝不及,肝气又升发无度,众医所举“鼻衄”“发惊”诸证,实寓气逆血升、阳亢动风之病机于其中。故肺之于肝是非制不可,但又不得制之太过,稍有偏颇,肝即失于安宁,逆乱于内也。

对临床上常见的金不制木,由于其过在于肺失宣降,故治疗上当以治肺为要,即“佐金”。而这种佐金,实乃清肺热、养肺阴,使金清肺肃,以降而制木。若木气升发太过,反侮之势较甚,“佐金”之时,又当辅以“平木”,以清泻肝火,迫使肝木得平。“佐金”之治可选用石膏、知母、黄芩、麦冬、沙参之类;“平木”之治,可选用栀子、龙胆草、青黛、菊花之类。

3.肺病传脾胃

金为土之子,生理上肺主气为其本,脾生气为其源;肺主治节而降下,脾主运化而升清;肺司宣降而为水上之源,脾主运化而为水之中洲。肺病传脾表现具体如下。

(1)子盗母气,肺气虚损则母来相救,终致脾气虚弱而不守。

(2)肺气壅滞,固而不通,可致脾气受阻。

(3)肺气在上不降,则脾气在下难升,上下失于交通,可使土气壅实。

(4)肺失治节，水道失调，水湿滞留，因而脾土受困于中。

肺病及脾，其病机重在气的生化与运行，以及水液代谢失常两方面。肺与脾母子相生相依，同称太阴，同行气于诸脏，二者相互为用又相互为害也。

肺病及脾，当病变表现在气化方面时，即便是子盗母气，治疗上也当以补脾为主，旨在资其生化之源。当病变表现在气之运行与水液代谢方面时，治疗上或以宣肺，或以运脾，或两脏同治，上焦得以温运，气行津布，水饮自消、痰湿自化。

4.肺病传肾

金为水之母，金水相生、肺肾相关的理论，于二者的生理、病理及病治中皆有重要意义。

肺肾之阴阳互相资生，故肺寒肺热皆可移于肾。肺移寒于肾，肾阳既虚，无力气化行水则为涌水、飧泄等病。肺阴虚移热于肾，真阴消烁，液干髓枯，筋骨失养而为柔痉；肺热入肾，消烁肾脂，津液、精微无气管摄，则饮一溲二，溲如膏油，此乃肾消病也，由上消传变所为。

肺为水上之源，肾乃水下之源，上源治则下流调也，倘若上之宣降失治，则下之开合失调。如肺受火烁，上焦有热，绝水之源，源郁而渗道闭，见溺涩或小便不利也；如肺气虚弱，见淋证或小便遗失也。肺为气之主，肾为气之根，呼吸出纳，清浊交换，升降有序。倘若肺虚及肾，肾不摄纳，气无所归，喘病作也。

5.肺与大肠病互传

肺与大肠相表里，肺气肃降，有助于大肠之传导；腑气通畅，亦有助于肺气之肃降。病变时，脏病及腑，腑病及脏，从而脏腑互传。

脏病及腑：肺气不降，大肠传导受阻，而便闭便结；肺气虚弱，大肠传导无力，或为便秘而虚坐努责，或难以收敛而脱肛、腹泻；肺燥津伤，移热于大肠，或为大便硬结，或为肠澼下痢，或为肠风痔漏。腑病及脏：一旦大肠邪滞于内，肺难保其清肃，常有邪痹大肠而气逆上干于肺者，致喘争大作。

肺病及腑除与大肠关系甚密外，尚与胃和膀胱有关。肺病及于胃，乃因肺脉起于中焦，还循胃口，故肺气失降可致胃气不降，哕为呕吐之证，病见于胃而出于肺也，病机十九条将“呕”之病机责于上焦之肺，意乃在于此。肺病及于膀胱，则取决于二者皆与水液相关，肺为水上之源，膀胱为津液之府，肺失宣降或肺中伏热，金不生水，水源断绝，津液之府干涸，小便何以得利，甚则点滴不出而闭。

(五)各种传变形式之间的关系

六经、三焦、卫气营血与脏腑辨证论治之间具有不可分割的内在联系。六经辨证论治中也包含有三焦和卫气营血的名目，三焦、卫气营血辨证论治中也包含有六经的名目;同样,在六经、三焦和卫气营血辨证论治中又包含有脏腑经络的名目,而在脏腑辨证论治中也包含有六经、三焦和卫气营血的名目。

肺系疾病包含有"六经"的太阳病和阳明病的大肠腑证、中焦腑证,"三焦"的上焦病,"卫气营血"的卫分证、气分证。因肺属上焦,主气属卫而外合皮毛,主表,又肺与大肠相表里,故上述病位皆可从肺系论治。

第三节 瘀血与肺脏的相关性

一、致瘀病因与肺脏功能密切相关

病因方面,《素问·离合真邪论》云:"夫邪之入于脉也,寒则血凝泣。"《素问·痹论》指出:"病久入深,营卫之行涩,经络时疏,故不通。"《灵枢·五变》云:"怒则气上逆,胸中蓄积,血气逆流……血脉不行。"《黄帝内经》共提到了外感六淫致瘀、因气致瘀(气虚、气逆、气滞)、津液布散失常致瘀、血络损伤致瘀、气血衰致瘀、病久入深致瘀、情志失调致瘀、饮食不当致瘀、外伤致瘀 9 种致瘀因素,发瘀血理论之肇始。其中外感、气机、津液等致瘀因素与肺系病证密切相关。

肺朝百脉,使百脉之气血如潮水般周期性运行周身,阐述了肺与血、脉之间的密切关系。当外邪袭肺或内伤干肺,朝百脉不利,对血、脉运动的调节失司,血液循环不利,则肺瘀形成。肺主治节,助心行血,《黄帝八十一难经》言:"心主血,肺主气,血为荣,卫为气……通行经络,荣周于外。"肺主治节表现在 4 个方面:治理调节呼吸运动,调理全身气机,治理调节血液的运行,治理调节津液代谢。血液的正常运行需要肺气的推动。若肺气亏虚或壅滞,宣肃失司,则血的运行受到影响而成瘀。

肺主一身之气,宗气的生成是通过脾胃运化的水谷精气与肺吸入的自然界清气相结合而成,积于胸中,贯心脉以推动血液循行。"肺朝百脉"还应包括肺气参与宗气生成推动血液循行的作用。肺的呼吸功能健全与否,直接影响着宗气的生成,若肺主气功能失调,宗气生成不足,则血循推动无力而成瘀。"气有一息之不运,则血有一息之不行。"津液之运行,有赖气之推动,若肺气郁滞,则津液内停生痰,血运不畅成瘀。"元气既虚,必不能达于血管,血管无气,必停留而瘀。"津血同源,痰瘀异形而同源,皆为阴精为病的病理产物,血运失常生瘀,络脉瘀阻,“血不利则为水”,影响津液输布,聚为痰浊,痰浊阻滞,气机不畅,则血滞生瘀,痰瘀互为因果。痰滞致瘀、痰瘀并见为肺系病之血瘀的病因之一,二者可相互转化。关于气机失常致瘀,《灵枢·刺节真邪》有云:“宗气不下,脉中之血,凝而留止”。

肺主宣发肃降,并通过其宣发肃降功能对体内水液的输布、运行和排泄起疏通调节作用,若肺气郁滞,则津液内停生痰,血运不畅成瘀。津血同源,痰瘀异形而同源,皆为阴精为病的病理产物,血运失常生瘀,络脉瘀阻,“血不利则为水”,影响津液输布,聚为痰浊,痰浊阻滞,气机不畅,则血滞生瘀,痰瘀互为因果,正如《素问·调经论篇》所言:“孙络水溢,则经有留血”,《灵枢·百病始生》所言:“凝血蕴里而不散,津液涩渗,著而不去。”

肺为娇脏,不耐寒热,易被邪侵。《素问·咳论》云:“岁金太过,燥气流行……咳逆甚而血溢”,是言燥邪损伤肺络,血溢脉外而成瘀。寒邪侵袭肺卫,致宣肃失司,布津失常,津液凝聚,成痰成饮。寒入肺之血络,血液遇寒则凝,而成肺之瘀血。热邪侵袭肺卫,煎熬津液而成痰饮;煎熬血液,血行凝滞成为瘀血。总之,外感之邪通过影响肺的津液布散、损伤肺的血络、阻碍肺的气机升降、干扰肺的血脉循行等途径而成瘀。

二、痰瘀共同为病是肺系病证重要的病因病机

由于肺、脾、肾三脏及三焦等脏腑气化功能失常,水液代谢障碍,水津停滞而成痰饮,其中稠浊者称痰。痰饮内停影响气机之宣肃,且易耗气伤血,造成气滞或气虚两种病理变化,由气滞或气虚而致瘀。而瘀血又反过来影响津液输布,聚而生痰,诚如《金匮要略·水气病》所云:“经为病,血不利则为水,名曰血分”“先病水,后经水断,名曰水分”。痰瘀同源而异物,二者同为阴精致病,而病理机制不同;二者既是病理产物又是致病因素。痰瘀互为因果,二者可相互转化,兼挟致病,使病情错综复杂。痰瘀互结,阻于肺络,终成“肺瘀”。慢性肺系病证,多有长期咳嗽、憋喘反复发作,此时不仅是肺中有伏饮,而且内有瘀血。痰瘀伏肺,胶结不解,使得咳喘缠绵难愈,反复发作。

《金匮要略·惊悸吐衄下血胸满瘀血病脉证治》对瘀血的证治进行了专篇论述,并提出“当下之”的治瘀总则。该篇提到“唇痿”“口燥,但欲漱水不欲嚥”“舌青”“无寒热,脉微大来迟”“其脉反无热,此为阴伏”等是瘀血辨证中独特的诊断要点。而“腹不满,其人言我满”“胸满”“病者如热状”则是瘀血证的鉴别诊断方法和技巧。

张仲景在《金匮要略》《伤寒杂病论》中按照瘀血成因、停滞部位、病情轻重、持续久暂之别，创制抵当汤、大黄牡丹皮汤、温经汤、大黄蟅虫丸、胶艾汤、薯蓣丸、桂枝茯苓丸等二十余首治瘀方，首次系统论述了瘀血证的理法方药，开创了瘀血证的辨证论治体系，为后世奠定了瘀血学说的基础。《金匮要略・肺痿肺痈咳嗽上气篇・附方》所列之千金苇茎汤开创了清肺化瘀疗法之先河，至今仍为治疗热毒壅滞，痰瘀互结之肺痈的首选方剂。

三、广义痰瘀理论

广义痰瘀理论是指痰瘀同病已非独肺一脏之病，而是多脏器功能失调，气血津液运行失常，外感内伤杂糅，多因素综合作用而形成的系统性病理变化。

《丹溪心法・咳嗽》言："肺胀而咳，或左或右不得眠，此痰夹瘀血碍气而病""自气成积，自积成痰，痰夹瘀血，遂成窠囊"。丹溪所言之"窠囊"即痰瘀胶结于肺而形成的痰瘀同病，二者均为阴邪，同气相求，治宜同治。"痰瘀同源"其生理基础是"气血同源"，津血均由水谷精微转化而来，其生成、运化、布散又都离不开气机的推动，二者既可相互转化，又可相互干预。津凝为痰，血滞为瘀，气机通畅则津血运行俱通畅，气机受阻则津血成痰成瘀。同时，痰瘀交阻又加重气机阻滞，如此恶性循环。

分析痰瘀同病的起因，朱丹溪言："或因忧郁，或因厚味，或因无汗，或因补剂，气腾血沸，清化为浊，老痰宿饮，胶固杂糅，脉道阻涩，不能自行""大率因血受热已自沸腾，或后涉冷水，或立湿地，或扇取凉，或卧当风，寒凉外搏，热血得寒，污浊凝涩""气不能做块成聚，块乃有形之物，痰与食积死血而成也。"从痰瘀的病因病机来看，痰饮与瘀血可因同一原因而同时发生。痰瘀互结，内而五脏六腑，外达皮肉筋骨，致病颇多。

至此，痰瘀同病已非独肺一脏之病，而是多脏器功能失调，气血津液运行失常，外感内伤杂糅，多因素综合作用而形成的系统性病理变化。痰瘀理论提升到了一个更高的高度，我们可以将其称为广义上的痰瘀。广义的痰瘀理论对于现代临床一些疑难病的治疗有着重要和积极的意义。痰为疑难之根，瘀为危重之源，西医学的心肌梗死、脑梗死、恶性肿瘤、肺动脉高压、糖尿病血管病变等死亡率、致残率较高的急危重症都与中医学中的"瘀""痰"密切相关。因此研究广义痰瘀理论及其证治可以为临床急危重症的预防、诊断和治疗提供有价值的参考依据。

治痰先活血，血活痰自化；治瘀先化痰，痰化瘀自消。气血顺畅则津液运行无碍，不会滞而生痰。反之，气滞而致痰结血瘀，气虚而致痰凝血涩，痰瘀气滞共同作用则络阻津停，脉道不通，迂缓流塞，津液不能布化畅通，从而瘀积，是故“善治痰者，必先治气，同时也要治血”。治血者，视具体病机而定，血寒则温之，血热则凉之，血瘀则活之。

四、肺系病证

以咳、喘为主症的肺系病证当包含“瘀血壅肺”或者“痰瘀阻肺”这一证型。唐容川《血证论·瘀血篇》云：“世谓血块为瘀，清血非瘀；黑色为瘀，鲜血非瘀，此论不确……吐、衄、便、漏，其血无不离经，离经之血，虽清血、鲜血，亦是瘀血。此血在身，不能加于好血，而反阻断新血之化机，故血证总以祛瘀为要”，并提出了“瘀血不去，新血不生”的论断。

瘀血为病，其要有六：阻碍生化之机，扰乱脏腑，结而为块，瘀化痰饮，伤及新血以及为诸病之根。其中“扰乱脏腑说”主旨为瘀阻脏腑，可致该脏腑功能失调，“既有瘀血，便有瘀血之证”，具体到肺脏，“内有瘀血，气道阻塞，不得升降而喘”，是对瘀血阻滞气机而致咳喘的病机探讨。瘀血壅肺，“则阻碍气道，不得升降，是以壅而咳”，以上论述表明以咳、喘为主症的肺系病证当有“瘀血壅肺”或者“瘀阻肺络”这一证型。“瘀化痰饮”说则主要与肺主津液的机制有关：痰饮为病，原为津液敷布失常所致，而津与血同源同行，由于瘀而致津液之滞，内生痰饮。“瘀血流注，亦发为肿胀者，乃血亦成水之证”，“血结亦病水”“水壅为痰饮，痰饮为瘀血所阻，则益冲犯肺经”，“须知痰水之壅，由瘀血使然”。“瘀血化水”论断承仲景“血不利则为水”之余韵，开后世医家化瘀利水之法，承前继后，继往开来。

“从肺治血”法由唐氏首创，独到新颖，以和清补消为主，以和崇调肝，补重润肺为特色，遣方用药精妙独到。在治疗具体病证时，根据瘀血部位诸如脏腑、三焦、表里来进行辨证治疗，如瘀血部位在肺时，主要症状表现为“咳逆喘促”“鼻起烟煤”“口目黑色”等。

“血者肝木所司，金气将绝，木乃敢侮之，肺气已敝，血乃得乘之”，瘀血乘肺可致咳喘，“肺主气，肝主血，治血者必调气，舍肝肺而何所从事哉”，故治宜保肺祛瘀，调和肝肺，方选参苏饮。

肺热伤津，津亏火生，发为气逆，而致血行不畅，治宜滋阴润肺，方药可选生脉散、清燥救肺汤、麦门冬汤、辛字润肺膏、地魄汤、琼玉膏、保金生地散、三才汤等。

遵循《素问·至真要大论》“坚者削之，客者除之……结者散之，留者攻之”的原则，唐氏采用祛痰、逐水、化瘀、排脓等法治疗痰浊、水饮、瘀血所致的肺系病证。若水饮停胸，冲逆于肺，肺失宣肃，发为咳嗽、喘逆，甚者倚息不得卧，选用加味二陈汤或葶苈大枣泻肺汤以泻肺逐水。瘀血为病，其症多变，瘀血上乘于肺，致气道壅塞，宣肃不利，气机失常，症见咳逆上气，喘息气短、动则甚，咳痰腥臭，甚则不得平卧。其证虚者当予祛瘀补肺，方选参苏饮加减；其证实者当予祛瘀泻肺，方选葶苈大枣泻肺汤加减；难以平卧者，当予燥湿利水逐瘀，方选代抵当丸合血府逐瘀汤加减。

第二章 肺瘀理论研究

第一节 肺瘀的系统性研究

一、肺瘀的定义

肺瘀定义有4个义项。

(一)病理产物

肺瘀是在瘀血病理基础上与五脏中的肺脏密切相关的以肺系病证特点为特征的,兼有瘀血致病特点的病理产物。

(二)致病因素

肺瘀是瘀血阻滞于肺系脉络,造成气机、津液、血液运行障碍,产生肺系病证与血瘀病证并见的一种致病因素。

(三)证候名

肺瘀亦称瘀血阻肺,是存在于多种肺系疾病中的,以瘀血阻滞肺络、气血津液运行障碍为病理基础的,肺系症状与血瘀症状并见的一种证候。

《中医内科学》"肺系病证"篇共列8种疾病。"感冒"分为"风寒束表证""风热犯表证""暑湿伤表证"以及附篇中的"气虚感冒""阴虚感冒"共5个证型。"咳嗽"分为"风寒袭肺证""风热犯肺证""风燥伤肺证""痰湿蕴肺证""痰热郁肺证""肝火犯肺证""肺阴亏耗证"共7个证型。"哮病"分为"冷哮证""热哮证""寒包热哮证""风痰哮证""虚哮证""肺脾气虚证""肺肾两虚证"以及附篇的"喘脱危证"共8个证型。"喘证"分为"风寒壅肺证""表寒肺热证""痰热郁肺证""痰浊阻肺证""肺气郁痹证""肺气虚耗证""肾虚不纳证""正虚喘脱证"共8个证型。"肺痈”分为“初期”“成痈期”“溃脓期”“恢复期”共 4 个证型。“肺痨”分为“肺阴亏损证”“虚火灼肺证”“气阴耗伤证”“阴阳虚损证”共 4 个证型。“肺胀”分为“痰浊壅肺证”“痰热郁肺证”“痰蒙神窍证”“阳虚水泛证”“肺肾气虚证”共 5 个证型。“肺痿”分为“虚热证”“虚寒证”共 2 个证型。

以上肺系病证虽然部分病证的病机或转归中涉及瘀血的因素，但均未明确提出“瘀血阻肺”或“痰瘀阻肺”这一证候类型。

《中医诊断学》“辨肺病证候”一节中列“风寒犯肺”“风热犯肺”“燥邪犯肺”“肺热炽盛”“痰热壅肺”“寒痰阻肺”“饮停胸胁”“风水相搏”“肺气虚”“肺阴虚”10 种证候，亦无“瘀血阻肺”这一证候。

《中医诊断学》中“证”的含义：证是对疾病过程中所处一定（当前）阶段的病位、病因、病性以及病势等所作的病理性概括。证是对致病因素与机体反应两方面情况的综合，是对疾病当前本质所作的结论。通过上文的分析可知，瘀血阻肺是肺系病证进展过程中客观存在的病理机制，能够概括肺系病证某一阶段或某一类型的病理变化，并揭示病变的机制和发展趋势，因此病变过程中能够影响肺脏气血津液运行的、具有咳嗽咳痰或者具有憋喘气短等主要症状的肺系病证如咳嗽、喘证、哮病、肺痈、肺胀等疾病，应包含肺瘀，即“瘀血阻肺”这一证型。

（四）病名

肺瘀是由于外感或内伤因素引发肺系气血津液运行障碍所致瘀血阻肺或痰瘀阻肺，以憋喘、咳嗽、胸痛、咳痰、咯血甚至癥积为主要临床表现的疾病。

虽然多种肺系病证均包含瘀血阻肺这一证型，但整体来看，肺瘀具有完整的发生、传变、转归过程，在这一过程中，始终存在着损伤、障碍与修复、调节的矛盾斗争，亦即邪正斗争；具有一定的病理演变规律，有较固定的临床症状和体征，有诊断要点和与相似疾病的鉴别点；能够反映疾病全过程的总体属性、特征和规律。肺瘀病的病因病机、症状治疗等具有其他肺系疾病不能完全涵盖的特异性。

《中医诊断学》对“病”的定义是病是对疾病全过程的特点与规律所作的概括，注重从贯串疾病始终的根本矛盾上认识病情。辨病有利于从疾病全过程、特征上认识疾病的本质，重视疾病的基本矛盾。

综上所述，肺瘀符合“病”的特征，根据肺瘀的临床证候特点，与西医学中慢性阻塞性肺疾病、肺纤维化、支气管扩张、肺源性心脏病相类似，当这些疾病出现肺瘀的临床表现时，可参照治疗。严重急性呼吸综合征后遗症中的肺间质纤维化有肺瘀的临床表现时，亦可参照治疗。

二、肺瘀病因分析

（一）感受六淫之邪

风邪侵袭肺卫，可致宣肃失司，气机不利，血行不畅；寒邪入于肺络，血液遇寒则凝；热邪煎熬津液成痰，痰阻肺络成瘀，或直接煎熬血液成瘀；感受暑湿之邪，湿阻气机，血行不畅成瘀，湿热灼津成痰，痰阻肺络亦可成瘀；燥邪损伤肺系血络，血溢脉外而成瘀。

（二）感受疫疠之邪

疫疠之气是一类具有强烈传染性的病邪，自口鼻而入侵袭人体。自鼻而入者，“肺气通天鼻”“天气通于肺”，由呼吸道传染者伤及肺络，故临床常见高热、咳嗽、咳痰甚或痰中带血、肺实变等，如严重急性呼吸综合征、甲型流感等都属此类。

（三）内伤七情

七情是指人体喜、怒、忧、思、悲、恐、惊 7 种情志变化。七情致病，先自脏腑郁发，外形于肢体，故称七情内伤。

悲忧伤肺，造成肺气滞或肺气虚。滞则宣肃失常，气机逆乱，津液输布受阻，津聚成痰，痰阻肺络而成瘀；虚则推动无力，或宗气生成不足，血行无力而成瘀。

郁怒伤肝，肝气不舒，反侮肺金，肺络受戗，发为咳嗽，甚则咯血。多思伤脾，母病及子，土不生金；惊恐伤肾，恐则气散，肾不纳气，子病及母，均可加重肺系疾病。

（四）痰瘀阻络

痰浊、瘀血既是病理产物，又是致病因素。津液输布代谢失常，或过食肥甘厚味瘀滞脾运，均可生痰。痰有有形、无形之分，有形之痰出于肺、咳于外，无形之痰阻滞于络脉，壅塞气机，阻滞络道，为病甚杂。痰浊黏滞易阻，络中气血流注受阻，血滞为瘀；痰浊停聚于脉络内外，阻滞肺络气机，气滞则血瘀。瘀血阻滞络道，致使络中之津不能经心化赤为血而郁于络中，络外之津亦不能还流于络内而聚于脉外，郁积日久，逐渐化生痰浊；同时血瘀于络脉内外，阻滞络中气机，气不化津，津凝而产生痰浊。痰瘀胶结，阻滞肺络，又成为新的病理因素，致使肺络疾病缠绵难除。

(五)环境之毒

1.$PM_{2.5}$

随着环境监测的逐步深入,$PM_{2.5}$(可入肺颗粒物)正在为人们所熟知,粒径<2.5 μm 的微粒可直接进入支气管,对肺泡气体交换造成严重影响,能够诱发支气管炎、哮喘急性发作以及心血管疾病。吸入的颗粒通过支气管和肺泡进入循环系统,颗粒中所含的重金属及有害气体可溶于血液中,随血液循环遍及全身,造成全身性中毒反应。粒径越小的颗粒,其危害性也越大。另外,$PM_{2.5}$悬浮于空气中时间较长,且播散范围广,漂移距离远,影响城市空气质量,对人体健康特别是呼吸系统健康构成的严重威胁。

2.吸烟

吸烟直接或间接引发慢性支气管炎、慢性阻塞性肺疾病甚至肺癌已是众所周知。烟毒辛燥、入肺,直入肺络,久则耗气伤阴。烟毒因虚而留滞,瘀、痰、毒结聚肺络,痰瘀阻络则肺胀,喘满;瘀血化水为肿为喘;毒瘀化火,灼伤血络,则咯血频作。

3.其他

变应原及其他吸入性毒素。

(六)久病肺虚

若内伤久咳、久喘、久哮等肺系慢性疾病,迁延失治,痰浊潴留,伏着于肺,肺气不畅,肺络不通,而成肺瘀。

三、肺瘀病机分析

外感六淫之邪侵袭肺卫,七情内伤直接或间接伤肺,气血津液运行障碍而成痰成瘀,久病损及肺之血络,均可导致肺瘀病的发生。气血津液运行输布障碍是肺瘀病发生发展的根本。

肺气是最易受扰,肺气运行障碍是血和津液运行障碍的先导,所以说气的运行障碍是肺瘀病的起点。对于肺瘀,所有病理因素、病机变化其最终结果都是血的运行障碍,所以说血的运行障碍是肺瘀的终点。由于痰的产生和病理作用是肺瘀过程中密不可分的部分,所以说津液的运行障碍是肺瘀的中心环节。

(一)气的运行障碍

肺主一身之气,肺气参与宗气生成推动血液循行的作用。肺的呼吸功能健全与否，直接影响着宗气的生成，若肺主气功能失调，宗气生成不足，则血液循环推动无力而成瘀。“气有一息之不运，则血有一息之不行。”关于气机失常致瘀，《灵枢·刺节真邪》有云：“宗气不下，脉中之血，凝而留止”。《素问·调经论》说：“五脏之道，皆出于经隧，以行血气，血气不和，百病乃变化而生”。经隧即为脉道，气血不和则脉道不通。

气机的调畅与否，正是血液能否正常循行的关键环节。《仁斋直指方》中说：“盖气为血帅也，气行则血行，气滞则血滞，气温则血温，气寒则血寒，气有一息之不运，则血有一息之不行”。《血证论·阴阳水火血气论》云：“运血者，即是气。”《本草纲目》卷五十二言：“故曰气者血之帅也。气升则升，气降则降；气热则行，气寒则凝。”血液的正常运行，决定于气的推动作用和固摄作用之间的协调平衡。肺主降而肝主升，二者相互协调，是全身气机调畅的关键环节。

肺气运行障碍主要由于：①肺的宣发布散和朝会百脉功能与肝的疏泄功能相配合，到达推动和促进血液正常运行的作用。若肝升太过或肺降不及，则气火上逆，出现“肝气乘肺”或“肝火犯肺”，气机逆乱，血随气升，表现为咳逆上气，伴有面红、目赤、头痛，甚则咯血等病理现象。②外邪犯肺，致肺失宣肃，气机不利。③痰浊、瘀血、水饮等病理产物导致气道不畅。④因情志过极、久病正虚、过劳损伤等因素导致肺之阴阳亏虚，肺气不足，运行乏力。

（二）津液的运行障碍

肺主宣发肃降，并通过其宣发肃降功能对体内水液的输布、运行和排泄起疏通调节作用，若肺气郁滞，则津液内停生痰。痰浊阻滞，气机不畅，则血滞生瘀，痰瘀互为因果，正如《素问·调经论篇》所言：“孙络水溢，则经有留血”，《灵枢·百病始生》所言：“凝血蕴里而不散，津液涩渗，著而不去”。

当肺、脾、肾三脏及三焦等脏腑气化功能失常时，水液代谢障碍，水津停滞行成痰浊或水饮。痰饮内停影响气机之宣肃，且易耗气伤血，造成气滞或气虚两种病理变化，由气滞或气虚而致瘀。而瘀血又反过来影响津液输布，聚而生痰。《金匮要略·水气病》言：“经为病，血不利则为水，名曰血分”“先病水，后经水断，名曰水分”。痰和瘀作为病理产物及致病因子，是人体阴精为病的不同形式、同源异物。痰瘀互为因果，二者可相互转化，兼挟致病，使病情错综复杂。痰瘀互结，阻于肺络，终成“肺瘀”。痰瘀伏肺，胶结不解，使得咳喘缠绵难愈，反复发作。

“痰瘀同源”的病理生理基础是“气血同源”，津血均由水谷精微转化而来，其生成、运化、布散又都离不开气机的推动，二者既可相互转化，又可相互干预。津凝为痰，血滞为瘀，气机通畅则津血运行俱通畅，气机受阻则津血成痰成瘀。同时，痰瘀交阻又加重气机阻滞，如此恶性循环。

（三）血的运行障碍

肺朝百脉，使百脉之气血如潮水般周期性运行周身，阐述了肺与血、肺与脉之间的密切关系。当外邪袭肺或内伤于肺，朝百脉不利，对血、脉运动的调节失司，血液循环不利，则肺瘀形成。肺主治节，助心行血，《黄帝八十一难经》言："心主血，肺主气，血为荣，卫为气……通行经络，荣周于外。"肺主治节表现在4个方面：治理调节呼吸运动、调理全身气机、治理调节血液的运行、治理调节津液代谢。血之循行离不开肺气推动。若肺气亏虚或壅滞，宣肃失司，则血的运行受到影响而成瘀。

肺为娇脏，不耐寒热，易被邪侵。《素问·咳论》云："岁金太过，燥气流行……咳逆甚而血溢"，是言燥邪损伤肺络，血溢脉外而成瘀。寒入肺之血络，血液遇寒则凝，而成肺之瘀血。热邪煎熬血液，血行凝滞成为瘀血。

四、鉴别诊断

（一）肺瘀与肺痹

1.《黄帝内经》对肺痹的认识

肺痹病名肇始于《黄帝内经》，《素问·痹论》曰："皮痹不已，复感于邪，内舍于肺，所谓痹者，各以其时重感于风寒湿之气也。"又云："凡痹之客五脏者，肺痹者烦满喘而呕……淫气喘息，痹聚在肺。"《素问·四时刺逆从论》："少阴有余，病皮痹隐疹，不足，病肺痹。"《素问·玉机真脏论》："风寒客于人，使人毫毛毕直，皮肤闭而为热，当是之时，可汗而发也，或痹不仁肿痛，当是之时，可汤熨及火灸刺而去之，弗治，病入舍于肺，名曰肺痹，发咳上气。"肺痹为脏腑痹之一，其病因有二：皮痹为秋感邪气，其"逆荣卫之气而病"。继而"荣卫之行涩，经络时疏不通，皮肤不营，故为不仁。"表现为皮肤不仁，肿痛，荨麻疹，肺主皮毛，皮痹不已，重感于风寒湿三气，内舍于肺，发为肺痹，也可以因本脏自虚及少阴不足为内伤致病。其证候为烦满喘而呕，喘息，发喘上气，引胸背，起恶见日光，其脉浮、微大。肺痹之病机为积气于胸中，其病性为虚，病位在肺肾。

2.叶天士对肺痹的认识

叶天士言："痹者，闭也。肺痹治节不行，病位在肺"。在肺痹的治疗上，叶氏主张以微苦宣降、微辛开达为法，使气机得以宣畅，形成其独具特色的治肺痹之法。叶氏认为"肺为娇脏，不耐邪侵，凡六淫之气，一有所著，即能致病。其性恶寒恶热、恶燥恶湿，最畏火风，邪著则失其清肃之令，遂痹塞不通。"叶氏把饮食、劳倦、情志等内伤病因所致影响肺之气化功能之病证，均归于肺痹之内。痹者，闭也。肺痹之根本在于宗气不足，胸中大气下陷。叶氏分析肺痹之病机为“肺气闭阻”，即肺络虚闭，气血凝滞不通。按照治病求本的治疗大法，首当补气，对于气机阻滞则治以微辛开达结合微苦宣降，恢复肺之宣肃；存在痰浊、湿热等标实者，则于宣畅气机的基础上辨证用药。

综上所述，肺痹其虚证是由于肺气虚或肾气虚，多致本虚标实；实证是由于外感或内伤致肺气痹阻不通。而肺瘀则在肺气不通的基础上产生了血瘀，其病程更加迁延，病理变化更加深入。

（二）肺瘀与肺胀

肺胀是由于慢性肺系病证反复发作，病程日久，肺、脾、肾俱虚，造成肺失宣肃，气机不利，胸膺胀满不能敛降。病变首先在肺，继则影响脾肾，后期病及于心。

虽然当肺胀病及于心时，亦可见痰瘀阻肺，但其根本病机仍在于久病肺虚所导致的肺之主气功能失常，肺气壅滞于肺间，形成的胀满、张缩无力、不能敛降。故曰：肺胀病在“气”，肺瘀病在“血”。

（三）肺瘀与喘证

喘证其主要临床表现为呼吸困难，存在于多种急、慢性肺系疾病的病程中，常为某些肺系疾病的主症以及治疗要点。肺瘀由急性或慢性肺系疾病演化而来，喘促仅是其症状之一，除此之外还有胸痛，或见咯血、唇甲发绀等其他症状。喘证日久，气机不利或痰浊阻络，可以转化成肺瘀。

（四）肺瘀与肺痈

二者均以痰瘀互结为病理基础，但肺痈热势更胜，肺叶生疮，形成脓疡，血败肉腐，酿脓溃破，以咯吐大量腥臭浊痰甚至脓血相间为特点，病势急骤；而肺瘀以气血津液运行障碍为病机特点，其咯血多为痰中带血或咯鲜血，虽亦可见有热相，但热势不甚，不致血败肉腐，虽后期亦可致重症，但非肺痈之急症。

五、辨证要点

（一）辨虚实

辨证总属虚实夹杂，但有偏实、偏虚的不同，因此应分清其虚实的主次关系。

(1)外感六淫、疫疠引发多属实；内伤因素中肝气、痰浊因素引发属实，肺、脾、肾三脏气虚引发属虚或虚实夹杂。

(2)早期气滞血瘀属实,气虚血瘀属虚实夹杂;中期痰瘀阻肺属实;后期正气亏虚,瘀毒化积,属虚实并重。

(二)辨外感内伤

外感起病急,病程短,多有表证。因于风寒者,症见鼻塞、流清涕、头痛、肢体酸楚,或见恶寒发热、无汗等表证,舌苔薄白,脉浮或浮紧;因于风热者,症见鼻流黄涕、口渴、头痛、身楚,或见恶风、身热等表证,舌苔薄黄,脉浮数或浮滑;因于风燥者,症见鼻塞、头痛、微寒、身热等表证,舌质红而少津,苔薄白或薄黄,脉浮数或小数。内伤病程长,反复发作,无表证,可伴见它脏见证。

六、肺瘀主要临床表现及辨证要点

(一)咳嗽

瘀阻肺络,肺失宣肃,气机上逆,冲激声门而发为咳嗽。辨证要点是咳嗽的频率、音质、发作时间以及病程。

咳嗽时作,昼多于夜,咳而急剧、声重,或咽痒而咳,多属外感风寒或风热侵袭肺络引起;病势缓而病程长者,多属气虚;咳声粗浊多为风热或痰热伤津。早晨咳嗽阵发性加剧,咳嗽连声重浊,痰出咳减者,多为痰湿或痰热咳嗽。

(二)咳痰

辨证要点是痰的量、色、质地、黏稠度、气味。

咳而无痰或少痰者多属燥热伤肺;痰多且稀薄者多属痰湿;痰白而稀者属风寒;痰黄且质黏难咯者属热;痰白粘而成丝者属燥;痰白清稀透明呈泡沫样者属寒、属气虚。

(三)气喘

辨证要点是患者的年龄、体质、原发病以及气息的强弱。

痰瘀互结,阻于肺络,因外感六淫,饮食不节,情志所伤,劳倦等因素而引发,以致痰随气升,气机受阻,痰气搏结,气道不畅,肺管拘挛,气机不利,宣肃失司,引发痰鸣气促。

喘有虚、实、寒、热之分。青壮年气喘实证偏多;中老年人气喘虚证偏多;体实气盛者多属实证;体弱气虚者常年气喘,遇劳遇寒即发者,多属虚证;重病大病之后,或产后失血,或手术外伤失血,而出现气喘,多属虚证,甚至是元气败绝、阴阳离决之危候。就临床症状与体征方面而言,喘而声高气粗,呼吸深长,脉浮大滑数有力者为实喘;喘而气弱息微,呼吸浅表,心慌气怯,脉微弱或浮大中空者为虚喘。喘而以呼出为快,多病在肺;喘而以深吸为快,多病在肾;喘因情志诱发或加重,多为肝气犯肺。

(四)胸痛

辨证要点是胸痛的性质、部位及伴随症状。

“不通则痛”,瘀血、痰浊、水饮等病理产物或寒、热等外感邪气阻塞肺络,影响气血循行,气滞血瘀而致痛,多属实证或本虚标实证。

胸痛伴胸闷,心前区压榨感,多为痰阻、气滞;刺痛,痛处固定不移,夜间痛甚,多为血瘀阻滞;胸痛伴发热、咳嗽,咳时痛甚,或见咯血,为热伤肺络;胸痛隐隐,咳嗽声低,多为肺气亏虚。

(五)咯血

辨证要点是咯血的量、色、痰的状态及伴随症状。

多种因素致肺络受损,血溢脉外,咳嗽时咯出,或见痰中带血,咳痰多呈黄色,亦有大量咯血者,色鲜红,伴咽干或痛,口干口渴,溲赤便干,或有身热,舌红,苔黄或焦黑起刺,脉洪大或洪数者为肺热壅盛;咯血每因情志因素诱发,色鲜红,或痰中带血,伴有头晕胀痛,阵发性咳嗽,胁肋胀痛,胸闷,咽干口苦,急躁易怒,溲赤,舌红,苔薄黄,脉弦数者为肝火犯肺;咯血迁延难愈,血量不大,色暗红或褐色,痰白质稀,咳嗽声低,肢冷畏寒,面色㿠白,心悸气怯,倦怠无力,食少便溏,少气懒言,舌淡苔薄白,脉沉细或芤者为气不摄血;咳痰带血或吐血沫,心悸,咳逆倚息,难以平卧,唇甲发绀,胸闷刺痛,目眶黧黑,面色晦暗,舌紫暗或有瘀点瘀斑,脉沉弦或结代者为瘀血阻络。

七、治疗原则

治疗当根据邪实与正虚的不同,有侧重地分别选用扶正与祛邪的不同治则。邪实者,根据病邪的性质,分别采取宣肺解表,理气活血;化痰祛瘀,活血通络。正虚者,当以补肺、健脾、养心、益肾为主,或气阴兼调或阴阳兼顾。虚实夹杂者当扶正与祛邪兼顾。

八、分证论治

(一)气滞血瘀

1.分期

初期。

2.证机概要

外感风寒或风热侵犯肺卫，致肺失宣肃，气机不利，滞而生瘀；或情志郁结，肝气犯肺。

3.治则

外感所致者宜宣肺解表，理气活血。肝郁所致者宜疏肝解郁，理气活血。

（二）气虚血瘀

1.分期

初期。

2.证机概要

肺气不足或脾气亏虚，致宗气生成不足，运血无力而成瘀。

3.治则

补肺健脾，活血化瘀。

（三）痰瘀阻肺

1.分期

中期。

2.证机概要

由于肺气郁滞或肺气不足，宣肃失司，津液布散失常而成痰；或热邪、燥邪、暑邪灼津，直接成痰；疫疠之邪灼津为痰，疫疠之毒阻于经络；或因脾虚，水湿代谢失常而成痰。痰阻肺络而成瘀。

3.治则

肃肺化痰，活血化瘀。并根据热相的有无酌加清热之品。疫疠之邪引发者加清热解毒及扶正之品。

（四）瘀热络伤

1.分期

中晚期。

2.证机概要

痰瘀日久化热，热伤肺络，致血溢脉外。

3.治则

清肺泄热，涤痰祛瘀。并酌加凉血止血之剂。

(五)肺肾两虚

1.分期

晚期。

2.证机概要

水之上下二源俱虚,气化失常,水液代谢障碍,水津停滞形成痰浊或水饮。痰饮内停影响气机之宣肃,且易耗气伤血,而致肺瘀。水饮与瘀血可影响心脏的正常功能,导致心脉不通,而表现为心脏证候。

3.治则

补肺益肾,化饮逐瘀。出现心脏证候者,酌加宽胸理气、活血通痹之品。

九、肺瘀常用药物

(一)宣肺通络

1.麻黄

麻黄辛散苦泄,温通宣畅,开肺络之郁闭。

2.桂枝

桂枝发汗解肌,温通经脉,外散风寒表证,内通肺络瘀阻。

3.细辛

细辛祛风散寒,达表入里,辛温走窜,芳香透达,能消肺之寒痰停饮。

4.荆芥

荆芥解表散风,芳香透达,兼入血分。

(二)理气活血

1.川芎

《本草纲目》言:"芎䓖血中气药也",既能行气,又能活血。疏肝解郁,化瘀消肿,诚如《本草汇言》所云:"去一切风,调一切气"。

2.郁金

《本草备要》言:"行气,解郁,泻血,破瘀"。本品味辛,能散能行,活血行气,兼能顺气降火而凉血止血。

3.薤白

薤白通阳散结,行气导滞,善散阴寒之凝滞,行胸阳之壅结。

4.香附

香附生用解表,醋炒消积,酒炒通络,炒炭止血。《滇南本草》谓之:"调血中之气”。

5.柴胡

柴胡透表泄热，疏肝解郁，升举阳气。味轻清芳香疏泄。

(三)化痰祛瘀

1.瓜蒌

瓜蒌清热化痰，宽胸散结，通胸阳之痹阻。适用于肺瘀后期出现心脏见证者。

2.虎杖

虎杖苦降泄热，化痰止咳，活血祛瘀，能散肺经之痰、瘀、热互结。

3.白芥子

白芥子祛经络之痰，利经络之气，善治“皮里膜外之痰”。

4.桔梗

桔梗开宣肺气之郁闭，消痰阻，理气滞，《本草求真》谓之：“桔梗系开肺气之药，可为诸药舟楫，载之上浮”。

5.葶苈子

葶苈子专泻肺中水饮及痰火而平喘咳，泄肺气之壅闭而通调水道。

6.白僵蚕

白僵蚕味辛行散，搜风通络，兼可化痰。

(四)活血化瘀通络

1.赤芍

《本草备要》言：“赤芍……尤能泻肝火，散恶血……能行血中之滞”。本品善走血分，凉血、止血、活血。

2.红花

本品专入血分，活血祛瘀消癥，通畅血脉。兼能凉血解毒。

3.桃仁

《本草经疏》言：“桃仁，性善破血，散而不收，泻而无补”。桃仁祛瘀力强，尤擅治疗血分之壅滞，热毒壅聚，气血凝滞所致之痈。

4.鸡血藤

鸡血藤既能活血，又能补血，对血瘀、血虚之证均适用。

5.丹参

《妇人明理论》谓之：“一味丹参饮，功同四物汤”。丹参为活血化瘀之要药，广泛用于各种瘀血证。又可凉血清瘀热。

6.牛膝

本品能引火下行，降上炎之火，活血通经。

7.地龙

地龙清肺热平喘，长于通行经络。

（五）扶正行血

1.当归

《景岳全书·本草正》言："当归，其味甘而重，故专能补血；其气轻而辛，故又能行血。补中有动，行中有补，诚血中之气药，亦血中之圣药也。"尚有治疗久咳气喘之功。

2.黄芪

黄芪补肺气，益卫气，既能补气摄血，又能补气行滞。

3.党参

党参善补肺脾之气，既能益气生津，又能益气生血。

4.熟地黄

《珍珠囊》谓之："主补血气，滋肾水，益真阴"。血虚而兼阴虚者尤为适宜。

十、肺瘀的预后转归

（一）向愈

（1）外感引发者，若患者体质较强，病情较轻，用药得当，则表证解，肺之宣肃功能及敷布津液功能得以恢复，气、血、津液运行正常，则瘀证得解。

（2）肝气郁结引发者，通过心理疏导去除诱发因素，合理用药疏解气郁，可使气机宣畅，血瘀得解。

（3）肺、脾、肾三脏亏虚者，虽属肺瘀晚期，若医疗措施得当，摄生有方，及时补肺健脾纳肾，仍可实现带病延年。

（二）恶化

（1）若患者体质虚弱，病情笃重，治疗不及时或不得宜，表证不解而入里，可转为慢性疾病，反复发作，迁延难愈。

（2）疫疠之邪毒性深入，瘀阻肺络日久，致肺功能受损（如严重急性呼吸综合征后遗症：弥漫性肺间质纤维化、间质性肺炎、机化性肺炎、局灶性纤维化等）。

（3）肺络受损，血溢脉外，一则可影响正常换气形成窒息，危及患者生命，二则因失血过多可出现血虚证，甚至气随血脱之危候。

(4)肺肾气虚如果未及时治疗,或患者年老体衰,可出现脱证,预后不良。

(5)由于正气虚损,阴阳失调,邪毒乘虚入肺,邪滞于肺,导致肺脏功能失调,肺气膹郁,宣降失司,气机不利,血行受阻,津液失于输布,聚津为痰,痰凝气滞,瘀阻络脉,瘀毒胶结,日久形成肺部癥积,预后不佳。

第二节 肺瘀的特异性研究

一、肺瘀的脏腑特异性

(一)肝之瘀在气,肺之瘀在津

在血瘀证的形成过程中,也存在正邪双方的斗争。有学者将化瘀因素称为正能量,将致瘀因素称为负能量,当负能量超过正能量,即致瘀力量大于化瘀力量时,血瘀证就会形成。肺主宣肃、肺朝百脉、肝主疏泄等都属于正能量,而肝气郁结、肝气犯肺等都属于负能量。肺与肝的关系主要表现在气机的调节方面,而气机的调畅与否,正是血液能否正常循行的关键环节。

杨仁斋在《仁斋直指方》中说:"盖气为血帅也,气行则血行,气滞则血滞,气温则血温,气寒则血寒,气有一息之不运,则血有一息之不行"。《血证论·阴阳水火血气论》云:"运血者,即是气。"《本草纲目》卷五十二言:"故曰气者血之帅也。气升则升,气降则降;气热则行,气寒则凝。"血液的正常运行,决定于气的推动作用和固摄作用之间的协调平衡。肺主降而肝主升,二者相互协调,是全身气机调畅的关键环节。肺的宣发布散和朝会百脉功能与肝的疏泄功能相配合,到达推动和促进血液正常运行的作用。若肝升太过或肺降不及,则气火上逆,出现"肝气乘肺"或"肝火犯肺",气机逆乱,血随气升,表现为咳逆上气,伴有面红、目赤、头痛,甚则咯血等病理现象。若肺失清肃,燥热内盛,亦可影响及肝,肝失条达,疏泄不利,血随气陷或气滞血瘀,表现为咳嗽,伴有胸胁引痛胀满、脘腹坠胀等病理现象。

肝、肺二脏在血瘀证的形成过程中相互影响,相互作用,但是肺脏之瘀与肝脏之瘀又有本质的区别。

《灵枢·邪气藏府病形》有云:"有所堕坠,恶血留内……积于胁下,则伤肝。"瘀血在体内停积,当超过肝脏去瘀生新功能的极限时,就会对肝的疏泄功能造成损伤,并进一步影响肝藏血的功能。瘀血伤肝与肝能化瘀是对立统一的关系。《张氏医通》言:"肝脏生发之气,生气旺则五脏环周,生气阻则五脏留著。"表明肝胆生发之气鼓舞其他脏腑的气化活动，而脏腑气化维持了升降出入的平衡协调。正如《读医随笔》所云："凡脏腑十二经之气化，皆必藉肝胆之气化以鼓舞之，始能调畅而不病。"肝气的运行障碍主要包括气郁和气逆，气郁是气机不畅，疏泄不及，多由情志抑郁或者湿热侵袭所致，肝气郁所致的血瘀证，临床症状主要表现为癥积、肿块，痛如针刺刀割，痛有定处，拒按，常在夜间加剧，面色黧黑，肌肤甲错，口唇爪甲紫暗，或皮下紫斑，或肤表丝状如缕，或腹部青筋外露，或下肢筋青胀痛等，舌质紫暗或见瘀点瘀斑，脉象细涩。女子可见乳房胀痛、月经不调或痛经闭经等。除上述血瘀证主要见证之外，肝气郁所致的血瘀证还伴有精神抑郁、胸闷、太息、纳呆、胁肋胀痛等。气逆是气机上逆，升发太过，多由情志刺激，五志过极化火所致，肝气逆所致的血瘀证，除上述血瘀证主要见证之外，还伴有两胁撑胀窜痛、急躁易怒、失眠多梦，头目眩晕、泛酸胃痛等。

肝之瘀在气，肺之瘀在津。固然肺瘀与气亦密切相关，但除了与气机的运行相关，还与津液的敷布代谢有关。肺主宣发肃降，并通过其宣发肃降功能对体内水液的输布、运行和排泄起疏通调节作用，若肺气郁滞，则津液内停生痰，血运不畅成瘀。津血同源，痰瘀异形而同源，皆为阴精为病的病理产物，血运失常生瘀，络脉瘀阻，"血不利则为水"，影响津液输布，聚为痰浊，痰浊阻滞，气机不畅，则血滞生瘀，痰瘀互为因果。二者可相互转化，兼挟致病，使病情错综复杂。痰瘀互结，阻于肺络，终成"肺瘀"。慢性肺系病证多有长期咳嗽、憋喘反复发作，此时不仅是肺中有伏饮，而且内有瘀血。痰瘀伏肺，胶结不解，使得咳喘缠绵难愈，反复发作。因此肺瘀之主症，在血瘀证的常见症状之外，还伴有咳、痰、喘等症状，这与肝脏之瘀所伴有的"气"的症状如涨、痛、闷以及情志变化是有着显著区别的。

(二)心之瘀在痹，肺之瘀在逆

肺主气，心主血，二脏之间的联系，就是肺主呼吸与心主行血之间的相关性。气与血，相互为用，相互依存。肺通过其"朝百脉"及"宣发肃降"之功，对心之行血的功能起促进作用，是血液循行正常的必要因素；血液正常循行才能维持呼吸功能正常，"气舍于血""呼出心与肺"。连接心与肺的纽带是"宗气"，《灵枢邪客》有云："宗气积于胸中，出于喉咙，以贯心脉而行呼吸焉"，宗气加强了呼吸和血液循环的协调平衡。脾胃运化的水谷精气与肺吸入的清气相结合形成宗气，积于胸中。宗气能否正常生成以及是否充足与肺的呼吸功能密切相关，若肺主气功能失调，宗气生成不足，则血液运行失常，涩迟。如果心阳不振，心气亏虚，心脉痹阻等造成血液运行障碍时，也会造成肺的宣发肃降功能异常，继而表现为咳喘等肺失宣肃证候。

心之瘀在痹，肺之瘀在逆。无论是因瘀致病，还是因病致瘀，心系病证无不与“痹”相关，正如《素问・痹论》篇所云“心痹者，脉不通”，《古今医鉴》所云：“心痹痛者……素有顽疾瘀血”，故从“瘀”“痹”论治心系病证应贯穿始终。《景岳全书・风痹》中说“痹者，闭也。以血气为邪所闭，不得通行而病也”。心脏之瘀在于痹阻不通，不通则痛，故心脉痹阻证以胸部憋闷疼痛，痛引肩背内臂，时发时止为临床特征，且因心失温养而见心悸怔忡。瘀阻心脉的疼痛以刺痛为特点。

唐容川《血证论・瘀血篇》云：“内有瘀血，气道阻塞，不得升降而喘”。瘀血壅肺，“则阻碍气道，不得升降，是以壅而咳”。肺中气机的升降更为活跃，其通路更为广泛，因此当瘀血阻于心脏时，其表现是“不通”，而当瘀血阻于肺脏时则表现为“上逆”，因此出现咳喘的见证。

(三)脾之瘀在虚，肺之瘀在乱

肺与脾之间的关系，主要是气的生成和津液的代谢 2 个方面。脾胃运化的水谷精气与肺吸入的自然界清气是构成气的主要物质基础。脾的运化功能与肺的呼吸功能决定着气的盛衰。肺与脾是人体水液运行和代谢的动力和枢纽，肺之宣发肃降以及通调水道有助脾之运化，这一过程失常则产生内湿；而脾通过转输津液，散精于肺，为肺的一切生理功能提供能量保障，这一过程失常，一则肺气不足，二则痰浊内生，故李用粹《证治汇补・痰证》言“脾为生痰之源，肺为贮痰之器”。二者生理上相互为用，病理上相互影响。脾失健运，水液停滞所生之痰饮对肺的影响是宣肃失司，咳喘痰多；肺病日久，“上病及中”，子盗母气，脾气亦虚，从而出现纳呆、腹胀、便溏、水肿等病理表现。

脾之瘀在虚，肺之瘀在乱。脾脏之瘀，多与脾气亏虚相关：①脾主统血，脾气不足，固摄不利，而致血溢脉外，留着不散而成瘀；②脾主运化水谷精微，而脾脏运化的水谷精微是宗气生成的原料之一，脾虚则运化不利，宗气生成不足，影响其贯心脉和行气血的功能；③血液循行有赖于气的推动，而脾为后天之本，脾虚则全身之气生成乏源；④脾虚则津液代谢失常，成痰成饮。脾脏之瘀的临床表现，《金匮要略・黄疸病脉证并治》篇第一条言：“痹非中风，四肢苦烦，脾色必黄，瘀热以行”，意即黄疸的发生和营血的瘀滞有关。《金匮要略浅注补正》言“瘀热以行，一个瘀字，便见黄皆发于血分。凡气分之热，不得称瘀。小便黄赤短涩，而不发黄者多矣。脾为太阴湿土，主统血。热陷血分，脾湿遏郁，乃发为黄”，认为黄疸的发生与脾虚湿遏、血分瘀滞有关。脾虚失于运化而生内湿，郁而不解则化热，湿热相搏，蕴结中焦，湿得热益深，热因湿愈炽。湿热交阻，滞于血分，胆热液泄，浸淫肌肤，渗于膀胱则身、目、尿黄。有学者研究报道，当致病因素侵袭人体，脾气亏虚，脾失运化，致津液代谢障碍、聚湿成痰，痰流大肠，痰瘀互结、阻于肠络，血败肉腐、内溃成疡而致溃疡性结肠炎。有学者研究发现，脾虚、瘀血贯彻糖尿病的始终，在施治中采用健脾、化痰、活血、理气机的治疗原则，使本病的临床症状改善及血糖、尿糖恢复正常，收效甚佳。有学者报道，脾虚生瘀是高脂血症的主要病理机制，并采用健脾化瘀疗法治疗老年性高脂血症，取得满意疗效。

脾病或者肺病成瘀，都与“气”有关。但是，脾之于气，在生化；肺之于气，在条理。所以脾病对“气”造成的病理改变是“不足”，肺病对“气”造成的病理改变是紊乱。脾脏之瘀成于生化不足，推动无力，无论中医学上的湿热还是西医学上的血脂、血糖，都是由于脾虚运化失司，而留滞和堆积导致发病的。肺瘀则是因为气失于条理，宣肃紊乱而成。

(四)肾之瘀在水，肺之瘀在痰

肺与肾之间的关系，主要是水液代谢和呼吸运动 2 个方面。肾主水，汪昂《医方集解》云：“肺为水之上源”“肾为水之下源”，肺之宣肃功能以及通调水道作用需依赖于肾之蒸腾气化作用，同时肾主水的功能也需要依赖肺之宣肃及通调水道来实现。肺的宣发肃降功能失常，则影响其通调水道功能的正常发挥，肾主水的功能亦受到影响，出现少尿、水肿等表现；反之，肾之蒸腾气化功能失常，关门不利，出现水泛为肿，就会影响肺的宣发肃降，出现咳喘、气促，甚至倚息难以平卧等病理表现。《素问・水热穴论》云：“其本在肾，其末在肺，皆积水也。”肺主气，肾主纳气，肺之呼吸需肾之纳气来辅助完成。肾气足，吸入之气方能经肺之肃降而下纳于肾，诚如《类证治裁・喘证》所云：“肺为气之主，肾为气之根”。如果肾精亏虚，摄纳无权，气上出于肺；或肺病迁延日久，累及于肾，造成肾失摄纳，表现为气喘、气短、气促等症候。肺肾之阴液相互滋生，肾阴为全身阴液之根本，肺阴不足，子盗母气，累及肾阴，肾阴虚则无法滋养肺阴，终致肺肾之阴俱虚。

《张氏医通》云：“人之虚，非气即血，五脏六腑莫能外焉，而血之源头在乎肾。”禀赋不足，或外感、饮食、疫毒、药毒、情志、房劳等因素伤肾，或慢性病“久病及肾”，肾气亏损，气化不足，开阖功能失司，升清降浊功能障碍，致三焦气化失司，湿浊、尿毒潴留体内，内蕴日久，蓄而成毒，气血运行不畅，血行迟滞而成瘀，瘀血入于肾络，致肾络瘀阻，浊毒内蕴，毒瘀互结使病情迁延难愈。而因虚致瘀和(或)因毒致瘀，均致髓海瘀阻，影响气血化生，即所谓“瘀血不去，新血不生”；瘀毒之邪或引起血不循经，出血加重；或脉络闭阻，骨痛剧烈；或积于脏腑，痰核瘕积；或蕴久发热，热势缠绵；凡此种种，形成恶性循环，克伐正气，终致血液病虚实错杂，变证百生。

肾之瘀在水，肺之瘀在痰。肾病成瘀，第一步首先是水液代谢失常，其病理表现也均与水液有关。有学者研究发现，肾络瘀阻是慢性肾衰竭发病过程中的重要环节，其病机为脾肾虚损，水湿、浊毒内蕴，血行不畅，瘀血入于肾络，肾中络脉瘀阻。肾络瘀阻贯穿于慢性肾衰竭的始终。有学者研究报道,肾纤维化相当于肾中形成的微小癥积,其病理基础是瘀血阻络。瘀阻日久,"血不利则为水",出现水湿内停。水湿与瘀血二者互为因果,互相影响,以致肾炎病机复杂多变,血瘀证是肾小球疾病进程中的共有特性,在肾纤维化的不同阶段肾络瘀阻的病理变化贯穿始终。水湿内停易于阻滞气机,成为瘀血形成的主要因素之一。瘀血一旦形成,血涩水蓄,水瘀互结,可进一步阻碍气机,使升降出入失调,以致肺失通调,肝失疏泄,三焦决渎失职,水道为之不利,又可形成水湿,此即张仲景所说的"血不利则为水",唐容川所云"瘀血化水,亦发水肿"之意。水为有形之湿,湿为无形之水,水湿停滞,郁而化热生毒,形成热毒内蕴。湿热相和,蕴结不解,久而由实至虚,因虚致瘀。湿热与瘀血兼夹,热伤血络,血溢脉外;湿热羁留,阻遏气机,脉络为之阻滞,或由于湿热伤阴耗气,则血运迟缓无力等均可导致瘀血的发生。正虚、水湿、热毒、瘀血互为因果,形成恶性循环。

肾病成瘀,第一步首先是水液代谢失常,故曰肾之瘀在水;肺病成瘀,亦与水液代谢失常有关,但它的第一步是先成痰,故曰肺之瘀在痰。

(五)全身之瘀在肿痛,肺之瘀在喘咳

肺瘀属于全身之瘀的一部分,全身之瘀包括肺瘀。这是局部和整体的关系。肺瘀虽然属于全身之瘀,但是又有其独特的致病特征以及临床症状。

"不通则痛",瘀血既阻碍血液的正常循行,又阻碍新血的化生,致经脉淤塞不通,病久则成癥积。除上述五脏见证之外,瘀阻胞宫可见少腹疼痛、月经不调、痛经、闭经、经色紫暗成块,或见崩漏,严重者可导致不孕;瘀阻肢体末端,可成脱骨疽,糖尿病周围血管病变以及坏疽与肢体末端经脉淤塞不通密切相关,此证当有剧烈疼痛症状,但糖尿病坏疽患者多疼痛不甚或无疼痛,究其缘由是这类患者多同时存在周围神经的病变,触觉及温度觉均有不同程度降低所致;瘀阻于肢体肌肤局部,则可见局部肿痛发绀,多与外伤有关。

二、肺瘀的致病特异性

(一)肺瘀与痰的联系与区别

肺系病证致病因素之中,痰与瘀的关系最为密切,甚至可以说是密不可分,故作专篇论述。

痰是体内水津不归正化所形成的病理产物,又是导致疾病的病理因素之一。痰的形成途径,概而言之有四:①外感六淫,阻碍气化,津液凝结为痰;②七情内伤,郁结不畅,气不布津,液聚为痰;③饮食不节,过食肥甘酒醴,积湿生痰;④劳

欲体虚，脾肾亏虚，水谷不能化生精微，变为痰浊。李用粹《证治汇补·痰证》言“脾为生痰之源，肺为贮痰之器”。痰的产生，与肺、脾、肾三脏功能失调有关。肺居上焦，主治节，敷布津液。如肺气郁滞，治节无权，则津液停聚而成痰。脾居中焦，主运化，升清降浊。若脾运不健，则津液停积而生痰。肾处下焦，属水，职司开合，蒸化排泄。若火衰水亏，蒸化无权，津液同样可以凝而成痰。

血与津液均化生于水谷精微，且同具濡养滋润之功，二者既可相互转化，又可相互资生，故称为“津血同源”。正如《灵枢·痈疽》说：“中焦出气如露，上注溪谷，而渗孙脉，津液和调，变化而赤为血。”血行脉中，脉中津液可渗于脉外，对脏腑组织官窍起滋润濡养作用，并补充脉外津液之不足，使津液输布代谢形成良性循环。总之，津液进入脉中，与营气结合，便化生血液；血液中的津液，与营气分离而渗出脉外，便化为津液。脉中脉外，进出有度，分合协调，此为血和津液相互转化的生理病理基础。

由于津液和血液在生理上密切联系，病理上也势必会相互影响。津液的病变可以导致血液的病变如血瘀的形成，同时血液的病变也会导致津液的病变，表现之一就是痰邪的产生。张景岳在《景岳全书·杂证谟》中对痰与血气、津液之间的关系进行了非常详细的论述：“痰，即人之津液，无非水谷之所化。此痰亦既化之物，而非不化之属也。但化得其正，则形体强、营卫充，而痰涎本皆血气，若化失其正，则脏腑病、津液败，而血气即成痰涎。”而《金匮要略·水气脉证并治》则直言“血不利则为水”。所以，血瘀之后，津液运行不畅而生痰，痰病系血，血病系痰，痰瘀互结，络脉不畅，出现一系列病理变化。

另外，血瘀和痰湿的病理特征相似。痰湿其性黏滞重着，与血瘀高黏、高凝的病理特性相似。瘀血的状态是血液停滞于体内，既包括积于体内的离经之血，也包括阻滞于脏腑或经络的血液。处于高黏滞状态的血液尚未达到停滞状态，故不属瘀血范畴，因此名之曰血瘀状态，即所谓“前瘀血状态”。

综上所述，痰湿与血液高黏滞状态（“前瘀血状态”）更趋一致。甚至，更有研究者指出，血瘀的同时必有痰浊形成，化痰也兼能化瘀。认为痰瘀二者，同源而互衍，胶着互结，交互为患。这一理论扩大了祛痰法的治疗范围。简言之，血瘀化痰的核心机制在于脉中的津液不能正常的运行或者布散，而出现的类似于痰湿特性重着黏滞的临床特点，甚至有一部分患者出现典型痰湿水饮的表现，这也就是痰瘀相关的理论基础。正如唐容川在《血证论》中所言“血积既久，亦能化为痰水”。

“瘀”与“痰”的致病特点都是能在多脏腑多部位致病，且作用于不同脏腑不同部位，其表现也变化多端。此处仅分析二者作用于肺脏的致病特点，详见表2-1。

表 2-1　肺瘀、肺痰致病特点比较

项目		肺瘀	肺痰
症状	主症	憋喘、胸痛、咯血	憋喘、咳嗽、咳痰
	兼症	面色黧黑，肌肤甲错，口唇爪甲紫暗，或皮下紫斑	胸闷、眩晕头昏、精神不振，甚至嗜睡、昏睡状态
舌脉		舌质紫暗，或有瘀点瘀斑，脉细涩、沉弦或结代	舌淡苔白腻，脉滑或弦；或舌红苔黄腻，脉滑数
预后转归	向愈	肺络复通，宣肃得复	痰消气畅，咳喘平息
	恶化	①瘀久化毒，形成癥积；②络伤血溢；③血瘀与水饮侵犯心脏，心肺同病；④肺络瘀阻	①痰蒙神窍；②伤及肺阳，久病及肾，阴阳离决；③肺络闭塞

(二)肺瘀与肺系病证其他致病因素的关系

肺系病证致病因素分为外感及内伤，其中内伤因素已在前文中述及，故在此分析外感因素与肺瘀的关系。见表 2-2。

表 2-2　肺系病证外感致病因素与肺瘀的关系

项目		风	寒	暑湿	燥	火(热)	疫疠
致瘀病理		侵袭肺卫，致宣肃失司，气机不利，血行不畅	寒入肺络，血液遇寒则凝	①湿阻气机，血行不畅；②湿热灼津成痰，痰阻肺络	伤肺系血络，血溢脉外	①煎熬血液；②煎熬津液成痰，痰阻肺络	①毒阻肺络；②毒灼津液
兼挟邪气		寒、热、燥	风、痰	热	风、寒、热	风、痰	热
症状	主症	咳嗽，头昏，头痛，恶风，发热	①咳嗽；②发热轻恶寒重；③呼吸急促，或喘而气粗息涌；④遇寒诱发或加重	发热、微恶风胸闷脘痞	①呛咳，咽痒；②无痰或痰少而粘连成丝	①咳嗽；②发热重恶寒轻；③喘促气急；④咳痰黏浊稠厚，喉中痰鸣如吼	①高热不退；②神昏谵语；③肌肉痛或疲倦；④咳嗽，气促
	次症	咽痒，或微恶寒，少痰或无痰	头身痛，鼻塞流清涕，无汗，痰稀薄或有泡沫，面色晦滞带青，形寒怕冷，口不渴，或渴喜热饮	头昏重胀痛，泛恶，心烦口渴，小便短赤，渴不多饮	咽喉干痛，唇鼻干燥，口干，痰中带血丝	咽痛，鼻塞，流浊涕，痰稠，口干，面赤，口苦	手足抽搐，颈项强直，喉痛、身痛、头痛、发冷、疲劳等，有些还会出现腹泻或呕吐、眼睛发红

续表

项目		风	寒	暑湿	燥	火(热)	疫疠
舌脉		苔薄白或薄黄，脉浮紧或浮数	苔薄白，脉浮紧	苔薄黄腻，脉濡数	舌质红干而少津，苔薄白或薄黄，脉浮数或小数	舌边尖红、苔薄黄、脉浮数	舌质红绛，脉弦数
转归	向愈	表证解，气机复，咳喘平，痰浊消					痊愈
	化瘀后表现	①瘀阻气机，肺失宣肃，气机上逆或气无所主(慢性支气管炎等)；②络伤血溢(支气管扩张症)；③血瘀与水饮侵犯心脏，心肺同病(肺动脉高压、肺源性心脏病)；④肺络瘀阻(间质性肺病，肺间质纤维化)；⑤肺失清肃，热壅血瘀(肺炎、肺脓肿)					因瘀阻肺络日久，致肺功能受损(如严重急性呼吸综合征后遗症：弥漫性肺间质纤维化、间质性肺炎、机化性肺炎、局灶性纤维化等)

第三章　肺瘀与慢性支气管炎

第一节　疾病概述

一、定义

慢性支气管炎是指气管、支气管黏膜及周围组织的非特异性炎症，多与病毒、细菌感染、过敏及吸烟、大气污染等慢性刺激因素有关。临床上以咳嗽、咳痰为主要症状，每年发病持续 3 个月，连续 2 年或 2 年以上。排除具有咳嗽、咳痰、喘息症状的其他疾病(如肺结核、肺尘埃沉着病、肺脓肿、心功能不全、支气管扩张症、支气管哮喘、慢性鼻咽炎、食管反流综合征等疾病)。

慢性支气管炎是临床常见病和多发病，以中老年多见。慢性支气管炎反复发作可导致终末细支气管远端气腔过度膨胀，伴有气道壁的破坏，导致慢性阻塞性肺气肿，进而发展成肺源性心脏病，严重影响劳动能力和生活质量。

慢性支气管炎在中医古籍中没有其病名记载，根据其临床表现，慢性支气管炎多属中医学的“咳嗽”“喘证”“痰饮”范畴。近年来，慢性支气管炎慢性迁延期、临床缓解期采用的中医特色疗法治疗皆取得了较为满意的疗效。

二、分型

慢性支气管炎据其临床表现可以分为单纯型和喘息型。

(一)单纯型

此型符合慢性支气管炎的诊断标准，具有咳嗽、咳痰两项症状。

(二)喘息型

此型符合慢性支气管炎诊断标准，具有喘息症状，并经常或多次出现哮鸣音。

三、分期

慢性支气管炎按病情进展分为 3 期。

(一)急性发作期

慢性支气管炎急性发作期指在一周内出现气短、脓性或黏液脓性痰,痰量明显增加,或伴有发热、白细胞计数增高等炎症表现,或一周内咳嗽、咳痰、喘息中任何一项症状明显加剧。

慢性支气管炎急性发作期患者按其病情严重程度又可分为以下几型。

1.轻度急性发作

轻度急性发作患者有气短、痰量增多和脓性痰等 3 项表现中的任意 1 项。

2.中度急性发作

中度急性发作患者有气短、痰量增多和脓性痰等 3 项表现中的任意 2 项。

3.重度急性发作

重度急性发作患者有气短、痰量增多和脓性痰等全部 3 项表现。

(二)慢性迁延期

慢性支气管炎慢性迁延期指不同程度的咳嗽、咳痰或喘息症状迁延不愈 1 个月以上者。

(三)临床缓解期

慢性支气管炎临床缓解期指经治疗后或自然缓解,症状基本消失,或偶有轻微咳嗽和少量咳痰,保持 2 个月以上者。

四、病理

支气管上皮细胞变性、坏死脱落,后期出现鳞状上皮化生,纤毛变短、粘连、倒伏、脱失;各级支气管管壁均有多种炎症细胞浸润,以中性粒细胞、淋巴细胞为主,急性发作期可见大量中性粒细胞,严重者为化脓性炎症,黏膜充血、水肿;杯状细胞和黏液腺肥大增生、分泌旺盛,大量黏液潴留;病情继续发展,炎症由支气管壁向其周围组织扩散,黏膜下层平滑肌束可断裂萎缩,黏膜下和支气管周围纤维组织增生;支气管壁的损伤-修复过程反复发生,进而引起支气管结构重塑,胶原含量增加,瘢痕形成;进一步发展成阻塞性肺气肿时见肺泡腔扩大,肺泡弹性纤维断裂。

第二节 病因、病机

一、病因

慢性支气管炎的发病主要与肺肾相关,涉及肝脾。慢性支气管炎的病理性质有虚实之分。实喘在肺,为外邪、痰浊、肝郁气逆,邪壅肺气,宣降不利;虚喘在肺肾,阳气不足,阴液亏耗而致肺肾出纳失常,以气虚为主。久病伤正,由肺及肾;虚喘复感外邪,或夹痰浊,致虚实错杂,常表现为邪气壅阻于肺,肾气亏虚余下的上盛下虚证候。

(一)外邪侵袭

六淫之邪侵袭肌表,或从口鼻而入,内合于肺,久居不去,痰饮滋生,阻塞于肺,肺失宣发与肃降,引起咳喘、咳痰。由于外邪性质的不同,临床有寒、热的差异。外邪侵袭肺系日久从寒化成痰饮,致病特点缠绵难愈。从热化成痰热,痰热互结,气机不畅,而致咳喘。

外邪犯肺多见于外感风寒或风热之邪,未能及时表散,邪蕴于肺,壅阻肺气,气不布津,聚液生痰,肺气不得宣降,上逆而为咳、喘。外邪犯肺,痰浊内蕴所致,久病则会导致正气虚衰。久病肺虚,咳伤肺气,肺气虚衰,气失所主,而发生喘促。病程迁延不愈,又可由肺及脾、伤肾,或劳欲伤肾,精气内夺。脾虚生痰,痰浊阻肺,肺气不利而为咳、喘。肾元损伤,不能助肺纳气,气失摄纳,逆气上奔为喘咳。肾阳亏衰,肾不主水,水邪泛溢,干肺凌心,肺气上逆,心阳不振,亦可致喘,表现为虚中夹实的证候。

(二)肺脏虚弱

肺主气,司呼吸,开窍于鼻,外合皮毛,为五脏六腑之华盖,其气灌百脉而通他脏。由于肺体清虚,不耐寒热,故称娇脏,内外之邪侵袭后易于为病,病则宣肃失司,以致肺气上逆而至咳嗽、肺气不固则汗出畏寒易感。

(三)脾气不足

肺虚日久,"子盗母气",或恣食厚味生冷,损伤脾气,甚或损伤脾阳,脾失健运,水谷无以化生精微,聚湿而生痰饮,痰饮上渍于肺,壅塞气机,肺失宣肃,而致咳嗽痰多气喘,脾脏虚弱则纳呆便溏,气短乏力。

(四)肾气虚衰

肺主呼气,肾主纳气,一呼一吸维持气机的升降出入。肺病日久,累及于肾,肾不纳气,气失归藏,则肺气上逆而表现为咳嗽喘促,动则益甚。

二、病机

慢性支气管炎常起病于感冒或急性支气管炎之后,迁延不愈而反复发作。气管和支气管与肺相连,形成功能相依、病理相传的整体;又因其病程长达几年或数十年,并经常反复发作,势必累及与肺同病,故中医学病因病机分析不只限于气管、支气管的病理变化,而是着眼于肺。

慢性支气管炎的发病多因外邪袭肺,咳嗽、咳痰久治不愈,损伤气管与肺脏,以致形成邪减脏虚之候,或素体脏虚,免疫功能低下,而后外邪侵袭,形成脏虚邪实之象。无论肺气虚弱还是肺气壅滞,皆可导致"血瘀"及痰浊凝滞,痰瘀互结是必然的病理结果。因此,慢性支气管炎病机是脏虚为本,关键为肺、脾、肾三脏气虚,免疫功能低下。脾主运化,水液得以代谢与输布。脾虚失运,聚湿为痰,日久痰瘀互结于肺。肺主气,司呼吸,主肃降,通调水道,主宣发,外合皮毛,助心以行血。肺气虚,则出现呼吸不利,机体的免疫功能低下,水液代谢障碍,血液运行受阻,必致邪侵,痰瘀互结于肺,而致咳喘,故有"诸气愤郁,皆属于肺"之说。肾藏精,为生命之本,元气之根,主纳气,以助肺之呼吸,肾虚气化不利,纳气功能失常,必致呼吸不利,咳喘日久难愈。因此慢性支气管炎反复发作和老年人患病居多,据此确认临床所见肺气壅滞之证无非是邪气盛,痰瘀不化而已,脏虚为病本,寒、热、痰、湿、血之瘀积为病标,标本之间互为因果,故治须标本兼顾。

根据"气为血帅,血为气母,气行则血行,气滞则血瘀"的气血相关理论,慢性支气管炎临床治疗应从微观病理变化着眼,遵循气血同治原则,在宣肺止咳平喘中还须寓以补气活血化瘀之法,强本祛邪并施,且贯穿于本病治疗之始终。

总之,本病早期多由新感失治或迁延,邪恋伤肺,使肺脏虚弱,肺气不得宣肃,故长期咳嗽、咳痰。反复迁延不愈日久易累及脾肾。病情多表现为虚实夹杂、本虚标实之证。正虚早期多以肺气虚为主。日久才可伴有脾脏虚弱,肾气虚衰。逐渐演变为肺胀、喘脱等疾病。

第三节 发病机制

一、炎症反应

(一)炎症因子及代谢

多种细胞因子广泛参与炎症的发生发展,除了白细胞介素(interleukin,IL)-6、IL-8、肿瘤坏死因子(tumor necrosis factor,TNF)-α 等常见炎症因子,更多的因子已被证实参与炎症过程。$CD4^+$ T 淋巴细胞活化后可产生 IL-17,后者刺激支气管上皮细胞释放 IL-8 募集中性粒细胞,参与炎症反应。慢性支气管炎吸烟者支气管腺体中碱性成纤维细胞生长因子(basic fibroblast growth factor,bFGF)表达增加,其在促黏液高分泌、调控肺部炎症和气道重塑等方面可能具有重要作用。三叶因子家族肽类作为运动因子,可与表皮生长因子(epidermal growth factor,EGF)协同作用参与呼吸道疾病状态下损伤黏膜的修复、黏蛋白及黏液分泌的调控等。

活化巨噬细胞(activated macrophage,AM)分泌 TNF-α 后,后者可上调气道上皮细胞内的单核细胞趋化蛋白-1(monocyte chemoattractant protein, MCP-1),升高的 MCP-1 又可正反馈性地促进 AM 在气道内聚集并发生呼吸爆发,从而加强局部炎症,这提示各因子之间可能存在炎症级联放大效应;肺泡灌洗液中 AM 数量与血清中 MCP-1 和 TNF-α 并不存在相关性,说明气道炎症可能仅和局部炎症因子作用相关。

嗜酸性粒细胞和 T 淋巴细胞是慢性支气管炎急性发作时气道常见细胞,慢性支气管炎急性发作时气道固有黏膜中嗜酸性粒细胞趋化因子及其受体表达增加,可募集嗜酸性粒细胞和 T 淋巴细胞至气道发挥作用。其他参与慢性支气管炎炎症过程的因子还包括巨噬细胞炎症蛋白-1α、基质金属蛋白酶-9 等。

肺泡表面活性蛋白(surfactant protein,SP)-A、SP-B、SP-C、SP-D 是天然宿主免疫保护蛋白胶原凝集素家族的成员,SP-A 和 SP-D 可通过调控多种细胞旁路促进微生物凝集及影响免疫细胞的功能,这些旁路包括 Toll 样受体信号通路、吞噬作用及核因子 κB(nuclear factor-κB,NF-κB)信号通路。SP-A 自交联形成能力可能是体内重要的炎症评估指标之一,慢性支气管炎患者肺泡灌洗液 SP-A 自交联能力降低,可能是疾病迁延不愈的原因之一。SP-D 被氧化后其黏附细菌的能力下降,可使肺部免疫功能受损。而在中性粒细胞性炎症的肺泡灌洗液中 SP-B、SP-C 水平并未下调,说明两者可能并不参与气道炎症的病理发生。

瘦素可调控固有免疫和获得性免疫过程,作为一种促炎因子直接或间接参与炎症及自身免疫的发生,营养不良者血清瘦素降低可致免疫缺陷、易于感染。瘦素、瘦素受体(leptin receptor,Lepr)及其他细胞因子相互作用影响炎症进程,其中心性机制仍待阐明。尽管*Lepr* 基因突变(Gln223Arg 位点)致使 Lepr 不能有效地结合瘦素发挥促炎作用;但研究发现,与健康对照组相比,慢性支气管炎组*Lepr* 基因突变率增高,而血清瘦素水平在两组之间并无明显差异,说明慢性支气管炎患者*Lepr* 基因 Gln223Arg 位点突变加重炎症进程的原因,可能是通过直接影响瘦素生物学效应实现的。

多项研究表明,慢性炎症与红细胞黏度增加有关,慢性支气管炎患者存在外周血红细胞干重、胞内硫醇、膜脂蛋白等水平下降,异常蛋白沉积、脂膜谱改变、膜脂质双层黏度增加等结构代谢性紊乱,这些紊乱可影响红细胞本身的功能特性,致使局部微循环及组织氧合异常,进一步加重原有炎症。多聚不饱和脂肪酸不仅是细胞膜组成成分,亦是花生酸类代谢反应的底物,研究表明,慢性炎症性肺疾病患者红细胞膜饱和脂肪酸增加,不饱和脂肪酸降低,提示慢性呼吸性疾病的炎症进展,与红细胞膜表面脂肪酸代谢紊乱及抗/促炎性花生四烯酸类前体比率失调有关。另外,神经酰胺、二氢神经酰胺等鞘脂类,亦参与氧化应激、细胞凋亡及气道炎症,其作用与阻断血管内皮细胞生长因子信号通路有关。

(二)重要炎症介质及通路

1.前列腺素 E_2 炎症机制

免疫炎症细胞、血管平滑肌细胞、血管内皮细胞等均可合成前列腺素(prostaglandin,PG)E_2。在炎症反应过程中,血管平滑肌细胞及巨噬细胞等表达炎症介质(包括 IL-1β、TNF-α 等),后者可激活环氧化酶(cyclooxygenase,COX)-2、*mPGES-1* 基因表达及核转录因子 NF-κB 旁路,间接上调 PGE_2 的表达。一氧化氮(nitric oxide,NO)也可作用于 COX 而上调 PGE_2。上调的 PGE_2 可介导炎症细胞的迁移、凋亡、增生、血管通透、血管张力及下游细胞因子的产生,参与炎症发生发展。蛋白酶激活受体(protease activated receptors,PAR)活化后可诱导 PGE_2 的产生,后者可负反馈抑制 PAR1 表达及 PAR2 信号转导通路,调控炎症反应。

2.激肽系统

激肽是重要的炎症介质，由激肽原酶分解激肽原形成，激肽释放酶-激肽系统与舒张血管、介导炎症及调节氧化应激等有关。激肽通过介导 NO 和 PG 类的产生来抑制氧化应激。在气道炎性反应中，激肽可刺激腺体分泌、增加血管通透性、支气管收缩、刺激感觉神经增加鼻部症状等，加重疾病症状和体征。气道高反应性（airway hyper responsiveness，AHR）可能与激肽受体上调有关。吸烟、病原微生物感染等都是 AHR 常见的环境高危因素，环境因子刺激促炎因子如 TNF-α、IL 等，活化细胞内丝裂原蛋白激酶（mitogen-activated protein kinases，MAPK）和 NF-κB 依赖的炎症通路，从而上调激肽受体介导 AHR 的发生。

3.晚期糖基化终末产物受体系统

晚期糖基化终末产物受体（receptor for advanced glycation end product，RAGE）系统可能是慢性呼吸性疾病的一种新型促炎旁路。RAGE 是细胞表面受体免疫球蛋白超家族中的成员之一，能够识别病源性和宿主源性配体，从而启动对组织损伤、感染及炎症的免疫应答。RAGE 信号通路中，RAGE 结合不同的配体，能够激活下游不同的信号分子，从而介导多种信号通路的激活，包括 Ras、Ras-ERK1/2、p38-MAPK 等，最终激活一系列的转录因子包括 NF-κB、AP-1、STAT 等，调控细胞功能状态。近期研究发现*RAGE* 基因多形性与气道阻塞相关，除此之外，动物和临床试验研究亦发现在慢性气道疾病中，RAGE 及其配体表达增加，而可溶性 RAGE（内源性 RAGE 信号通路抑制剂）表达降低。现认为，慢性气道疾病中性粒细胞性炎症与可溶性 RAGE 减少有关，活化的中性粒细胞分泌的蛋白酶能够降解可溶性 RAGE，导致中性粒细胞募集、活化抑制减少，最终引起炎症持续。

4.MAPK 通路

MAPK 是细胞内一类高度保守的丝氨酸/苏氨酸蛋白激酶，现已发现并行的多条 MAPK 通路，包括细胞外信号调控激酶（extracellular regulated protein kinase，ERK）通路、p38MAPK 及 c-Jun 氨基末端激酶通路等，参与细胞内多种生物学反应包括细胞转化、凋亡、应激调控等。来源于巨噬细胞的 COX-2、PGE_2、转化生长因子（transforming growth factor，TGF）-β 在炎症发生、发展方面具有重要作用；研究表明，上述 3 种炎症相关物质可能由不同 MAPK 介导，其中 COX-2 的表达和 PGE_2 的合成可能是 ERK 和 p38-MAPK 作用，TGF-β 的表达则可能是 ERK MAPK 的作用。

5.PAR 通路

PAR 属于 G 蛋白偶联受体家族成员，其氨基末端可被蛋白酶(如胰蛋白酶、组织激肽释放酶等)裂解，裂解后形成的新氨基末端可结合、激活自身受体。PAR-2 是该家族成员之一，其能通过多种途径介导细胞内信号转导通路，包括 ERK1/2 及 NF-κB 介导的基因转录等，参与多种细胞反应。激活的 PAR-2 可激活气道上皮细胞释放 IL-6、IL-8、MCP-1 等多种炎症因子，募集中性粒细胞、嗜酸性粒细胞及巨噬细胞等，参与气道炎症反应。

二、炎症反应相关重要机制

(一)氧化应激

氧化应激是炎症过程的中心环节，功能性地参与了慢性支气管炎的发生发展。肺部氧化应激事件主要原因是主动和被动吸烟。吸烟激活的肺部中性粒细胞和巨噬细胞，同时分泌蛋白酶和抗蛋白酶类物质，蛋白酶-抗蛋白酶失衡可导致肺部炎症病变。研究发现血清半胱氨酸蛋白酶抑制剂升高与肺气肿相关，而该物质升高可能为肺部炎症反应的继发事件。吸烟相关的慢性支气管炎患者肺泡灌洗液中超氧阴离子(O_2^-)产生增加，这与肺泡灌洗液中性粒细胞增加相关，而增加的 O_2^- 与肺功能损害之间是否具有相关性颇具争议。

氧化应激损害抗蛋白酶的结构及功能，导致蛋白酶-抗蛋白酶系统失衡，因此，相关的蛋白质组学可以用来筛选慢性支气管炎的生物标志物和揭示疾病的特异机制。研究发现慢性支气管炎犬模型肺泡灌洗液内有 9 种蛋白表达增加，包括 β-肌动蛋白、补体 C_3、α_1-抗胰蛋白酶、载脂蛋白-A1、结合珠蛋白、转酮醇酶，另外一种蛋白溶菌酶 C 则降低。有学者研究发现，作为慢性阻塞性肺疾病的生物标志物，载脂蛋白-A1 仅位于气道及内皮表面，而脂钙蛋白 1 主要出现在支气管上皮细胞核周，两种物质均与固有免疫有关，两者在慢性阻塞性肺疾病的减少提示了可能的固有免疫缺陷，可能为慢性阻塞性肺疾病急性加重的原因之一。

吸烟作为慢性支气管炎常见病因，常规的观念认为戒烟可以减少炎症并阻止炎症发展。但有研究显示，戒烟并不能阻止气道炎症的发展，戒烟后气道内氧化物和蛋白酶仍呈现持续高水平状态，其机制可能与氧化应激所致的转录因子激活、染色质重组有关。

(二)黏液高分泌

慢性支气管炎患者气管支气管杯状细胞增生、黏液腺增大，炎性刺激引起黏液化生，导致黏液高分泌，最终引起气道狭窄、阻塞，纤毛清除率和呼气峰流速降低，是慢性支气管炎的病理机制之一。正常痰液主要由黏蛋白组成，黏蛋白分为分泌性黏蛋白和膜相关黏蛋白，后者是细胞膜表面病原受体，可启动细胞内信号通路，发挥固有免疫作用。黏蛋白组成成分聚乳糖胺链末端唾液酸 Lewis 的表达与气道炎症及感染有关。人体气道凝胶样黏蛋白主要为 MUC5AC 和 MUC5B，一般在健康者中很难检测到，炎症时两者或其中之一会增加，不同疾病有一定差异。慢性阻塞性肺疾病患者痰液中 MUC5AC 和 MUC5B 均有异常高表达，但以 MUC5B 为主。研究表明，巨噬细胞可诱导支气管上皮细胞 MUC5B 的表达，抑制黏蛋白 MUC5AC，参与杯状细胞增生；且也有研究发现，慢性支气管炎犬支气管刷检标本中 MUC5AC 样黏蛋白基因 mRNA 的表达显著增加，提示其在疾病发展中的重要作用。

血管活性肠肽(vasoactive intestinal peptide，VIP)是肺部非肾上腺非胆碱抑制性递质，研究表明慢性支气管炎支气管腺体中 VIP 阳性的神经致密度明显增高，并与吸烟史呈正相关。1 型和 2 型 VIP 受体在慢性支气管炎患者支气管上皮、腺体及血管中表达亦增加。促炎因子速激肽类也可介导黏液分泌，除了感觉神经依赖性分泌机制外，炎症细胞来源的速激肽可刺激受体引起腺体分泌。

15-脂氧合酶同工酶(15-lipoxygenase，15-LO)是被高度调控的脂质过氧化物酶类，能够催化花生四烯酸类物质的氧化过程，参与抗炎、促炎及调控黏液高分泌。慢性支气管炎患者 15-LO 表达增加，15-LO mRNA 表达阳性细胞数与 IL-4 mRNA 阳性细胞数呈正相关，而后者又与气道炎症程度成正比，这为进一步探索气道炎症及黏液高分泌的发展机制提供了线索。

(三)气道表面脱水

囊性纤维化跨膜调控因子(cystic fibrosis transmembrane conductance regulator，CFTR)基因编码环磷酸腺苷依赖的氯离子(Cl^-)通道和气道上皮钠离子通道(epithelial sodium ion channel，ENaC)蛋白，该基因突变可导致上皮 Cl^- 分泌减少及气道钠离子(Na^+)吸收增加。有学者建立了气道特异性 ENaC 小鼠模型，发现气道 Na^+ 吸收增加可引起气道表面液体容量减少，黏液浓度增加，痰液转运及黏附延迟，引起严重的自发性肺疾病。气道表面脱水足以引起持续的中性粒细胞性气道炎症和慢性黏液阻塞，并引起短暂的嗜酸性粒细胞性气道炎症和肺气肿。香烟烟雾可抑制*CFTR* 基因表达、蛋白及其功能，介导 CFTR 蛋白内化，引起获得性的 CFTR 蛋白缺乏，可能为慢性支气管炎的发病机制之一，气道再水化有望成为治疗慢性支气管炎方法之一。

(四)气道重塑

慢性支气管炎患者气道形态学改变是炎症过程的结果,主要是支气管壁的单核细胞浸润及气道腔内中性粒细胞的作用。气道重塑主要临床表现是气流阻塞。研究表明表皮及黏膜下区不同炎症细胞种类及密度与第一秒用力呼气量占用力肺活量百分率密切相关。$CD8^{+}$淋巴细胞数量及$CD8^{+}/CD4^{+}$细胞比率增加,也与肺功能的下降有关。已证实与气流阻塞相关的因素包括血清嗜酸性粒细胞阳离子蛋白、髓过氧化物酶、组织IL-9、干扰素-γ诱导蛋白-10、MCP-1、IL-8浓度和中性粒细胞数量、*RAGE*基因多态性等。

气道重塑的重要组成部分是平滑肌增生、血管生成。可致血管生成的细胞因子包括血管内皮生长因子、bFGF、EGF、胰岛素样生长因子、血小板源生长因子、金属蛋白酶、TNF-α、IL-8、CXC趋化因子、细胞外基质蛋白、NO等,主要是由中性粒细胞、巨噬细胞、支气管或肺泡上皮、支气管平滑肌细胞等细胞分泌,活化血管内皮细胞并使其增生,增加血管通透性及诱导血管生成,改变微循环,参与气道慢性炎症。吸烟诱导TGF-β1表达增加,也与慢性支气管炎气道重塑有关。

PEG_2受体的激活可以刺激腺苷酸环化酶活化,并上调细胞内环磷酸腺苷,后者上调可以关闭肺内肥大细胞钾离子通道,减弱肥大细胞的迁移和趋化,减少相关炎症因子释放所引起的平滑肌增生及其他炎性反应。研究发现,非哮喘性嗜酸性粒细胞性支气管炎患者支气管活体组织检查标本及诱导痰上清液中,PGE_2水平升高,与此同时标本中PEG_2受体即EP-2、EP-4受体亦上升,提示PGE_2抗平滑肌细胞增生活性是通过激活EP-2和EP-4受体实现的。

内皮素(endothelins,ET)是已知的最强支气管和血管收缩物质,在气管血管重塑方面也有重要作用。肺血管内皮细胞、气管、支气管上皮细胞、肺泡上皮细胞及神经内分泌细胞均可分泌ET。现研究较为充分的ET家族包括ET-1、ET-2、ET-3,其中最重要的为ET-1;ET发挥功用主要是通过2类受体即ET-A、ET-B实现,该受体广泛分布于全身器官组织,肺部是ET代谢和清除的首要器官。AM是肺内ET主要来源之一,有研究表明AM培养上清液ET浓度、诱导痰ET浓度与第一秒用力呼气量与预计值百分比呈负相关。提示AM源性ET可能参与了慢性支气管炎、慢性阻塞性肺疾病阻塞性通气功能障碍的病理进展过程。

慢性支气管炎发病机制复杂多样,参与的细胞与炎症因子关系错综复杂,炎症调控机制已深入基因层面。未来的研究重点可能在于阐明各参与因素之间的关系，包括炎症通路之间的联系与区别，阻断慢性炎症正性调控回路并实现从基础研究向临床实践的转化。炎症反应机制涉及炎症因子多样，氧化应激、黏液高分泌、气道表面脱水及气道重塑等均是慢性支气管炎重要病理生理机制，环环相扣，相互影响，这些研究的发展都为研究相关药物提供了更好的可能。

第四节　诊断与鉴别诊断

一、诊断

(一)诊断要点

慢性支气管炎临床上以咳嗽、咳痰为主症，或伴有喘息，每年发病达 3 个月，并连续 2 年或以上。排除肺结核、尘肺病、肺脓肿、支气管哮喘、支气管扩张症、心脏病、心功能不全、慢性鼻咽疾病等具有咳嗽、咳痰、喘息症状的其他疾病。如每年发病不足 3 个月，但有明确的客观检查依据（如 X 线检查、肺功能检查等）支持，亦可诊断。

(二)临床表现

慢性支气管炎的主要临床表现为咳嗽、咳痰、喘鸣及反复呼吸道感染。

1.咳嗽

长期、反复、逐渐加重的咳嗽是本病的突出表现。开始时仅在冬春季节变化剧烈或接触有害气体后发病，夏季或停止接触后咳嗽减轻或消失。病情缓慢发展后，可表现为一年四季均咳，冬春加剧。一般晨间咳嗽较重，白天较轻，临睡前有阵咳或排痰，黏痰咳出后即感胸部舒畅，咳嗽减轻。分泌物积聚、吸入刺激性气体均可诱发咳嗽。

2.咳痰

一般痰呈白色黏液或浆液泡沫状，合并感染时，痰液转为黏液脓性或黄色脓痰，且咳嗽加重，痰量随之明显增多，偶带血。常以晨起排痰较多，晚期患者支气管黏膜腺体萎缩，咳痰量可以减少，且黏稠不易咳出，给患者带来很大痛苦。

3.喘鸣或气短

部分患者支气管痉挛，可引起喘鸣，常伴哮鸣音，可因吸入刺激性气体而诱发。早期常无气短。反复发作,并发慢性阻塞性肺疾病时,可伴有轻重不等的气短。

4.反复感染

寒冷季节或气温骤变时,容易发生反复的呼吸道感染。此时患者气喘加重,痰量明显增多且呈脓性,伴有全身乏力,畏寒发热等。肺部出现湿啰音,查血白细胞计数增加等。反复的呼吸道感染尤其易使老年患者固有疾病的病情恶化,必须予以充分重视。

本病早期多无特殊体征,急性发作期多数患者在背部和肺底部可以听到少许湿性或干性啰音。有时在咳嗽或咳痰后可暂时消失。慢性喘息性支气管炎发作时,可听到广泛的哮鸣音,喘息缓解后则消失。长期反复发作的病例可发现有肺气肿的征象。

(三)辅助检查

1.X 线检查

X 线检查早期可无异常。病变反复发作,引起支气管管壁增厚,细支气管或肺泡间质炎症细胞浸润或纤维化,可见两肺纹理增粗、紊乱,呈网状或条索状、斑点状阴影,或出现双轨影和袖套征,以下肺野较明显。

2.肺功能检查

肺功能检查早期常无异常。如有小气道阻塞时,最大呼气流速-容积曲线在75%和 50%肺容量时,流量明显降低,它比第一秒用力呼气容积更为敏感;闭合容积可增加。发展到气道狭窄或有阻塞时,就有阻塞性通气功能障碍的肺功能表现,如第一秒用力呼气量占用力肺活量的比值减少(<70%),最大通气量减少(<预计值的 80%);流速-容量曲线降低更为明显。

3.血液检查

慢性支气管炎急性发作期或并发肺部感染时,可见白细胞计数及中性粒细胞计数增多。喘息型者嗜酸性粒细胞计数可增多。缓解期多无变化。血清降钙素原在慢性支气管炎急性发作期呈阳性,可以作为慢性支气管炎急性发作期的特异性监测指标。

4.痰液检查

痰涂片可见革兰阳性菌和革兰阴性菌,痰培养可见肺炎链球菌、流感嗜血杆菌、甲型链球菌及奈瑟球菌等。近年来革兰阴性菌感染有明显增多趋势,特别是多见于院内感染的老年患者。涂片中可见大量中性粒细胞、已破坏的杯状细胞,喘息型者常见较多的嗜酸性粒细胞。

二、鉴别诊断

(一)肺结核

肺结核主要症状为发热、盗汗、乏力、消瘦、咳嗽、咳痰、咯血,痰液可找到结核分枝杆菌及胸部 X 线检查可以鉴别。

(二)支气管扩张症

支气管扩张症有慢性咳嗽、咳脓性痰、反复发作的特点,若反复咯血,可从少量血痰到大咯血,X 线胸部造影可明显诊断。

(三)支气管哮喘

支气管哮喘以发作性气喘为特征,年轻人多见,常有家庭或个人过敏史。喘息性气管炎和支气管哮喘同样可有气喘和哮鸣音,但慢性支气管炎多见于中老年,咳嗽咳痰明显,咳嗽常发生于气喘之前。

(四)肺癌

肺癌为肺系恶性肿瘤,有咳痰多、痰中带血、胸痛等症状,多为 40 岁以上吸烟者。近期咳嗽性质有改变,常痰中带血,或反复因一个部位的阻塞性肺炎,经抗菌药治疗未能完全消退者,需进一步做相关检查。

第五节 治　　疗

一、一般措施

(1)做好环境保护,避免烟雾、粉尘和刺激性气体对呼吸道的影响,以免诱发慢性支气管炎。

(2)在气候变冷的季节,患者要注意保暖,避免受凉,因为寒冷一方面可降低支气管的防御功能,另一方面可反射的引起支气管平滑肌收缩、黏膜血液循环障碍和分泌物排出受阻,可发生继发性感染。

(3)加强锻炼,慢性支气管炎患者在缓解期要做适当的体育锻炼,以提高体能和心、肺的贮备能力。尤其是呼吸操、太极拳、八段锦、床上八段锦的锻炼很重要。

(4)预防感冒,加强个人卫生,注意个人保护,预防感冒发生,有条件者可做耐寒锻炼以预防感冒。

(5)增加营养,摄取丰富的蛋白质和维生素,对慢性支气管炎的患者非常重要。尤其含有大量免疫球蛋白的牛初乳、大豆制品、新鲜果蔬,都是增加营养、增强免疫力的主要食材。

二、中医治疗

(一)急性发作期

中医学理论认为,本病的发生,主要是六淫之邪侵袭卫表,侵犯于肺,久居肺系,肺失宣降,日久累及脾肾所致。根据"急则治其标,缓则治其本"原则,急性发作期主要以"祛邪化痰,止咳平喘"为主,辅以温化之法。

1.辨证论治

(1)痰湿蕴肺。①主症:咳嗽日久,咳声重浊,鼻涕倒流,自汗出略畏寒,痰白灰色或淡黄,喘息痰鸣,痰多居胸,或痰黄脓,或咽略干,或畏寒甚,舌体偏胖,质淡略黯,舌苔白滑,脉滑或沉。②治法:宣肺祛湿,化痰止咳。③方药:辛夷、白芷、紫苏子、杏仁、桂枝、白芍、法半夏、甘草各 10 g,细辛 5 g、五味子 5 g、黄芩 20 g、鱼腥草 30 g。诸药合用,共奏宣肺祛湿、化痰止咳之功。痰黄脓者加金荞麦、金银花各 10 g;咽略干者加射干、木蝴蝶各 10 g,畏寒甚者加干姜 5 g。

(2)湿热郁肺。①主症:咳嗽气逆,喘促气短,时有胸闷痛,咳声重浊,痰黏难咳,痰居胸中,或痰稠黄绿,或发热,或咽痛,或口干苦、便干,舌质略红,舌苔薄黄或略黄腻,脉滑略数。②治法:清热祛湿,宣肺化痰。③方药:辛夷、紫苏叶、法半夏、杏仁、紫苏子、枳壳、五味子、柴胡、白芍、三七(冲服)、甘草各 10 g、瓜蒌皮 20 g、鱼腥草、金荞麦各 30 g,黄芩 15 g。全方功可清热祛湿,宣肺化痰。痰稠黄绿者加败酱草、浙贝母各 10 g;发热者柴胡加至 20 g;咽痛者加射干 10 g;口干苦、便干者加桑白皮 10 g。

(3)风热犯肺。①主症:发热畏寒,头痛咽干,咳声重浊,咳痰黄黏,痰居胸中,胸闷不适,或咽痛,或便干,舌边尖红,苔黄,脉浮数。②治法:清热利咽,化痰止咳。③方药:炙麻黄、杏仁、法半夏、橘红、茯苓、瓜蒌皮、浙贝母、木蝴蝶、金荞麦、生石膏、甘草各 10 g。全方功可清热利咽,宣肺化痰。咽痛者加射干 10 g,便干者去瓜蒌皮,加瓜蒌仁 30 g,大便稀薄者加葛根 30 g,痰中带血者加仙鹤草 30 g,高热不退者加柴胡、黄芩各 10 g。

以上方药,每天 1 剂,分 2 次温服。重者每天可服 3 次。

2.特色专方

(1)治咳嗽方:百部 15 g,远志 12 g,前胡 9 g,桔梗、川贝母、杏仁、五味子、海浮石(后下)、甘草各 10 g。水煎服,每天 1 剂,早晚各服 1 次。本方功用宣肺化痰止咳;适合慢性支气管炎急性发作期,即感染期使用。

(2)麻杏射胆汤:净麻黄、枳实各 5 g,大杏仁 10 g,制胆南星、嫩射干、紫苏子、炒僵蚕、制半夏各 9 g,净蝉蜕、广陈皮、玉桔梗、生甘草各 4.5 g,鹅管石 12 g。水煎分 2 次顿服。如小儿可分 3、4 次服,当天服完。本方为治慢性支气管炎名方;功用宣肺化痰,降气定喘。以射干麻黄汤、导痰汤加减而成,为治疗急性支气管炎、慢性喘息性气管炎伴有肺气肿的有效方剂。若有口渴烦躁、痰黏、舌红苔黄者,可去半夏、陈皮,加石膏 30 g,知母、贝母各 12 g;如形寒肢冷无汗,淡白呈泡沫状者,舌苔白滑,可去蝉蜕、僵蚕、桔梗,加桂枝 4.5 g,细辛 3 g,干姜 2.4 g;如咽红乳蛾肿痛、痰稠、舌红脉数者,去半夏、陈皮,加金银花、连翘各 9 g,炒牛蒡子 12 g,生麻黄改用炙麻黄 5 g;如溲黄便秘舌红者,可去桔梗、甘草,加黄芩 9 g,桑白皮 12 g,生麻黄改用蜜炙麻黄 5 g,制半夏改用竹沥半夏 9 g,广陈皮改用广橘络 5 g;如咳喘气逆,腹胀胁痛者,去桔梗、甘草,加莱菔子、白芥子各 9 g;如脘腹痞胀,口黏,食欲缺乏,苔白腻者,去蝉蜕、僵蚕,加厚朴 4.5 g,焦六神曲 12 g;如头痛头胀,鼻塞多涕者,可去半夏,陈皮用 9 g,加苍耳子 9 g。

(3)牛蒡汤:炙牛蒡子、白前、紫菀、杭白芍、桑白皮、知母、贝母各 9 g,杏仁 12 g,射干、远志肉各 4.5 g,甘草 3 g,枇杷叶 3 片(去毛,包)。水煎服,每天 1 剂。本方为治嗽名方,功用化痰宣肺止咳。适用于风热犯肺,肺气失宣之急性支气管炎。祛风用牛蒡子,清热用射干、知母,祛痰镇咳用白前、紫菀、桔梗、贝母、杏仁、桑皮、枇杷叶。对风寒袭肺、肺失宣肃之急性支气管炎(痰白而黏),拟麻芥汤:生麻黄 12 g,山慈菇片(研末分 2 次调入)、炙款冬花、炙紫菀、紫苏子、白芥子各 9 g,桔梗、白前、橘皮各 6 g,苍术、射干各 3 g,以燥湿豁痰、散寒止咳。若证属痰热蕴肺,肺气失宣,发于冬季干咳者,拟五麻汤:生麻黄 6 g、车前子、杏仁泥、白前、天竺子、旋覆花(包)、百部、桑白皮各 9 g,五味子 4.5 g 以宣肺止咳。

(4)地龙汤:炙麻黄、五味子、旋覆花、百部、款冬花、广地龙、北沙参各 9 g,鼠曲草 15 g,川贝 6 g,竹沥 30 g(冲)。水煎服,每天服 1 剂。本方功用宣肺降气,止咳平喘;适用于肺阴不足、痰热内恋之支气管炎。故以炙麻黄、旋覆花、款冬花宣肺降气;地龙、川贝、百部止咳平喘;沙参益肺生津;竹沥清热化痰。

(5)三冬汤:冬瓜仁、竹茹各 15 g,苏子、前胡、桑白皮、紫菀、天冬、麦冬、天花粉、玄参、杏仁、知母各 9 g,甘草 3 g。水煎服,每天 1 剂。本方功用滋阴润肺,降气平喘;适用于阴虚燥热、痰气上逆之支气管炎。方以天冬、麦冬、天花粉、玄参滋肺养阴;杏仁、前胡、桑皮、苏子宣肺降气;冬瓜仁、竹茹清热化痰;紫菀止咳平喘;知母清热。

(6)麻杏汤:炙麻黄 2.5 g,清炙枇杷叶(包)、苏子、百部、杏仁各 9 g,生甘草 4.5 g,海蛤壳、炙紫菀各 12 g,炙白前、炙款冬花各 6 g。水煎服,每天 1 剂。本方功用散寒宣肺,顺气化痰;适用于肺燥感寒、气失清肃之支气管炎。常用麻黄、杏仁、甘草、前胡、白前、百部、紫菀为基础方,然后加减运用。痰热者加黄芩、厚朴;宣肺通窍加苍耳子;理气化痰加半夏、陈皮;或配以地龙、鹅管石、海浮石、海蛤壳等化痰平喘之品。

(7)辛夷散合杏苏散加减方:前胡、法半夏、杏仁、苏子、射干、炙枇杷叶、黄芩、炙紫菀、苍耳子、枳壳各 10 g,薄荷 3 g,辛夷(包)5 g,桔梗、橘红各 6 g。水煎服,每天 1 剂。本方功用疏风宣肺,止咳化痰。患者素有慢性支气管炎,复感外邪,又诱发慢性副鼻窦炎同时发病,辨证为外邪袭肺,肺失清肃,肺气失宣,则现清窍不利之症。此方用辛夷散、杏苏散加减,紫菀、半夏、陈皮、前胡、杏仁、苏子以宣肺降逆止咳,杏仁、桔梗、枳壳一升一降,宣降肺气,下气止咳排痰。射干、黄芩、橘红、枇杷叶用以肃肺利咽喉,咳嗽顿除,鼻塞亦获愈。

(8)加减止咳汤:苏叶、麦冬、天竺子各 5～10 g,生姜 2 片,半夏 10～15 g,杏仁 10～20 g,乌梅 10～30 g,甘草 3～5 g。本方不必久煎,可每天 3、4 顿服。功用化痰止咳;适用于各类咳嗽,包括风寒、风热之咳嗽以及阴虚劳伤的干咳。是加减沈金鳌"一服煎"而制成,方以紫苏叶祛外感之寒邪,如无寒证,则可去紫苏叶而代以紫苏梗,取其与半夏之类相合,宽中化痰兼能止呕。以咳甚多吐者生姜配紫苏叶,发散寒邪,兼能化痰止呕。如寒邪颇甚或可去生姜,加以干姜;亦可生姜、干姜同用。以干姜温化寒饮;半夏化痰,兼去湿邪;麦冬稍减半夏、生姜之燥性,兼能养胃益阴,以土生金;天竺子、杏仁止咳化痰,天竺子具有较强的镇咳作用;乌梅酸敛而止咳。运用本方时,如是外感寒邪,可以用紫苏叶、生姜;如为寒饮,可去生姜,而代以干姜,亦可再加入细辛;如外感温邪,则去紫苏叶,或代以紫苏梗,去生姜,加入金银花;如为内伤而咳,以紫苏梗代紫苏叶,重用乌梅、天竺子。

3.中药成药

(1)消咳喘糖浆:止咳,祛痰,平喘。用于寒痰阻肺所致的咳嗽气喘、咳痰色白;慢性支气管炎等上述症候者。口服,1 次 10 mL,1 天 3 次,小儿酌减。

(2)炎立消胶囊:主要成分丁香叶。清热解毒、消炎。用于属于热证的细菌性痢疾、急性扁桃体炎、急性支气管炎、慢性支气管炎、急性肠胃炎、急性乳腺炎等感染性疾病。口服,1 次 2～3 粒,1 天 3～4 次。

(3)杏仁止咳糖浆:由杏仁水、百部流浸膏、远志流浸膏、陈皮流浸膏、桔梗流浸膏、甘草流浸膏、蔗糖组成。口服,一次 15 mL,1 天 3～4 次。化痰止咳。用于痰浊阻肺、咳嗽痰多,急性支气管炎、慢性支气管炎见上述证候者。

(4)牛黄蛇胆川贝液:由人工牛黄、蛇胆汁、川贝母等药组成。口服,1 次 10 mL,1 天 3 次,小儿酌减。清热、化痰、止咳。用于热痰、燥痰咳嗽,症见咳嗽、痰黄或干咳、咳痰不爽。恶寒发热者忌服。

(5)止咳祛痰颗粒:由桔梗、百部、苦杏仁、盐酸麻黄碱组成。润肺祛痰、止咳定喘。用于伤风咳嗽、气喘。温开水冲服,1 次 10 g,1 天 3 次。

(6)止咳橘红丸:由化橘红、陈皮、法半夏、茯苓、甘草、紫苏子(炒)、苦杏仁(去皮炒)、紫菀、款冬花、麦冬、瓜蒌皮、知母、桔梗、地黄、石膏组成。清肺润燥、止嗽化痰。用于肺热燥咳、痰多气促、口苦咽干。口服,1 次 2 丸,1 天 2 次。

4.针灸疗法

针灸疗法以手太阴肺经腧穴和肺的俞、募穴为主。实证宜取肺俞、中府、列缺、太渊等;虚证宜取脾俞、肾俞、复溜、命门等。随证取穴:痰湿加足三里、丰隆化痰止咳;痰热加内关、少商、商阳。咳嗽病变在肺,按俞募配穴法取肺俞、中府调理肺脏气机、宣肺化痰;列缺为手太阴络穴,配肺俞可宣通肺气;太渊为肺经原穴,配肺俞可宣肺化痰。丰隆是足阳明经之络穴具有健脾化痰、和胃降逆、开窍醒神的作用。内关穴属手厥阴心包经,是该经之络穴与三焦经相通,少商和商阳是临床常用“对穴”,有清降肺胃、解郁开窍之功。

5.鼻腔冲洗疗法

用双黄连冻干粉针 1.8 g 加入 0.9%氯化钠注射液 500 mL,鼻腔冲洗,每天 1 次,30～90 天为 1 个疗程。治疗急、慢性鼻窦炎效佳。主症:鼻涕倒流,痰色白黏,每天 10 口以上,或打呼噜,或张口睡,或口干鼻臭,舌淡红,苔白腻,脉滑。

6.穴位敷贴法(天灸)

天灸疗法是根据《黄帝内经》“春夏养阳”的养生原则及充分体现中医特色的子午流注时间治疗学理论,特取每年夏季初、中、末三伏天,选取特定中药,在特定穴位敷贴,是专门治疗某些疑难疾病的有效治疗方法。

(1)主穴:肺俞、大椎、膈俞、肾俞、膻中、天突、定喘,足三里。

(2)方法:基本沿用清代张璐在《张氏医通》书中所记载的处方,以白芥子、延胡索、甘遂、细辛、生姜、麝香作为基本方。生药粉和生姜汁的比例为 1∶1,可以根据各地气候因素和经验予以适当调整。贴敷时取生药粉用姜汁调成较干稠膏状,药物应在使用的当天制备,或者置冰箱冷藏室备用。先将贴敷部位用75%乙醇或碘伏常规消毒,然后取直径1 cm,高度0.5 cm左右的药膏,将药物贴于穴位上,用5 cm×5 cm(小儿患者可适当减小)的脱敏胶布固定。一般在每年夏季,农历三伏天的初、中、末伏的第一天进行贴敷治疗(如果中伏为20天,间隔10天可加贴1次)。在三伏天期间也可进行贴敷,每两次贴敷之间间隔7～10天。目前,有些单位尚在探索三九天或平时时间进行贴敷,以提高临床疗效。成人每次贴药时间为2～6小时,儿科患者贴药时间为0.5～2.0小时。连续贴敷3年为1个疗程。疗程结束后,患者可以继续进行贴敷,以巩固或提高疗效。

7.耳穴压贴法

(1)主穴:选取肺气管、过敏点、脾、肾、平喘等穴。

(2)方法:在患者单侧耳上取穴,用75%的乙醇消毒后,选用剪成5 mm×5 mm大小的麝香壮骨膏,将王不留行籽逐一黏附压贴在上述穴位处,嘱患者每天按压4～6次,每次10分钟左右,5天后取下,间隔2天后重复上述治疗,每次交替两耳治疗。以1个月为1个疗程。

8.拔罐加穴位注射

(1)主穴:大椎、肺俞、肾俞。

(2)方法:每次取两个穴位,肺俞和肾俞交替使用。患者采用俯卧位,先拔火罐,用闪火法,留罐10～15分钟。取罐后抽取4 mL核酪注射液,每穴2 mL,隔日1次,10次为1个疗程,2个疗程间休息1周。主要用于慢性支气管炎急性发作。

9.穴位冷冻

(1)主穴:中府、膻中、气舍、肺俞、定喘。

(2)方法:每次取2穴(仅用1侧),轮流或据症选用。以电子冷冻增热针灸治疗仪治疗,针柄温度为－10 ℃,留针20分钟,每天1次,1周为1个疗程。本法治疗喘息型支气管炎60例,其止咳显效率为92%,祛痰显效率为77%,定喘显效率为73%。多在治疗2次后见效。但冷冻针灸属近年来新出现的一种穴位刺激法,其确切疗效及适应证还有待进一步观察。

10.自体血穴位注射疗法

(1)主穴:大椎、风门(双)、肺俞(双);配穴:肾俞(双)、脾俞(双)。

(2)方法:用5 mL注射器抽取肘部静脉血4 mL,分别注入上述穴位中,其中大椎0.5 mL、风门0.5～0.8 mL、肺俞0.5～0.8 mL、肾俞0.3 mL、脾俞0.3 mL。

每次主穴必取，配穴可根据脾虚、肾虚的不同选用，病程重者每周 2 次，病情轻者每周 1 次，1 个月为 1 个疗程，共治 2 个疗程。西医学认为慢性支气管炎与机体免疫功能有关，而且自血穴位注射临床中已证明有调整人体免疫功能的作用。

11.刮痧疗法

(1)主穴：大椎、风门、肺俞、身柱、膻中、中府。

(2)放痧穴：肺俞、太冲。

(3)方法：泻法，太冲，肺俞可放痧。先刮颈部大椎，再刮背部风门、肺俞、身柱，然后刮胸部中府、膻中，最后刮足背部太冲。大椎为诸阳经交会穴，可疏泄阳邪而退热；肺俞、中府相配可调补肺气、止咳化痰；风门主上气咳喘；膻中理气化痰、止咳平喘；太冲可泄肝火止咳；身柱配肺俞清热宣肺，治疗咳嗽喘疾。

(二)慢性迁延期和临床缓解期的治疗

慢性迁延期是指患者有不同程度的咳、痰、喘症状，迁延不愈达 1 个月以上者。此期患者外邪大多已去，但内饮、痰浊留恋，阻遏肺气。张仲景云："病痰饮者，当以温药和之"。慢性迁延期多采用祛痰化湿、温肺止咳之法。临床缓解期的慢性支气管炎患者，外邪已去，痰浊大多消失，正气未复，无论其有无临床症状，都仍处于体质虚弱的状态，一般可以补益肺气、健运脾土为主。

1.辨证论治

(1)肺脾气虚，余邪未尽型。①主症：晨起偶咳，偶有鼻涕倒流，痰少易咳，自汗出略畏寒，气短乏力，既往喘鸣，食少咽略干，或偶有鼻血，或皮肤瘙痒，舌体偏胖，舌质淡略黯，舌苔白滑，脉滑或沉。②治法：宣鼻利咽，补益脾肾。③方药：辛夷、白芷、木蝴蝶、炙黄芪、山茱萸、补骨脂、焦山楂、炙甘草各 10 g，鱼腥草 5 g，炒麦芽 15 g。全方功可宣鼻利咽，补益脾肾。偶有鼻血者加仙鹤草 15 g，皮肤瘙痒者加白蒺藜、蝉蜕各 10 g，全蝎 5 g。

(2)肺虚型。①主症：偶咳无痰，畏风形寒，声音低怯，面色发白，易患感冒，或有自汗，或食少倦怠，舌淡，苔薄白，脉弱。②治法：调和营卫。③方药：桂枝汤加减。桂枝、白芍、甘草、大枣各 10 g，生姜 2 片。诸药合用，共奏调和营卫之功。自汗者加黄芪、白术、防风各 10 g；食少倦怠者加党参、炒麦芽各 15 g、鸡内金 10 g。

(3)脾虚型。①主症：气短声低，痰少质稀，色白，自汗，畏风，常易感冒，倦怠无力，食少便溏，或头晕无痰，舌质淡，苔白，脉细弱。②治法：健脾益气，补土生金。③代表方：六君子汤加减。党参、白术各 15 g，茯苓、法半夏、陈皮、甘草各 10 g。诸药合用，功可健脾益气，补土生金。头晕无痰者加补中益气汤。

以上方药，每天1剂，分2次温服。慢性迁延期可以服药至痰湿症状消失。为缓解期益气固表，健脾益肺打下基础。

2.特色专方

(1)宁肺止嗽汤：炙麻黄4～6 g，苦杏仁、姜半夏各10 g，生石膏15～20 g，炙甘草7 g，鱼腥草18～30 g，白芥子、炙紫苏子各12 g，炒葶苈子(包)7～9 g。水煎服，不需久煎，以25分钟为度，1天服2次。本方功用肃肺降气，镇咳祛痰；适用于急慢性支气管炎、肺气肿、肺炎，咳嗽咯吐稀白痰、哮喘、口渴等症。阴虚热咳者，加炙马兜铃、南沙参、北沙参；阳虚寒咳者，加生黄芪、五味子、淡干姜；咯吐白色稀痰者，去石膏，加茯苓、生白术；黄稠痰，加鲜竹沥、瓜蒌皮；喘逆较甚者，加胡颓子叶、牡荆；津伤口渴，加天冬、麦冬、天花粉；卫虚形寒，加淡附片、北细辛；老年性慢性支气管炎哮喘，肾不纳气者，加紫石英、蛤蚧；素有心脑血管疾病及高血压患者，麻黄减量慎用，或易以桂枝亦可。

(2)补气化痰汤：黄芪45～60 g，沙参24 g，桔梗、杏仁、紫菀、甘草各9 g，茯苓10 g，百合、半夏各12 g。水煎服，每天1剂。功用补气平喘，止咳化痰。本方取义于朱丹溪“善治痰者，不治痰而治气。气顺则一身之津液，亦随气而顺矣”。适用于慢性支气管炎、肺气肿、肺肾亏损缠绵不愈者。若咳嗽痰稀，舌苔白滑，加白术12 g，桂枝6 g，橘红9 g。咳嗽痰稠而黄，加苏子、前胡各9 g，蛤粉15 g，川贝母6 g；干咳无痰加枇杷叶12 g，百部9 g；憋轻喘重加枸杞子25 g，补骨脂10 g，五味子9 g，胡桃肉30 g；有时合苓桂术甘汤以化饮，或合都气丸以纳气壮肾使子母均健，从而达到治肺之目的。

(3)加味苇茎汤：炙枇杷叶(包)、桃仁、杏仁各10 g，海浮石、炒薏苡仁、冬瓜仁各12 g，干芦根20 g，石韦15 g。水煎服，每天1剂。本方功用清化痰热，肃肺定喘；适用于慢性支气管炎、喘息性支气管炎等属痰热蕴肺，肺失清肃者。本方为千金苇茎汤加杏仁、枇杷叶、海浮石、石韦而成，更增其清化痰热，肃降肺气之功。杏仁苦平泄降，专主泄降肺气，与枇杷叶相伍刚相得益彰。海浮石乃江海间细沙水沫凝日久结成，中医以为诸石皆沉，唯此石独浮，其色白入肺，性味咸寒，故能清金降火，化老痰。石韦乃治淋浊要药。有学者认为以其配杏仁则清肺化痰，肃肺气之功卓著，临床可以配成药对使用，治疗痰热阻肺的疾病。若因痰热久羁，肺阴损伤者，可加沙参、麦冬等以养其阴；亦可加大剂生芦根，以发挥其清热生津之效。痰热久伏、肺气耗伤，则又宜加生黄芪，一则补其不足之气，二则可托邪外出。

(4)三子贞元饮：苏子、地骷髅各10 g，白芥子9 g，熟地黄、当归各15 g，莱菔子、炙甘草各 12 g。水煎服，每天 1 剂，每天早晚各服 2 次。本方功用降气化痰，培本扶元，宽胸消胀。方以三子治肺，贞元饮（熟地、当归、甘草）补肾，加地骷髅（即汲完莱菔子的地下萝卜壳）宣肺利水，宽胸消胀。诸药合用，疏纳并用，肺肾同治，上下两图。偏于热者，咳嗽咽干，去白芥子，加牛蒡子 9 g；偏于体质虚弱，又无食滞胀满者，去莱菔子加刀豆子 9 g；兼有烦躁失眠者，去白芥子、莱菔子，加枸杞子 9 g，五味子 3 g。

（5）锄云止咳汤：荆芥、白前、桔梗、化橘红各 6 g，杏仁、贝母、前胡、连翘、百部、紫菀各 9 g，甘草 3 g、芦根 24 g。水煎服，每天 1 剂。本方功用止咳化痰；适用于伤风感冒，治不得法，肺气上逆，久咳不愈而成的慢性气管炎。故以荆芥疏散风寒余邪；杏仁、桔梗、前胡、贝母宣肺化痰；百部、白前、紫菀降气镇咳；连翘、芦根、甘草清泄肺热，实为止嗽散加味而成。

（6）麻参汤：净麻黄 4.5 g，生石膏 24 g（先煎），炙甘草 3 g，党参、杏仁、熟附子、炙紫苏子各 9 g，金荞麦、鱼腥草各 30 g，防己 12 g，泽漆 18 g。水煎服，每天 1 剂。本方功用补益心气，清化痰热；适用于肺气不足、痰饮内停、正虚邪实、寒热夹杂之慢性支气管炎继发感染。有学者认为凡治痰饮久痰，必寻其本而标本兼治之。故以麻黄、杏仁、石膏、甘草清化痰热之时，又用党参、熟附子补益心肺之阳气以顾标本。

3.中药成药

（1）梨膏：由秋梨、萝卜、鲜藕、鲜姜、浙贝母、麦冬组成。每次服 5 g，开水冲服。清咽润喉止咳。适用于咳嗽痰喘、痰中带血、咽干口渴、声重音哑。

（2）强力枇杷露：由枇杷叶、桑白皮、桔梗、百部、白前、罂粟壳等药制成。本药镇咳作用较强，主要是其中罂粟壳收敛止咳作用强劲，对于久咳不止、干咳无痰及使用一般止咳药无效者，会考虑使用该药。

（3）安嗽片：由浙贝母、百部、前胡、桔梗、制半夏、陈皮、甘草组成。止咳祛痰。用于咳嗽多痰。口服，1 次 3～6 片，1 天 3 次。

（4）二陈丸：陈皮、制半夏、茯苓、甘草。燥湿化痰，理气和胃。用于痰湿停滞导致的咳嗽痰多，胸脘胀闷，恶心呕吐。口服，1 次 12～16 丸，1 天 3 次。

（5）蜜炼川贝枇杷膏：由川贝母、枇杷叶、南沙参、茯苓、化橘红、桔梗、法半夏、五味子、瓜蒌子、款冬花、远志、苦杏仁、生姜、甘草、杏仁水、薄荷脑、蜂蜜、麦芽糖、糖浆组成。润肺化痰、止咳平喘、护喉利咽、生津补气、调心降火。适用于伤风咳嗽、痰稠痰多气喘、咽喉干痒及声音嘶哑。口服，每次 1 汤匙，成人每天 3 次，小儿减半。

(6)复方川贝止咳糖浆：由川贝母 7 g,枇杷叶 38 g,桔梗、化橘红、苦杏仁各 13 g,麻黄、陈皮、桑白皮、薄荷各 3 g,五指毛桃 49 g,重楼、百合、百部、麦冬、甘草各 19 g,薄荷脑 0.1 g,紫苏子、天花粉各 6 g 组成。镇咳祛痰,润肺定喘。用于伤风咳嗽、痰多气喘。口服,1 次 15 mL,1 天 4 次。

4.针灸疗法

针灸疗法取肺俞、脾俞补益肺脾之气,以增强肺之宣降,脾之运化功能;取中脘、足三里健脾胃以化痰浊;取尺泽泻肺以止咳;取丰隆化痰以降气,诸穴共收健脾化痰止咳之效。

5.鼻腔冲洗疗法

用双黄连冻干粉针 1.8 g 加入 0.9%氯化钠注射液 500 mL,鼻腔冲洗,每天 1 次,30～90 天为 1 个疗程。治疗急、慢性鼻窦炎效佳。主症为鼻涕倒流,痰色白质黏,每天 10 口以上,或打呼噜,或张口睡,或口干鼻臭,舌淡红,苔白腻,脉滑。

6.穴位敷贴法(天灸)

冷哮方(白芥子、细辛、延胡索、生甘遂、姜汁)制成药膏穴位贴敷治疗慢性支气管炎缓解期 110 例,总有效率为 65.45%。冷哮方减甘遂加芫花、正红花油等制成药膏,贴敷穴位治疗慢性支气管炎缓解期 48 例,结果总有效率达 85.42%。

平喘膏(蛤蚧 10 g,麦冬 12 g,紫菀、百合、瓜蒌各 9 g,杏仁、麻黄、五味子、甘草各 6 g)贴敷穴位肺俞、脾俞、胃俞、肾俞、中府、志室,治疗慢性喘息型支气管炎迁延期患者 42 例,设对照组 39 例(贴敷安慰剂),结果为治疗组有效率明显高于对照组。

三伏分期取穴肺俞、肾俞、脾俞、定喘、大椎,中药贴敷治疗慢性支气管炎,结果为有效率 81.8%,高于对照组(斯奇康肌内注射)的 66.3%,差异有统计学意义。

穴位贴敷治疗慢性支气管炎 48 例,取穴肺俞、天突、膻中、肾俞、定喘、膏肓、足三里、太溪、气海,配合肺俞、足三里穴位注射核酪注射液治疗,结果为显效 30 例,好转 12 例,无效 6 例,总有效率 87.5%。

穴位贴敷治疗慢性支气管炎 500 例,分期取穴：初伏为大椎、肺俞、天突、心俞;中伏为大杼、身柱、膻中、肾俞;末伏为定喘、风门、璇玑、脾俞。结果为治愈 80 例,显效 245 例,好转 145 例,无效 30 例,总有效率 94%。

冷哮方加斑蝥、三伏灸治疗小儿慢性支气管炎 90 例,分期取穴：初伏为肺俞、中府、足三里;中伏为肾俞、定喘、神阙;末伏为脾俞、风门、关元。结果为治愈 70 例,占 78%,好转 15 例,占 17%,无效 5 例,总有效率为 95%。

7.敷脐疗法

苍耳、苍术、细辛、白芥子各 5 份,丁香、肉桂、半夏各 3 份,麻黄 10 份,麝香 1 份,细粉填满脐窝,胶布固定,每 2 天换药 1 次,10 次为 1 个疗程。

8.穴位针刺贴药法

(1)主穴:风门、肺俞、定喘、心俞、肾俞(以上均双取)、天突、膻中、足三里。

(2)方法:以白芥子、细辛、甘遂、洋金花各等份,焙干研细来过筛。生姜加工成姜泥,滤出姜汁备用。用时将药粉用生姜汁调成泥状,再加入少许麝香,研匀备用。操作方法为患者取前屈坐位,充分暴露背部,根据不同情况取上述穴位 2～4 对,常规消毒后,再用生姜片擦拭穴位,之后用毫针针刺得气,背俞穴向内斜刺(局部产生酸麻、胀感。3 岁以下刺 3 分,成人刺 5～8 分)后不留针,用自制竹板将 2～3 g 的药糊,置约 3 cm×3 cm 的橡皮膏中央贴敷在穴位上,2 小时后自行取掉,个别病例可适当延长至 24 小时取下。以局部微红或微微起水疱(水疱不需作任何处理,局部可自行吸收)为最佳。治疗时间集中在每年的第一、二、三伏的当天,每年共治疗 3 次,也可每年连续贴治。

9.穴位冷冻

(1)主穴:中府、膻中、气舍、肺俞、定喘。每次取 2 穴(仅用 1 侧),轮流或据症选用。

(2)方法:以电子冷冻增热针灸治疗仪治疗,针柄温度为－10 ℃,留针 20 分钟,每天 1 次,1 周为 1 个疗程。本法治疗喘息型支气管炎 60 例,其止咳显效率为 92.0%,祛痰显效率为 77%,定喘显效率为 73.0%。多在治疗 2 次后见效。但冷冻针灸属近年来新出现的一种穴位刺激法,其确切疗效及适应证还有待进一步观察。

三、西医治疗

西医治疗目的在于减轻或消除症状,防止肺功能损伤,促进康复。在急性发作期和慢性迁延期应以控制感染和祛痰、止咳为主;伴发喘息时,应给予解痉平喘治疗。在缓解期以加强锻炼、增强体质、提高机体抵抗力、预防复发为主。

(一)急性发作期的治疗

1.控制感染

抗生素使用原则为及时、有效。常用抗生素可选用喹诺酮类、大环类酯类、β-内酰胺类或磺胺类口服,病情严重时静脉给药。如果能培养出致病菌,可按药敏试验选用抗菌药。

2.祛痰镇咳

盐酸氨溴索 30 mg,每天 3 次;标准桃金娘油肠溶胶囊 0.3 g,每天 3 次。干咳为主者可用镇咳药物。

3.解痉平喘

此类治疗方法适用于喘息型患者急性发作,或合并肺气肿者。常用药物有氨茶碱、特布他林、丙卡特罗等,也可应用吸入型支气管扩张剂。如硫酸沙丁胺醇或异丙托溴铵,或长效 β_2 受体激动剂加糖皮质激素吸入。

4.雾化治疗

雾化治疗可选用抗生素、祛痰药、解痉平喘药等进行雾化吸入治疗,以加强局部消炎及稀释痰液作用,对部分患者可能有一定疗效。

(二)慢性迁延期的治疗

(1)戒烟,避免有害气体和其他有害颗粒的吸入。

(2)增强体质,预防感冒,也是防治慢性支气管炎的主要内容之一。

(3)反复呼吸道感染者,可试用免疫调节剂,如细菌溶解产物等,部分患者可有效。

第六节 医案选录

张某,男,67 岁。

病史:患者既往慢性支气管炎病史 10 年,近半年来咳嗽频繁,咳痰色暗且黏稠,伴胸闷气促,时有胸痛。夜间咳嗽加重,影响睡眠。曾在多家医院就诊,西药治疗效果不显。

症状:患者主诉咳嗽,痰量多,色暗,质稠,不易咳出;胸闷气促,胸痛隐隐,活动后加重;夜间咳嗽加重,影响睡眠;舌质暗红,苔白腻,脉弦涩。

体征:患者面色晦暗,口唇轻度发绀;肺部听诊可闻及散在湿性啰音;心界正常,心率偏快,律齐;腹部平软,无压痛及反跳痛。

辅助检查:胸部 X 线检查示双肺纹理增多、增粗,局部见点状阴影。肺功能检测显示通气功能轻度障碍。血常规、生化检查未见明显异常。

西医诊断:慢性支气管炎。

中医诊断：咳嗽病。

证型：肺瘀痰阻证。

辨证分析：患者年老体弱，久病不愈，肺气亏虚，宣降失司，痰浊内生；痰浊阻滞肺络，气血运行不畅，久而成瘀；瘀阻肺络，加重肺气不宣，故咳嗽缠绵难愈，痰色暗稠；胸中血瘀，不通则痛，故胸痛隐隐；舌质暗红，苔白腻，脉弦涩，均为肺瘀痰阻之征象。

处方：治以活血化瘀，化痰止咳。当归 12 g，川芎 9 g，赤芍 15 g，桃仁 10 g，红花 6 g，桔梗 10 g，浙贝母 10 g，瓜蒌皮 15 g，法半夏 10 g，陈皮 9 g，甘草 6 g。共 7 剂，每天 1 剂，水煎 2 次，早晚分服。

方解：前方中以当归、川芎、赤芍、桃仁、红花活血化瘀，通利肺络；桔梗、浙贝母、瓜蒌皮、法半夏化痰止咳，宣降肺气；陈皮理气和中；甘草调和诸药。诸药合用，共奏活血化瘀、化痰止咳之功。

※ 肺瘀理论及活血化瘀法治疗慢性支气管炎分析 ※

肺瘀理论是中医对肺部疾病的一种独特认识，认为久病不愈、气血不和、痰浊内生等因素可导致肺络瘀阻，进而引发咳嗽、气喘等症状。慢性支气管炎患者由于长期咳嗽、咳痰，导致肺气亏虚，痰浊内生，易形成肺瘀证。

活血化瘀法可通过改善血液循环，促进肺部炎症的吸收和消散，从而缓解咳嗽、咳痰等症状。同时，活血化瘀药物还能增强机体的免疫力，提高抗病能力，有助于慢性支气管炎的康复。

在本案例中，患者咳嗽缠绵难愈，痰色暗稠，胸痛隐隐，舌质暗红，苔白腻，脉弦涩，均为肺瘀痰阻之表现。故采用活血化瘀法，选用当归、川芎、赤芍等活血化瘀药物，配合桔梗、浙贝母等化痰止咳药物，共奏活血化瘀、化痰止咳之功。通过治疗，患者咳嗽、咳痰等症状得到缓解，生活质量得到提高。

第四章　肺瘀与支气管哮喘

第一节　疾病概述

一、定义

支气管哮喘(简称哮喘)是由多种炎症细胞(如嗜酸性粒细胞、肥大细胞、T淋巴细胞、中性粒细胞、气道上皮细胞等)和细胞组分参与的气道慢性炎症性疾病。这种慢性炎症导致气道高反应性的增加,通常出现广泛多变的可逆性气流受限,并引发反复发作性的喘息、气急、胸闷或咳嗽等症状。常在夜间和(或)清晨发作、加剧,多数患者可自行缓解或经治疗缓解。由于本病发病率较高,已成为严重威胁人类健康的一种常见慢性疾病。

根据本病的临床表现,一般将其归类于中医学"哮病""哮喘""哮吼",属于难治性咳喘疾病之一。近年来,随着中医、中西医结合研究的不断深入,哮喘无论在基础理论研究方面,还是临床经验的积累方面,均取得了可喜的成果。急性期中西医结合治疗、缓解期中医特色疗法均具有自身优势和特点。

二、分期

哮喘可分为急性发作期、非急性发作期(包括慢性持续期及临床缓解期)。

(一)急性发作期

急性发作期指气促、咳嗽、胸闷等症状突然发生或症状加重,常有呼吸困难,以呼气流量降低为其特征,常因接触变应原等刺激物或治疗不当所致。哮喘急性发作时其程度轻重不一,病情加重可在数小时或数天内出现,偶尔可在数分钟内即危及生命,故应对病情做出正确评估,以便给予及时有效的紧急治疗。哮喘急性发作时严重程度可分为轻度、中度、重度和危重4级。

(二)慢性持续期

哮喘患者临床并无急性发作,但在相当长的时间内仍有不同频度和(或)不同程度地出现症状(喘息、咳嗽、胸闷等),肺通气功能下降。过去曾以患者白天、夜间哮喘发作的频率和肺功能测定指标为依据,将非急性发作期的哮喘病情严重程度分为间歇性、轻度持续、中度持续和重度持续 4 级,目前则认为长期评估哮喘的控制水平是更为可靠和有用的严重性评估方法,对哮喘的评估和治疗的指导意义更大。哮喘控制水平分为控制、部分控制和未控制 3 个等级。

(三)临床缓解期

临床缓解期指经过治疗或未经治疗,症状、体征消失,肺功能恢复到急性发作前水平,并维持 4 周以上。

三、分级

(一)严重程度的分级

1.按严重程度分级

初始治疗时对哮喘严重程度的判断,对患者选择药物治疗方案十分重要。可根据白天、夜间哮喘症状出现的频率和肺功能检查结果,将慢性持续期哮喘病情严重程度分为间歇状态、轻度持续、中度持续和重度持续 4 级(表 4-1)。

表 4-1 病情严重程度的分级

分级	临床特点
间歇状态(第 1 级)	症状<每周 1 次 短暂出现 夜间哮喘症状≤每月 2 次 FEV_1占预计值%≥80%或 PEF≥80%个人最佳值,PEF 变异率<20%
轻度持续(第 2 级)	症状≥每周 1 次,但<每天 1 次 可能影响活动和睡眠 夜间哮喘症状>每月 2 次,但<每周 1 次 FEV_1预计值%≥80%或 PEF≥80%个人最佳值,PEF 变异率为 20%~30%
中度持续(第 3 级)	每天有症状 影响活动和睡眠 夜间哮喘症状≥每周 1 次 FEV_1占预计值%为 60%~79%或 PEF 为 60%~79%个人最佳值,PEF 变异率>30%

续表

分级	临床特点
重度持续(第 4 级)	每天有症状 频繁出现 经常出现夜间哮喘症状 体力活动受限 FEV_1占预计值%<60%或 PEF<60%个人最佳值,PEF 变异率>30%

注:FEV_1为 1 秒钟用力呼气量;PEF 为呼气流量峰值。

2.按治疗级别分级

根据达到哮喘控制所采用的治疗级别来进行分级,在临床实践中更实用。

(1)轻度哮喘:经过第 1 级、第 2 级治疗能达到完全控制者。

(2)中度哮喘:经过第 3 级治疗能达到完全控制者。

(3)重度哮喘:需要第 4 级或第 5 级治疗才能达到完全控制,或者即使经过第 4 级或第 5 级治疗仍不能达到控制者。

(二)急性发作时的分级

哮喘急性发作程度(表 4-2)轻重不一,可在数小时或数天内出现,偶尔可在数分钟内即危及生命,故应对病情作出正确评估,以便给予及时有效的紧急治疗。

表 4-2 哮喘急性发作时病情严重程度的分级

临床特点	轻度	中度	重度	危重
气短	步行、上楼时	稍事活动	休息时	休息时,明显
体位	可平卧	喜坐位	端坐呼吸	端坐呼吸或平卧
讲话方式	连续成句	单句	单词	不能讲话
精神状态	可有焦虑,尚安静	时有焦虑或烦躁	常有焦虑、烦躁	嗜睡或意识模糊
出汗	无	有	大汗淋漓	大汗淋漓
呼吸频率	轻度增加	增加	常>30 次/分	常>30 次/分
辅助呼吸肌活动及三凹征	常无	可有	常有	胸腹矛盾呼吸
哮鸣音	散在,呼吸末期	响亮、弥散	响亮、弥散	减弱乃至无

续表

临床特点	轻度	中度	重度	危重
脉率(次/分)	<100	100～120	>120	脉率变慢或不规则
奇脉	无,<10 mmHg	可有,10～25 mmHg	常有,10～25 mmHg(成人)	无,提示呼吸肌疲劳
最初支气管舒张剂治疗后呼气流量峰值占预计值%或个人最佳值%	>80%	60%～80%	<60%或100 L/min或作用时间<2小时	无法完成检测
PaO_2(吸空气,mmHg)	正常	≥60	<60	<60
$PaCO_2$(mmHg)	<45	≤45	>45	>45
SaO_2(吸空气,%)	>95	91～95	≤90	≤90
pH	正常	正常	正常或降低	降低

注:只要符合某一严重程度的指标≥4 项,即可提示为该级别的急性发作。

第二节 病因、病机

一、风邪为百病之长,可夹其他外邪致病

风邪被认为是百病之长,所以在对哮喘的病因病机认识中认为风邪可兼夹其他邪气致哮。《临证指南医案·卷五》曰:"盖六气之中,惟风能全兼五气……盖因风能鼓荡此五气而伤人,故曰百病之长也……由是观之,病之因乎风而起者多也。"风邪四季皆有,能够兼夹其他 5 种邪气而侵袭机体。《婴通类萃·喘论》曰:"又有风寒暑湿,邪气相干,皆能为喘……"指出风邪兼夹暑湿亦可致哮。《素问·玉机真脏论篇》中有记载:"是故风者百病之长,今风寒客于人……弗治,病人舍于肺,名曰肺痹,发咳上气。"均指出哮喘可由风邪兼夹寒邪、气郁在肺而诱发。《蠢子集》中记载"一切气喘与哮,尽是风火往上传",认为风火相夹上行可导致哮喘。可见风可兼夹其他邪气致气失通调而上,引发哮喘。

哮喘发作离不开感受外邪,哮喘病机虽繁杂,证候虽多,但总是由于外邪引

动内伏之痰，内外相合，壅塞气道，使肺失宣降而发。而外邪之中，又以风邪为主导，或夹寒、热、湿等。同时，哮喘发作具有明显的季节性，以春季发作常见，发作前常有鼻塞、喷嚏、咽痒等类似于风阳开泄的证候表现，发病迅速且变化多端，与“风善行而数变”的描述相吻合。因此，哮喘的发作多责之于“风邪外袭”。又因风邪的特性，临床上所见风邪多夹杂其他外邪，故而当风邪与其他外邪相兼侵袭人体之时，哮喘则表现为季节性发作且变化多端。风邪夹寒邪侵袭人体，肺为娇脏，在外合皮毛，风寒束肺而多寒咳，久咳逆气，引起冷哮发作，常在冬天气候寒冷的季节诱发，引动伏痰而致；风邪夹火、暑邪侵袭人体，多在气候炎热的夏天，风热之邪客于肺脏，灼伤肺络，或暑热伤气，肺气失调，发为热哮；风邪夹湿邪致病，常在多湿的长夏，可阻滞气机，痰浊水饮，使气机升降失常而发为哮喘；风邪夹燥邪侵袭人体，多发于萧瑟干燥的秋季或秋冬季交替之际，燥易灼伤肺金，肺中气逆、阴虚液亏而致哮喘发作。

二、气机不畅而上逆

哮喘的发生是多因素多病机相兼的结果，但根源于一个核心病机——气机不畅。无论是因人而异、因季节而异、因变应原而异，不同的病因病机进展导致的最终结果都为气机不畅；与此同时，气机不畅也会引起其他各种病理因素的发生。如周学海《读医随笔》曰：“凡病之气结、血凝、痰饮、咳嗽……皆肝气之不能舒畅所致也。”气是构成人体和维持人体生命活动的最基本物质，气属于阳而主动，具有防御、推动、温煦、固摄等诸多生理作用。气的升降出入即气机正常是维持人体正常生命活动的根本保障。一旦气的运动失常，人体就顿生疾病。如《素问·举痛论》中说：“百病生于气也。”气郁、气逆是气机升降失常常见的病理状态，它与哮喘的其他病理因素“痰”“瘀”“风”“虚”等皆有紧密的关系。一旦痰饮、瘀血阻滞机体，必然会引起气机的不畅；风盛动摇而变化多端，容易引起气随风动，气机逆乱而上；五脏虚损引起生理功能的紊乱，必然也会影响气机正常的运行，最终导致气郁气逆的发生。若外有邪气扰内，内有壅动之气紊乱，膈有阻滞虚实病因，则三者相搏，导致气机不畅，引发哮喘。同时由于“气为血之帅”“气行则津行”，气机不畅容易引起“痰瘀”的生成，因此，“气顺则痰易消”“气行则血自活”，故“治痰治瘀以治气为先”。《丹溪心法》云：“善治痰者，不治痰而治气，气顺则一身之津液亦随气而顺矣。”

综上所述，气机不畅而上逆，会同时引发“风痰阻肺”“痰瘀互结”等的发生，最终导致肺的宣发肃降功能失常，气道挛急，哮喘发作。因此，气机不畅而上逆是哮喘发作的核心病机。

三、伏痰、伏风、瘀血为哮喘之宿根

（一）伏痰宿根

伏痰宿于体内的病因复杂且有多样，但究其与哮喘的关联主要是由于先天禀赋不足，脏腑功能失调导致宿痰停聚，痰湿或痰热伏于患者肺内而成为哮喘的宿根。哮喘之所以反复发作，多因有伏痰而遇诱因所触发，如《幼科发挥》中"小儿素有哮喘，遇天雨则发者……此为宿痰不除也"所指出，小儿哮喘因内有伏痰，遇外因天雨则发作。

伏痰的来源主要有三方面：一是因为脾虚，脾土失健运，水湿停聚成痰。二是因为肾阳虚衰，肾阳本主热、主动，具有温煦、推动的作用，可温化痰邪而祛之，若肾阳受损则无力推动机体运化，机体推动无力，水气不能蒸腾气化从膀胱而去，反而上泛为痰。进而肾阴失于濡养，五脏六腑功能受损，痰邪易留伏。三是因为肺气不足，其通调水道功能失常，也可酿生痰饮。若肺气不足，宣降功能失衡，则津液输布失常，脾肾运化失职，水谷难以转化为人体精微而为浊，浊而湿邪内生，湿聚成痰，酿生痰浊，伏痰宿之。痰湿停聚于肺，一旦有诱因触发，就气动痰升，痰气相搏，气道壅塞，出现胸膈胀闷，喉中有哮鸣音、喘咳不能平卧等症状。

《症因脉治・哮病》提到："哮病之因，痰饮留伏，结成窠臼，潜伏于内，饮食之伤或外有时令之风寒束肌表，则哮喘之症作矣。"指出因内有伏痰，受诱因而哮喘发作也。《时方妙用・哮证》中曰："哮喘之病，寒邪伏于肺俞，痰窠结于肺膜，内外相应，一遇风寒暑湿燥火六气之伤即发、伤酒伤食亦发、动怒动气亦发、劳役房劳亦发。"也指出内有患，外遇六邪侵袭，或饮食不节，又或情志失调，或房事过劳，则一发而动全身，内外合邪而发喘。

（二）伏风宿根

《丁甘仁医案》曰："肺有伏风，痰气壅塞。"风邪首犯肺卫之后，治不得法，邪易留恋，风邪不在肺卫之表而深伏肺络，故哮喘疏风解表罔效且久咳难愈，凡反复发病不已者，要从其先天禀赋寻求病因，若是禀赋有异，或气虚、或阴虚体质，均可使外风易于留着不去而成伏风。

一旦感受外风邪气，外风引动伏风，内外合邪，致肺失宣降，风盛则挛，则发生过敏性哮喘。清代王旭高在《西溪书屋夜话录》中曰"凡人必先有内风而后外风，亦有外风引动内风者"，表明了伏风是内因，外风是诱发因素，外风与内风常相合致病的关系。伏风的产生与五脏功能失调皆有关系，内风亦有脾风、肝风之分。如《素问·风论》曰："以春甲乙伤于风者为肝风……以季夏戊己伤于邪者为脾风。"

肝风是由于情志不遂，肝失于疏泄而致气机阻滞，肝郁进一步则化火生风，风火凝津为痰，上干于肺，气郁痰阻，气道挛急而引发哮喘。脾风则由于饮食不节或嗜食发物引起，脾风也会上干于肺，引发哮喘。与内风形成最为密切的脏腑则为肝，多源于患者情志失常、耗伤阴血。有学者认为肝风应为哮证之宿根，指出痰之生成，在于脏腑阴阳失调所致，究其本质，主要与个人体质密切有关，而此体质应为肝风易动。肝风即为"伏风"，在受到外风侵袭之时，内外风合邪，上干于肺，致哮喘发作。

(三)瘀血宿根

哮喘之所以会反复发作，离不开"瘀血入络"的基本病机。瘀血既是哮喘的病理产物，也是哮喘的病理因素之一。正如《血证论》曰："血积既久，亦能化为痰水"，《灵枢·百病始生》云："凝血蕴里而不散，津液涩渗，著而不去，而积皆成矣"，皆指出了瘀血日久，必酿生痰饮；瘀血日久，还可以导致气机进一步阻滞。《血证论》云："内有瘀血，则阻碍气道，不得升降……须知痰水之壅由瘀血使然，但去瘀血，则痰水自消。"《直指方》言："气有一息之不通，则血有一息之不行。"而痰水、气郁都可以成为引发哮喘发作的重要病理因素，因此瘀血也是哮喘的宿根之一。有研究表明，长期哮喘患者内有血瘀的比例随病期的延长而升高。故而哮喘反复发作兼有瘀血表现的患者，要考虑从瘀血病根而治，祛瘀而消痰水，痰水消则气顺，在辨证的基础上，加用活血化瘀、理气消痰的药物，则能使气血和调，瘀去病除。

可见，哮喘的发生与风、痰、瘀等邪气密切相关，伏风易挟痰，交阻于肺金、胸中，若遇外邪也可引动伏痰、瘀血而发为哮证。若内因遇外邪则更易引发喘证，风、痰、瘀三者若皆伏于内，则哮喘的进展更为迅速。

四、本虚标实

哮喘总体属于本虚标实之证，无论急性发作期还是慢性持续期、临床缓解期，除痰外，气、火、风、瘀等均贯穿于哮喘病程的始终。哮喘是内因与外因综合起作用的结果，哮喘之"本虚"，多责之五脏六腑之虚。《素问·咳论》曰："五脏六腑皆令人咳，非独肺也。"但肺之因多也，咳则动气，气之宣发肃降在于肺，还需辨证而综合分析。"标实"则责之于气滞、郁火、伏痰、瘀血等。"本虚标实"是哮喘的基本病理状态，是诊治哮证的基础认知，基于哮喘患者个体的差异，需辨清"本虚”之脏腑及“标实”之病因，才能辨证准确，对证用药。

中医辨证论治疾病，应急则治标，缓则治本，疾病的不同发展阶段有相应的治疗原则。哮喘的急性发作期以邪实为主，治疗以祛邪为主(治当透表、逐饮、祛风，选用理气消痰、祛风化痰、逐水引之药)，以固本为辅；在哮喘的慢性持续期和临床缓解期，以正虚表现为主(治当温经散寒化饮，选用温肺化饮、健脾益气、补肾纳气之药)，但不可忽视邪实“宿根”，治疗在补虚为主(补益肺肝脾肾心，以脾肾为主)的同时，不忘祛除相应的病理因素(祛痰化瘀)。标本兼顾才能诸症皆除。治本忘标则易病情反复，久病不愈，则咳喘病甚，难以平卧；治标忘本易加重脏腑亏虚，加重病情。

由此可知，哮喘由风邪兼夹其他邪气所致，是为病因，其关键病理因素为“风、气、痰、瘀、虚”，以“痰”为主，以外邪为诱因，内外因素皆可引发哮喘；气机不畅而上逆是哮喘发作的核心病机。

第三节 发病机制

一、气道炎症——免疫机制

支气管哮喘发作时，气道上皮有多种炎症细胞的浸润，如肥大细胞、嗜酸性粒细胞、巨噬细胞、中性粒细胞及树突细胞等，可见气道慢性炎症为哮喘的基本特征。气道黏膜内大量炎症细胞浸润、聚焦，炎症细胞合成并释放出炎症介质和细胞因子，引起了气道炎症反应。细胞因子种类丰富并相互作用，形成联络，在气道炎症——免疫机制中起重要作用。多种炎症、免疫细胞与支气管哮喘发病机制相关，中性粒细胞和嗜酸性粒细胞的增多是气道炎症的推动因子。

二、气道重塑机制

气道重塑是哮喘疾病中较重要的一种慢性进行性病理学变化，主要表现为气道上皮细胞变化、平滑肌细胞增殖与迁移、上皮下胶原沉积和纤维化、血管增生等。哮喘的气道重塑是一个多因素过程。气道平滑肌细胞的损伤和增殖是气道重塑的典型表现，基质合成与分解的不平衡是导致上皮下纤维化的主要原因。血管增生引起气道重塑，且与哮喘疾病的严重程度密切相关。

三、气道高反应性机制

气道高反应表现为当机体遇到致敏原时，气道受到刺激，炎症细胞、炎症介质受到刺激，引起支气管黏膜呈慢性炎症反应，上皮细胞大量脱落，平滑肌感染，神经末梢暴露，对刺激的敏感性增强，加快兴奋传导，引起气道过早、过强收缩与痉挛，从而诱发哮喘。气道高反应是指气道的一种高敏感状态，是机体对各种刺激因子的应对表现。值得注意的是，出现气道高反应并不代表患者一定就患有哮喘。

四、变态反应机制

当患者接触变应原后，巨噬细胞、淋巴细胞及粒细胞形成抗原递呈作用，激活 T 淋巴细胞并使之发展为 T 淋巴辅助细胞，产生白细胞介素，这些细胞通过对 B 淋巴细胞的调控作用，分泌特异性免疫球蛋白 E，并黏附于肥大细胞或嗜酸性粒细胞、嗜碱性粒细胞之后，引起慢性炎性病理反应。当患者再次接触变应原后，激发炎症介质释放而致支气管黏膜发生炎症反应。这种炎症反应是一个反复的、长期的过程。

五、神经调节机制

神经因素是哮喘发病的重要环节之一，肾上腺素能、胆碱能及非肾上腺素能非胆碱能神经均与之相关。非肾上腺素能非胆碱能可通过释放多种介质（如 P 物质、一氧化氮等）调控支气管平滑肌的舒缩功能。神经生长因子可能是神经调节机制的关键因素之一。

六、心理因素影响

部分哮喘患者情绪的变化可刺激大脑皮质，使其兴奋并将兴奋传至丘脑，引起迷走神经兴奋，释放乙酰胆碱，增加支气管平滑肌张力，进而导致条件反射性免疫调节。大脑中枢神经冲动通过下丘脑-垂体-肾上腺皮质轴作用于内分泌系统及免疫系统，引起大量炎症因子释放、平滑肌收缩、黏液分泌增加，导致气道通气能力下降，从而诱发哮喘。

此外，近年关于支气管哮喘发生机制的研究开始向基因多态性、分子生物学方面扩展，Meta 分析也证实了 *LI-4-590C/T* 基因多态性与儿童支气管哮喘有关，*ADAM33* 基因 T_1、S_2 位点多态性与我国人民支气管哮喘易感性有关。

第四节 诊断与鉴别诊断

一、诊断

(一)诊断要点

(1)反复发作喘息、气急、胸闷或咳嗽,多与接触变应原、冷空气、物理、化学性刺激、病毒性上呼吸道感染、运动等有关。

(2)发作时在双肺可闻及散在或弥漫性、以呼气相为主的哮鸣音,呼气相延长。

(3)上述症状可经治疗缓解或自行缓解。

(4)排除其他疾病所引起的喘息、气急、胸闷和咳嗽。

(5)临床表现不典型者(如无明显喘息或其他体征)应有下列 3 项中至少 1 项阳性:①支气管激发试验或运动试验阳性;②支气管舒张试验阳性;③昼夜 PEF 变异率≥20%。

符合 1~4 条或 4、5 条者,可以诊断为哮喘。

(二)临床表现

哮喘症状为发作性伴有哮鸣音的呼气性呼吸困难或发作性胸闷和咳嗽。严重者被迫采取坐位或呈端坐呼吸,干咳或咳大量白色泡沫痰,甚至出现发绀等;有时咳嗽可为唯一的症状(咳嗽变异型哮喘)。哮喘症状可在数分钟内发作,经数小时至数天,用支气管舒张剂或自行缓解。某些患者在缓解数小时后可再次发作。在夜间及凌晨发作和加重是哮喘的特征之一。有些青少年其哮喘症状表现为运动时出现胸闷、咳嗽和呼吸困难(运动性哮喘)。

哮喘发作时胸部呈过度充气状态,有广泛的哮鸣音,呼气音延长。但在轻度哮喘或非常严重哮喘发作时,哮鸣音可不出现。心率增快、奇脉、胸腹反常运动和发绀常出现在严重哮喘患者中。非发作期体检可无异常。

(三)辅助检查

1.痰液检查

痰液检查时如患者无痰咳出时可通过诱导痰方法进行检查。涂片在显微镜下可见较多嗜酸性粒细胞。

2.呼吸功能检查

(1)通气功能检测:在哮喘发作时呈阻塞性通气功能改变,呼气流速指标均显著下降,1秒钟用力呼气量(forced expiratory volume in first second,FEV_1)、1秒率以及呼气流量峰值(peak expiratory flow,PEF)均减少。缓解期上述通气功能指标可逐渐恢复。

(2)支气管激发试验:支气管激发试验用以测定气道反应性。一般适用于通气功能在正常预计值的70%以上的患者。如FEV_1下降≥20%,可诊断为激发试验阳性。通过剂量反应曲线计算使FEV_1下降20%的吸入药物累积剂量或累积浓度,可对气道反应性增高的程度做出定量判断。

(3)支气管舒张试验:可用来测定气道可逆性。舒张试验阳性诊断标准:①FEV_1较用药前≥12%,且其绝对值≥200 mL;②PEF较治疗前>60 L/min或增加≥20%。

(4)PEF及其变异率测定:PEF可反映气道通气功能的变化。哮喘发作时PEF下降。

(5)动脉血气分析:哮喘发作时由于气道阻塞且通气分布不均,通气/血流比值失衡,可致肺泡-动脉血氧分压差增大;严重发作时可有缺氧,动脉氧分压降低,由于过度通气可使动脉二氧化碳分压下降,pH上升,表现呼吸性碱中毒。若重症哮喘,病情进一步发展,气道阻塞严重,可有缺氧及二氧化碳滞留,动脉二氧化碳分压上升,表现呼吸性酸中毒。

3.其他检查

(1)胸部X线检查:早期在哮喘发作时可见两肺透亮度增加,呈过度通气状态;在缓解期多无明显异常。

(2)特异性变应原的检测:哮喘患者大多数伴有过敏体质,对众多的变应原和刺激物敏感。测定变应性指标结合病史有助于对患者的病因诊断和脱离致敏因素的接触。

二、鉴别诊断

(一)上气道肿瘤、喉水肿和声带功能障碍

这些疾病可出现气喘,但主要表现为吸气性呼吸困难,肺功能测定流速-容量曲线可见吸气相流速减低。纤维喉镜或支气管镜检查可明确诊断。

(二)慢性阻塞性肺疾病

慢性阻塞性肺疾病患者亦出现呼吸困难,常与哮喘症状相似,大部分慢性阻

塞性肺疾病患者对支气管扩张剂和抗炎药疗效不如哮喘,对气道阻塞的可逆性不如哮喘。但临床上有大约10%的慢性阻塞性肺疾病患者对激素和支气管扩张剂反应很好,这部分患者往往同时合并有哮喘。而支气管哮喘患者晚期出现气道重塑亦可以合并慢性阻塞性肺疾病。

(三)心源性哮喘

心源性哮喘常见于左心衰竭,发作时的症状与哮喘相似,但心源性哮喘多有高血压、冠心病、风湿性心脏病和二尖瓣狭窄等病史和体征。阵发咳嗽,常咳出粉红色泡沫痰,两肺可闻及广泛的水泡音和哮鸣音,左心界扩大,心率增快,心尖部可闻及奔马律。胸部X线检查时,可见心脏增大、肺淤血征,心脏B超和心功能检查有助于鉴别。若一时难以鉴别,可雾化吸入选择性β_2受体激动剂或注射小剂量氨茶碱,缓解症状后进一步检查,忌用肾上腺素或吗啡,以免造成危险。

(四)喘息型慢性支气管炎

喘息型慢性支气管炎实际上为慢性支气管合并哮喘,多见于中老年人,有慢性咳嗽史,喘息长年存在,有加重期;有肺气肿体征,两肺可闻及水泡音。

(五)支气管肺癌

中央型肺癌导致支气管狭窄或伴感染及类癌综合征,可出现喘鸣或类似哮喘样呼吸困难,肺部可闻及哮鸣音。但肺癌的呼吸困难及哮鸣症状进行性加重,常无诱因,咳嗽可有血痰,痰中可找到癌细胞,胸部X线、CT、MRI检查、纤维支气管镜检查常可明确诊断。

(六)气管内膜病变

气管的肿瘤、内膜结核和异物等病变,引起气管阻塞时,可以引起类似哮喘的症状和体征。通过提高认识,及时做肺流量容积曲线,气管X线断层摄影或纤维支气管镜检查,通常能明确诊断。

(七)变态反应性肺浸润

变态反应性肺浸润见于嗜酸性粒细胞增多症、肺嗜酸性粒细胞增多性浸润、多源性变态反应性肺泡炎等。病原体多为寄生虫、原虫、花粉、化学药品、职业粉尘等,多有接触史,症状较轻,可有发热等全身性症状。胸部X线检查可见多发性、此起彼伏的淡薄斑片浸润阴影,可自行消失或再发。肺组织活体组织检查也有助于鉴别。

第五节 治 疗

一、一般措施

(1)加强体育锻炼,增强抗病能力,可坚持跑步、打太极拳等;适时增添衣被,防止外邪侵入。

(2)积极找出各种致敏原,以免再次接触。如儿童对牛奶、蛋类、鱼虾等产生的过敏现象,应少食或禁食;对花粉、油漆、染料、工业粉尘以及家养宠物(如狗、猫)等易过敏者,应尽可能避免接触。

(3)要及时治疗可能诱发本病的隐性疾病,如变应性鼻炎、荨麻疹、湿疹、慢性咽喉炎、慢性扁桃体炎等。

(4)积极预防感冒等病的发生;预防本病的复发,要防早、防小(指幼年阶段已有此病,应及时综合防治)。尤其是有家族遗传倾向者。

(5)戒除烟、酒等不良嗜好。

二、中医治疗

(一)急性发作期及慢性持续期治疗

传统中医学理论认为本病的发生,常因患者先天不足、肾中阴阳亏虚的基础上兼有伏痰存留,实属正虚邪盛、虚实夹杂的病理证候。中医学有“急则治其标”的治疗原则;哮喘急性发作时有“急治其肺”之说。因此本阶段应当重在“降气化痰,平喘止咳”的原则基础上,兼用扶正固本(补肾为主)之品。

1.辨证论治

(1)冷哮。①主症:咳喘、喉中哮鸣如水鸡声,干咳或咳吐稀痰,不能平卧,胸膈满闷如窒,面色苍白或青灰,背冷,口不渴,或渴喜热饮;或兼见恶寒、打喷嚏、流清涕、头痛。舌质红苔白滑,脉浮紧。②治法:宣肺散寒,豁痰平喘。③方药:小青龙汤加减。炙麻黄、地龙、桂枝、五味子、干姜各 10 g,法半夏 12 g,补骨脂、淫羊藿、巴戟天各 15 g,细辛 5 g,甘草 9 g。诸药合用,功可宣肺散寒,化痰平喘兼益肾纳气。喘甚痰多者加紫苏子、白芥子、莱菔子各 15 g;食欲缺乏者加白术、砂仁、茯苓各 10 g;胸闷甚者加厚朴、枳实各 10 g。

(2)热哮。①主症:喘促胸闷,喉中哮鸣,声若曳锯,张口抬肩,不能平卧,或痰色黄而胶黏浓稠,呛咳不利,胸闷烦躁不安,面赤,口渴喜饮;或大便秘结,或伴发热、头痛、有汗。舌质红苔黄腻或滑,脉滑数。②治法:宣肺清热,涤痰降气平喘。③方药:越婢加半夏汤加味。炙麻黄 12 g,苇茎、石膏各 24~30 g,法半夏、地龙、竹沥、黄芩、生姜各 10 g,补骨脂、淫羊藿、桑白皮各 15 g,鱼腥草 30 g。全方功可宣肺清热,涤痰平喘,兼益肾固本。哮喘剧者加紫苏子、白芥子、莱菔子各 15 g;热痰壅盛,阻塞气道,气急喘甚者,加吞服猴枣粉,1 天 2 次,每次 0.3 g。

哮喘主要发病环节在于肾虚的基础上兼有痰浊内伏,"气道不畅",痰液需要排出,而解决气道通气功能是治喘关键所在。因此提出,凡气道痉挛、哮鸣有声音,其治疗原则以通为顺,用疏通方法,肺气开,其气方能降。治喘先开肺,肺开喘自息。宣肺气包含 2 个含义:一是调节平滑肌收缩与扩张,增强呼吸肌的调节功能从而改善气道通气效应;二是清除管道障碍物,控制炎症细胞浸润,消除水肿,引流痰液,保持管道通畅。在哮喘发作期间,以实证为多见,故不论过敏之故,还是感染之因,治疗原则均应"宣肺",宣肺可使邪气及痰液外达而不郁闭于内。现代药理证实,一些宣肺平喘药物如麻黄、地龙等有调节平滑肌收缩与舒张功能,可以改善气道的通气效应。常用的宣肺方药有麻黄汤、三拗汤、小青龙汤、麻杏石甘汤等方。如见痰黄黏稠者,表明患者肺部感染有炎症、热症,故常配以清热解毒药物,目的在于减轻气道炎症,消除管壁肿胀,减少分泌物渗出,缓解或防止气道狭窄,清除管道障碍物,从而使气道保持通畅,改善通气功能。

(3)哮病危症。①主症:哮病发作,喘促气急,不能平卧,肉瞤筋惕,神气怯倦,或烦躁不宁,面色发绀,汗出如油,四肢厥冷,舌色青黯,苔白滑,脉微欲绝。②治法:益气回阳救脱。③方药:四逆加人参汤加味。附片 20~30 g(先煎 30 分钟以上),干姜 10 g,人参 20 g,炙甘草 15 g。阳气津液两脱者,宜回阳固阴,益气生脉,用回阳急救汤加减:人参 20 g,附片 20~30 g(先煎半小时),肉桂、干姜、炙甘草、麦冬、五味子各 15 g,麝香 1 g(另包,用汤药冲服)。方中附片回阳救逆为主药,辅以干姜之辛热,使回阳救逆之力更大,加人参以益阴救逆,此属回阳复阴之法,以炙甘草为佐使,调和诸药,共奏回阳救脱之功。而后方中加入麦冬、五味子,实取"生脉饮"益气复脉之故。

以上方药,水煎服,每天 1 剂。重症每天可连服 2 剂。

2.特色专方

(1)参蛤三七散:人参 100 g,蛤蚧 2 对(去头足,焙黄),三七 10 g,炙麻黄、紫苏子各 20 g,地龙、补骨脂、巴戟天、钩藤各 30 g,研细末,每次 3 g,每天 3 次,口服,7 天为 1 个疗程。待咳喘缓解,每天服 1 次,长期坚守,以巩固疗效。临床上亦可改为汤剂，随症加味。本散具有补益脾肺，纳气平喘的功效。此方是治喘名方，适合于久病哮喘正气较虚者。

(2)温阳散寒汤：麻黄、附子、桃仁、地龙各 10 g，细辛 3 g，虎耳草 30 g 等 6 味，共煎汤剂，每毫升含生药 1.15 g。每次 20 mL，每天 3 次口服，可连服用 7～15 天。本方具有温肺散寒平喘的功效，用于急性发作期或慢性持续期中医辨证属寒哮者。

(3)解痉化痰汤：炙麻黄、杏仁、紫苏叶、百部、黄芩、川贝母各 10 g，地龙、紫菀各 15 g，钩藤 20 g、僵蚕 6 g，白前 12 g，五味子、炙甘草各 9 g。每天 1 剂，水煎服，可连续服用 7～14 天。

(4)皂角泻肺汤：皂角、麻黄、厚朴各 10 g，白芥子、胆南星各 30 g，苦杏仁、地龙、槟榔各 15 g，冰片(分 3 次冲)0.5 g，细辛 6 g。冷哮加干姜、川椒各 10 g；热哮加生石膏、鱼腥草各 30 g，桔梗 15 g，人工牛黄(分冲)0.5 g。每天 1 剂，水煎 3 次取汁，兑匀分 3 次服。本方泻肺逐痰平喘，主治哮喘急性发作期。

(5)平喘抑哮汤：生胆南星、生半夏、炒川芎、枸杞子、菊花、浙贝母、南沙参各 9 g，石见穿、生牡蛎、炙鳖甲各 30 g，夏枯草 12 g，蜈蚣、守宫各 2 条，炙甘草 6 g，水煎服，每天 1 剂。本方是治哮之效方，功可化痰活血，平喘解痉，用以治疗顽固性哮喘经久不愈者，有较好疗效。

(6)四子克喘汤：炙麻黄、杏仁、紫苏子、莱菔子、干姜、细辛、川贝母各 10 g，石膏 30 g，甘草 8 g，白芥子、五味子、米壳各 6 g。水煎服，每天 1 剂。此方乃在麻杏石甘汤、小青龙汤及三子养亲汤基础上加味而成。诸药寒温并用，降气化痰，平喘止咳，用以治疗哮喘急性发作期，只要坚持服药，效果较好。

(7)固本平喘汤：炙麻黄、杏仁、甘草、黄芩、地龙、当归各 10 g，紫苏子、白芥子、莱菔子、淫羊藿、补骨脂、巴戟天、川芎各 15 g，北黄芪 30 g。此为基本方，如寒证加细辛、桂枝、附片等；热证加连翘、鱼腥草等；痰多加橘红、法半夏等。每天 1 剂，煎服。有学者临床以此方为主治疗本病急性发作期，疗效颇佳。

3.中药成药

(1)雷公藤多苷片：本片具有抗炎和免疫抑制作用，用于哮喘急性发作期的临床观察治疗。有学者用雷公藤多苷(口服每天 40 mg 或 60 mg，治疗 4 周)治疗哮喘，并研究了对患者 Th1、Th2 细胞因子的影响，结果显示雷公藤多苷对哮喘患者 Th2 细胞因子的产生具有明显的抑制作用，是治疗哮喘的重要机制；雷公藤多苷对 Th1 细胞因子的产生也有抑制作用，说明雷公藤多苷抑制 Th1、Th2 细胞因子产生的作用无特异性。

(2)地龙胶囊:原生药粉研制而成。1 天 3 次,每次 3～5 g,装胶囊吞服。适用于热哮者。

(3)清开灵注射液:牛黄、郁金、黄连、黄芩、山栀子、朱砂等。每次 20～40 mL加入 5%葡萄糖注射液 250～500 mL 静脉滴注,每天 1 次。适用于痰瘀阻肺、表寒里热的哮喘患者的辅助治疗。

(4)双黄连注射液:每千克体重用本品 1 mL,加入生理盐水或 5%葡萄糖注射液中,静脉滴注,每天 1～2 次;口服,每天 3 次,儿童每次 20 mL,成人每次 40 mL。适用于伴有感染的哮喘患者,可起到加强抗炎和抗病毒作用。

4.针灸疗法

哮喘实证宜针,常用穴位有大椎、身柱、风门、肺俞、丰隆、膻中、合谷、外关、商阳、鱼际等。哮喘虚证宜灸,常用穴位有肺俞、璇玑、膻中、天突、气海、关元、膏肓、神阙、三阴交、肾俞、复溜、命门等。每次选穴 8～10 个,或针或灸,每天 1 次,10 天为 1 个疗程。并配合穴位埋线疗法:选取定喘、大椎、肺俞、厥阴俞、中府、尺泽等穴,埋植羊肠线,20～30 天 1 次,连续数次。

5.雾化吸入疗法

(1)辨证施治方:冷哮用麻黄、桂枝、杏仁、甘草各 10 g,紫苏子、橘红各 5 g;热哮用麻黄 5 g,杏仁、黄芩各 10 g,石膏 30 g,桑白皮 15 g,金银花 20 g。水煎 2 次后混合,再浓煎并反复过滤,沉淀,取液 50 mL,瓶装,消毒备用。超声雾化,口腔吸入,每次雾化时间为 30 分钟。5～7 天为 1 个疗程。

(2)三子养亲汤:紫苏子、白芥子、莱菔子、葶苈子、细辛、麻黄、天竺黄、胆南星、陈皮、丹参、甘草,剂量视证而定。浓煎并反复过滤,沉淀,取液 50 mL,瓶装,消毒备用。超声雾化,口腔吸入,1 天 1 剂,趁热雾化吸入 2 小时,每天 2 次。

6.穴位注射疗法

临床常用药物有曲安奈德混悬液、消旋山莨菪碱、丙种球蛋白、转移因子等。根据药物的特点、经络理论和病情取穴,按常规方法进行穴位注射。实施时可根据药物的不同而选用。该疗法是临床上常被采用的治疗哮喘的有效手段,它是基于中医学“治脏者,治其俞”的原则,将中医学针刺疗法同现代注射疗法有机地结合起来,从而达到一定治疗效果的一种方法。通过穴位施针刺激和所注药物的作用,可使血液中补体、溶菌酶等非特异性机体免疫物质增多,还可以使有过敏性疾病患者的特异性免疫物质 IgA 含量升高,IgE 含量明显降低。当穴位受到综合刺激后,局部组织便产生某些化学介质,通过儿茶酚胺或乙酰胆碱的释放,改变细胞内的环磷酸腺苷和(或)环磷酸鸟苷水平,从而达到防治哮喘的目的。关于用药剂量，应结合药物常规量而定，疗程一般4～8周为佳。

7.穴位割治疗法

穴位割治疗法是通过用某些特殊刀械或针具在特定穴位上的操作，造成物理性的较强而持久的刺激，以使经络气血正常运行，机体阴阳和脏腑功能得以调整，从而达到治疗目的。临床常用的有针刀割治疗法、奇穴割治疗法、腧穴割治疗法、挑刺疗法等4种。

(1)针刀割治疗法。①取穴：第一组取定喘、肺俞；第二组取风门、肾俞，两组均取双侧穴位。②操作方法：穴位表皮常规消毒后，用2%利多卡因2 mL加注射用水4 mL，混合后每穴分别注入1.5 mL。局封后用小针刀快速直刺穴位，针刀尖方向斜向脊柱，与表皮成45°角，深度1.0～1.5寸。针刀进入皮下组织做米字形提插，切4刀，然后拔出针刀，按压针刀口并用创可贴封贴之。两组穴位交替选用。哮喘发作时每周治疗1次，治疗1个月为1个疗程，疗程之间休息1周。本法治疗具有易于操作、穴位刺激量大、得气时间维持长等优点，适用于不同年龄、不同病程的患者。

(2)奇穴割治疗法：用肥皂水洗净患者双手，两手掌心向上并排放在手术台上。以2%碘酊及75%乙醇消毒掌二穴(约在第2、3指间缝后，掌指关节前)或掌五穴(约在大鱼际正中)，铺无菌洞巾。术者戴无菌手套以1%普鲁卡因4 mL加0.1%肾上腺素1 mL(儿童酌减)局麻穴位。左手绷紧手术部位皮肤，右手持手术刀在穴位上做纵向切口，长约1 cm，深约0.5 cm。用弯剪将溢出的脂肪剪除1 g左右(根据患者脂肪的多少而定)，再用弯止血钳伸入刀口深处，夹2～3次深部软组织至患者有酸、麻、胀感觉通往前臂及手指。然后缝合皮肤，敷消毒纱布，胶布固定。同法做另一只手，7天拆线。西医学认为，割治疗法的机制可能是施术后切断了大脑皮质与肺部兴奋灶的联系，建立大脑皮质与手部兴奋灶的联系，转移了兴奋灶，从而达到平喘作用。

(3)腧穴割治疗法：第1次取膻中穴，第2次取肺俞(双)或玉堂穴，第3次取华盖或定喘穴(双)。局部常规消毒后，铺无菌洞巾，术者戴无菌手套，以1%普鲁卡因作皮内和皮下注射(术前须做皮试)。用手术刀在穴位上做1 cm左右的纵向切口，后用止血钳分离切口，暴露脂肪组织并用剪刀剪去少许脂肪组织，然后用裹有纱布的镊子柄伸入切口内按摩胸骨，使其产生酸、胀、麻木的感觉，再以丝线缝合皮肤切口，同时将1 cm左右的2号羊肠线一段固定在切口内脂肪组织的下方，最后用无菌纱布敷盖手术部位。1周拆线，3周后可行第2次割治。

(4)挑刺疗法：通常取背俞及其附近的阳性反应点，如色素沉着点、皮色变淡的点、小结节、条索状物为挑刺点，亦可取双手内侧第2指关节横纹正中（拇指除外）。局部皮肤常规消毒后，先用三棱针直刺穴位，继而卧针上挑皮肤，背俞穴挑刺深度常为2～3 mm，以能挑出白色纤丝或出血为度；手四横纹穴以能挑拨出白色或黄色黏稠液体及挤压出血滴为宜。挑治当天要注意局部皮肤不接触水并保持清洁，以免发生感染。

8.穴位结扎疗法

(1)操作准备：1号医用羊肠线（需事先在温生理盐水中浸软，根据所选穴位的个数剪成长15 cm的线段，以75%乙醇浸泡0.5～1.0小时，用无菌生理盐水冲洗后备用）、弯蚊式止血钳、镊子、持针器、三角皮肤缝合针、手术刀及柄1套、4号丝线、敷料、固定胶布。

(2)选穴。①主穴：肺俞、定喘、膻中、风门、大椎、大杼。②随证配穴：伴咳嗽者加列缺、尺泽、孔最；痰多者加丰隆、足三里、脾俞；气促息短者加关元、太溪、肾俞；瘀象重者加血海、三阴交；胸痛心悸者加心俞、膈俞、厥阴俞。

(3)操作方法，通常选取1～2个主穴和1～2个配穴。以指甲在所选穴位处掐出“X”或以甲紫药液涂点作为标记，对穴区常规消毒，铺无菌洞巾，医师戴无菌胶皮手套，用1%普鲁卡因对穴位皮肤行浸润麻醉（术前做皮试）；用手术刀切开术区皮肤并深达基层，切口长1.5 cm为宜，然后用镊子柄端或弯蚊式止血钳插入切口对穴位进行按摩，以患者感觉到穴区有酸、麻、重、胀感为度。将穿有备好羊肠线的三角缝合针以持针器夹持，沿切口方向从其一端进针，再从另一端出针，左右手各执两线头拉紧打结后留5 cm线头并将之埋入切口深层。最后，用4号丝线将切口缝合1针，无菌敷料包扎，胶布固定。术后注意保持切口处的清洁，择期换药，术后7天拆线。根据患者体质可15～30天穴位结扎1次，连续3次为1个疗程。

9.穴位激光照射疗法

(1)主穴通常取肺俞、膻中、定喘、天突。寒偏重者加合谷、至阳、关元；热偏重者加大椎、风门、孔最；痰多者加丰隆、足三里、脾俞；有瘀象者加血海、膈俞、三阴交；肺脾气虚者加脾俞、足三里、魄户、膏肓、胸段华佗夹脊、周荣、大包；脾肾两虚加肾俞、关元、脾俞、足三里、灵台、身柱。

(2)照射方法用医疗氦-氖激光器或CO_2激光器均可，每次选取1～2个主穴和2～3个配穴。照射功率可根据激光器型号的不同选用3～6 mW为宜。照射距离5 cm左右，光斑直径为1.5～2.0 mm，单穴照射时间3～5分钟，每周连续照射5次，间隔2天后进行下周的治疗，4周为1个疗程。

10.中药穴位导入法

首先根据患者哮喘之临床分型(一般分为外感型、痰湿壅肺型、肺脾两虚型、肺肾两虚型、脾肾两虚型)进行辨证处方遣药。将选择好的处方药物用 600～800 mL 水浸泡 30 分钟后先以武火煎开,继以文火再煎 15 分钟,滤出药液 250 mL。把两次所煎好的药液充分混合后,平均分开置于两个容器内。然后,将预先制备好的 2 块 10 cm×15 cm 大小、0.5 cm 厚的纱布垫(儿童使用时,垫子尺寸可适当缩小),分别浸入两个有药液的容器内,备用。连接好穴位导入治疗仪,将浸有适宜温度药液的药垫,一个平置于以第四胸椎水平为中心的平面上,使肺俞(双)、魄户(双)、厥阴俞(双)、膏肓(双)各穴均被覆盖;另一个药垫平置于以第一胸椎水平为中心的平面上,使定喘(双)、百劳(双)、大杼(双)各穴位均被覆盖(注意勿使两药垫相接触)。然后,在预置好的两个药垫上,分别放置配备的比药垫尺寸略小的铅板,再在其上压置 500 g 重的沙袋或袋装食盐。最后,将阴阳极导线板分别联结到两块铅板的接线柱上(阴阳板与哪块铅板联结没有严格的要求),接通电源,调节电流控制开关,使刺激达到患者感到适宜的强度。治疗时间通常为 30 分钟,治疗结束后让患者静卧 5 分钟后再坐起、行走。每天治疗 1 次,10 次为 1 个疗程,疗程之间间隔 3 天。

需要说明的是穴位注射、穴位割治、激光照射等治疗方法,适宜于急性发作期轻、中度患者的施治;慢性持续期、缓解期亦可实施。

(二)临床缓解期治疗

缓解期是指经过治疗或未经治疗症状、体征消失,肺功能恢复到急性发作前水平,并维持 4 周以上者。

有研究人员在临床实践中观察到,本病急性发作时咳逆喘气,哮鸣有声,而黏痰一经咯出,则病情常可迅速缓解。由此说明宿痰停伏于体内,遇某种诱因(如感受风寒或风温、劳倦、食用某些致敏食物等)而触发,是急性发作期的基本病因病理。然宿痰内伏则与患者先天禀赋不足、肾之阳气亏虚密切相关。肾阳乃机体阳气之根,总司气化,又可摄纳肺所吸入之清气。若阳虚则温化失常,脾肺水津不布,继而化痰生饮,伏留于体内,遇感而诱发哮喘。由于先天不足,故大多自幼发病;随着年龄的增长,肾中精气渐充,部分患者可逐渐自行向愈;反复发病,肾虚更甚,摄纳失常,故时至成年,则较难治愈;病程日久,每致阴阳俱虚。因此可以认为,肾虚是发病之本,临证治疗时,无论是慢性持续期还是急性发作期,即便痰浊内盛,哮喘严重,有学者亦主张适当选用益肾温阳纳气之品,以提高临床疗效。

而当患者处于缓解期或似于常人，无症状体征可辨；或表现为程度轻重不等的肺脾肾虚损之象。肺气虚则每见声低气怯、动则尤甚，或自汗、易感冒；脾气虚，运化失常而出现食少便溏，形瘦无华；肾中阳气不足则可见腰膝酸软，畏寒肢冷，脉沉迟无力等候。三脏俱虚为其本，其中肾虚为发病之关键。这是因为久病哮喘，肺脾气虚，日久必穷及肾，致使摄纳无权；或肾阳素亏，无以温补脾肺，势必形成肺脾肾阳气俱虚之证。即便患者无任何临床症状体征可辨，但仍存在有一定的“潜在肾虚”，只是没有显现出来罢了。

国内各地中西医结合研究表明，本病肾虚（主要为肾阳虚）常贯穿于发生发展的全过程。大量研究结果证实：“肾虚”本质可从内分泌、细胞和分子水平以及生理生化指标的检测结果等方面得到部分证实，如患者的内环境、神经-内分泌系统异常，表现为下丘脑-垂体-肾上腺皮质功能不全，尿中17-羟皮质类固醇及17-酮类固醇含量低于正常人，周围血液中血浆皮质醇水平低下等，而用补肾阳为主的方药治疗后，可以改变上述有关指标，从而进一步从中西医结合角度支持“肾虚”说。

1.辨证论治

（1）脾肺气虚。①主症：咳嗽短气，痰液清稀，面色㿠白，自汗畏风，食少，纳呆，便溏，舌淡边有齿痕，苔白，脉濡弱。②治法：健脾益气，培土生金。③方药：玉屏风散合四君子汤加味。黄芪30 g，党参15 g，白术、茯苓、补骨脂、淫羊藿、当归、丹参、炙甘草各12 g，山药20 g，五味子9 g。诸药同用以健脾益气，培土生金为主，兼益肾纳气，活血化瘀。若表虚自汗加大枣5枚，浮小麦30 g，无效加制附片6～10 g，龙骨、牡蛎各30 g；食少腹胀、痰多者加半夏、陈皮、前胡各10 g。平时可常服六君子丸或资生丸益肺健脾。

（2）肺肾两虚。①主症：咳嗽短气，自汗畏风，动则加重，腰膝酸软，脑转耳鸣，盗汗遗精，舌淡脉弱。②治法：益气温阳，肺肾双补。③方药：用四君子汤合固本防喘汤加减。熟地黄、党参20 g，白术、茯苓、补骨脂、巴戟天、淫羊藿、丹参、川芎各15 g，当归、半夏各12 g，黄芪30 g，菟丝子18 g。全方同用，补肾为主，兼顾肺脾及活血化瘀。咳嗽气喘者，加白芥子、炙麻黄、紫苏子、地龙各10 g；平时常服金匮肾气丸、六君子丸或补肾防哮丸以培其根本。

以上方药，每天1剂，缓解期可长期服药，以增强体质，预防哮喘复发。

2.特色专方

临床缓解期采用补肾为主的治法，对于预防本病的反复发作或进行性加重更具有重要意义。原则上，选方用药须结合本病病机特点，重在益肾温阳，且又当兼顾补脾益肺、活血化瘀、祛除内伏之痰。

(1)固本防喘胶囊:是研究人员总结的一个防治哮喘的有效经验方。药由黄芪、雄蜂蛹、淫羊藿、太子参、补骨脂、菟丝子、附片、法半夏、巴戟天、丹参等药组成,经提取研粉制成胶囊,每粒 0.5 g,相当于生药 3.6 g。该方既适用于成人,又尤其适用于儿童(特别是伴有反复呼吸道感染的患儿),2 岁以下每次服 1 粒,随年龄增长逐渐加大剂量,至 14 岁可服 5 粒,1 天 3 次,连服 3～6 个月为 1 个疗程(宜于 8、9 月份开始服用)。近年已广泛运用于成人,疗效很好。

本方功可补肾温阳,健脾益肺,化瘀活血,兼祛伏痰,平喘止咳。颇合咳喘诸病病机。临床用于防治哮喘,以及慢性支气管炎、阻塞性肺气肿、肺源性心脏病等。尤适合于缓解期服用,发病期间亦可服之。若无成药,亦可用固本防喘胶囊加减,即固本防喘汤。药用北黄芪、菟丝子各 30 g,白术、太子参、补骨脂、巴戟天、淫羊藿、丹参、川芎各 15 g,法半夏、黄芩、附片、桂枝各 10 g。并可随证略做加减,水煎服,每天 1 剂。疗程视病情而定。一般每年服药 2～3 个月。连续或间断服药。

(2)补肾防哮丸:补骨脂、淫羊藿、巴戟天、熟地黄、山茱萸、菟丝子、丹参、白术各 30 g,黄芪、当归各 60 g,五味子、附片各 15 g,法半夏、胆南星各 20 g。按比例研粉,炼蜜为丸(或泛水为丸)。每天早晚各服 9 g(小儿酌减)。本方重在培补先天,温肾壮阳,以增强抗病能力;兼顾补益脾肺之气,培养后天,以杜绝生痰之源;同时选用法半夏、胆南星等祛除内伏之痰;久病入络,故用当归、丹参活血化瘀。综观全方,颇合哮喘缓解期病机特点。在临床上有效率在 82%～95%(发作次数逐渐减少,发作时症状明显减轻,部分患者逐渐停止发作)。对于季节性发作者,宜于好发季节前 2 个月开始连服 3～6 个月;常年性发作者,可于喘止后(亦可于立秋后)连服 3～6 个月。可连服 3～5 年,以病情稳定不复发为度(发作期间亦可服之)。

补肾防哮丸、固本防喘胶囊是研究人员借鉴全国各地经验并经临床观察总结而研制的,该方药具有补肾温阳、益气健脾、敛汗固表、兼祛伏痰、活血化瘀等多种功效,对控制哮喘复发具有良好效果。哮喘患者大都存在下丘脑-垂体-肾上腺皮质功能不全,免疫功能失调等。经服固本防喘胶囊等方后,内分泌功能得到改善,免疫功能明显增强(血清免疫球蛋白、补体 C_3 等均较治疗前有显著性提高)。临床发现,儿童长期坚持服用固本防喘胶囊后,体质明显好转,感冒次数明显减少,哮喘发作次数逐渐减少,直至完全消除。

(3)健脾温肾膏:黄芪、党参各 300 g,茯苓、白术、谷芽、麦芽、白果、怀山药各

150 g,麻黄 100 g,细辛 60 g,陈皮 90 g,菟丝子、仙茅、淫羊藿、补骨脂、女贞子、枸杞子各 120 g,蛤蚧 2 对。随症加减。水浸 12 小时后,取 3 次滤液,浓缩至 2.0~2.5 L;若血虚加阿胶 300~400 g;气阴两虚加龟甲胶 100~150 g,冰糖 0.5~1.0 kg,炼制成膏备用。每年冬至开始,每次用 1 匙,每天 2~3 次冲服。可连续或间断用 1~2 年。

(4)补肾防喘片:①温阳片。方药含附片、生地黄、熟地黄各 6 g,山药、淫羊藿、补骨脂、菟丝子各 9 g,陈皮 1.5 g。②滋阴片含生地黄、熟地黄、天冬各 6 g,山药、黄精各 9 g,女贞子 15 g,陈皮 1.5 g。两方均按比例制成浸膏片,每 1 剂可服用 2 天(其中补肾防喘片已制成成药)。根据季节性发作患者易于 10 月左右复发的特点,从 8 月初就开始服药,至 10 月底止,共 3 个月左右,连服 3~5 年。有免疫学研究发现温阳片能抑制血清 IgE 的季节性升高,提高抑制性 T 淋巴细胞功能,同步观察治疗前后抑制性 T 淋巴细胞和血清 IgE 的相关变化,发现温阳片组 IgE 与抑制性 T 淋巴细胞治疗前后呈明显负相关,对照组则无明显直线相关。提示温阳片可能通过免疫调节而发挥预防复发作用。临床证实,长期坚持服用,对本病有较显著疗效,患者发作次数明显减少甚至极少再发,发作时症状渐见减轻,且无毒不良反应。

(5)玉屏风散剂:黄芪 30 g,白术 20 g,防风 10 g,当归 12 g,赤芍 18 g,陈皮 6 g。按上药比例配为散剂,每天服 6~9 g,每天 2 次,用适量蜂蜜调服及温开水送服。在发病季节前 2~3 个月开始预防性服药。常年发病者可与其他药物同时服用,服药时间适当延长。有补肺固表、扶正祛邪作用,可有效防治哮喘发作。

由于久病每易"入络",常使血瘀之征显现,故缓解期患者可坚持服用活血化瘀之品。常用药物如丹参、当归、川芎、三七、桃仁、红花,以及虫类药如全蝎、蜈蚣、僵蚕等。通过活血化瘀之法,使瘀血渐消。实践证明,合理选用活血化瘀法有利于提高临床的疗效。防早、防小(指幼年阶段一有此病,即应及时综合防治)。过敏患者应尽可能找出致敏原,避免再次接触。如儿童易对蛋类、牛奶、鱼虾等产生过敏,当少食或禁食之;对药物、花粉、油漆、涂料、工业粉尘等易过敏者,应尽可能减少接触;及时治疗变应性鼻炎、荨麻疹、湿疹、慢性咽炎等病,以消除可能引起哮喘反复发作的隐性病灶。平时应注意加强体育锻炼,消除有害气体、烟雾的刺激,及时防治上呼吸道感染。

3.穴位敷贴

夏季中药穴位敷贴是哮喘缓解期颇具中医特色的防治方法,近年来在临床上广泛受到关注(亦有配合冬季进行敷贴者),实践证明本方法具有较显著的预防复发的效果。

(1)冬病夏治消喘膏:白芥子、延胡索各 21 g,甘遂、细辛各 12 g,共研末,于夏季三伏天开始使用。每次以 1/3 药末,加生姜汁调成稠膏状,分摊于 6 块直径约 5 cm 的油纸或塑料布上,贴于背部肺俞、心俞、膈俞(均为双侧)穴上,后用胶布固定;贴 4～6 小时。每隔 10 天贴 1 次,于初伏、中伏、晚伏各 1 次,共 3 次。连贴 3～5 年。宜晴天中午前后贴,阴雨天贴效果欠佳。贴药后不宜过多活动。本法对喘息型慢性支气管炎、哮喘有良好的防发作用,疗效随贴药年限的延长而逐渐提高。

亦可先在肺俞、心俞、膈俞等穴位上拔罐 5～10 分钟,后将本膏或用参术白芥散(白芥子、细辛、甘遂、吴茱萸、苍术、木香、白芍、雄黄、丁香、肉桂、皂角各等份,红参 1/10 量,麝香、冰片适量,共研细末,上药每 10 g 加海龙 1 条研末。密封备用)于入伏、数九各敷贴 3 次,方法同上方。1 年 6 次为 1 个疗程,连续贴穴 3 个疗程以上。

(2)麻芥玄辛膏:取麻黄 20 g、白芥子 20 g、延胡索 18 g、细辛 10 g、甘草20 g、麝香少许,提取有效成分精制成膏药类剂型,规格为 3.5 cm×3.5 cm 每贴,含生药 1.5 g,进行敷贴治疗。①取穴:胸及背部两侧对称的心俞、肺俞、膈俞、肾俞、脾俞及风门、大椎、定喘、天突、膻中等穴位交替使用。②贴药时间:夏季组在初、中、末伏的第 1 天各贴 1 次。冬季组在任何时间均可贴治,10 天 1 次,贴 3 次为 1 个疗程,每次根据患者耐受程度贴药 3～8 小时,每穴 1 贴。冬季注意保暖,防止治疗期间感冒而使哮喘发作加重。连续治疗 3 个疗程后进行统计,分析疗效。

(3)菟丝敷贴膏:菟丝子 120 g,杜仲 100 g,白芥子、僵蚕、延胡索各 30 g,甘遂、细辛各 10 g。上药以芝麻油、红丹研制成膏,每膏 2 cm×2 cm 左右,贴于肺俞、膏肓、大椎 3 个穴位。若发病季节比较明显,在发作前 1 个月开始贴敷,若没有明显的季节性,可贴 2 个月为 1 个疗程。若皮肤对膏药敏感有反应可间歇3 天再贴,每张贴 3 天。治疗期间禁食一切辛辣油腻物。诸药合用意在补肾阳兼化伏痰、解痉。在取穴上,肺俞主治咳嗽、哮喘;膏肓主治虚劳、咳嗽、哮喘、咯血;大椎主治咳嗽。本法应用对于预防控制和治疗哮喘有良好的作用。临床应用时,偶有贴敷部位出现充血及痒感,一般无全身症状,于停用贴膏 3 天后症状消失或减轻,仍可继续贴敷。

关于敷贴疗法及药物方法众多。如有学者用白芥子、洋金花、甘遂、细辛为主,另分别加入砒霜、麝香与安息香组方制成泥丸,选患者双侧肺俞、心俞、膈俞针刺后以伤湿止痛膏进行穴位固定，于初、中、末伏第 1 天各贴药 1 次，3 次为 1 个疗程。另有学者采用指针配合穴位外敷贴药（白芥子 20 g，甘遂、细辛各 15 g，延胡索 25 g，干姜 10 g，研末用鲜姜汁调成梧桐子大药丸），亦取得满意效果。另有研究人员认为贴敷药有寒热之分，寒型用白芥子、地龙、细辛各 20 g，延胡索、甘遂各 20 g，冰片、樟脑各 10 g，麝香 1 g，附子 60 g 组方；热型用上方去附子加天竺黄 60 g。共研细末，鲜姜汁调糊制饼贴穴。

4.针灸疗法

针灸疗法取穴足三里、三阴交、肺俞、脾俞等穴，常规针法或灸法，有增强体质，预防哮喘、慢性阻塞性肺病等病复发的效果。

5.穴位按摩

穴位按摩常用砒椒散（砒霜 1.5 g，白胡椒 9 g，研末）用四层纱布包好，酒精适量浸渍散药使之微湿润，取少许做按摩用。取穴：肺俞（双）、膻中；大椎、天突。1 天 1 组，交替按摩。上药可供 1 个人用 10～15 天。初伏开始，连按 3 个月；每穴不超过 30 秒钟；皮肤出现小水疱，涂甲紫数次即愈。

6.穴位封闭

穴位封闭取天府、足三里穴。用黄芪注射液（每 2 mL 相当于生药 4 g），每周 1 次。第 1 周注射右天府及左足三里穴，每穴 1 mL；第 2 周后左右交替注射，于缓解期连续注射 34～38 针次为 1 个疗程，连续 3 年注射 3 个疗程。本方法主要用于小儿哮喘的防治（亦可加大剂量用于成人）。根据治疗前后的淋巴细胞转换率及血嗜酸性粒细胞绝对值的对比，说明本法确有提高机体细胞免疫功能和降低患儿过敏的作用。同时用本法与 5%胎盘球蛋白注射液做对照观察（方法相同），结果黄芪注射液优于胎盘球蛋白注射液。

7.穴位药线植入

将 1 号铬制羊肠线与豨莶草共煮 30 分钟制成药线，冷却后剪成 0.5 cm 长供治疗组使用。将 1 号铬制羊肠线用清水煮沸，冷却后剪成 0.5 cm 长供对照组使用。取膻中穴常规消毒铺巾后，在穴位上普鲁卡因浸润局麻，用手术刀做大约 1 cm长切口，血管钳剥离周围组织，经过浅筋膜达到肌层敏感区，穴位按摩 1～2 分钟，将适量的药线（治疗组）或羊肠线（对照组）置于切口内，然后缝合 1 针即可，盖上消毒纱布，5～7 天后拆线，每月埋线 1 次，连续 3 个月，共埋线 3 次。

8.耳针

缓解期可以做耳穴平喘、肺、肾、内分泌、皮质下、交感、神门及敏感点埋针，配合其他治疗，常有较好的疗效。

9.穴位熏灸

先用七星针在心俞、肺俞、定喘、大椎等穴上敲打后，再以 6.7 mm 厚的鲜姜片贴在穴位上，进行隔姜艾条熏灸，每穴 3 壮。疗程可参照“5.穴位按摩”。

临床上可视情选用上述方法 1～2 种，并配合方药内服及饮食调护等综合疗法，常可获得较好疗效。

三、西医治疗

(一)急性发作期的治疗

急性发作期的治疗目的是尽快缓解气道阻塞，纠正低氧血症。恢复肺功能，预防进一步恶化或再次发作，防止并发症。一般根据病情的分度进行综合性治疗。

1.轻度

每天定时吸入糖皮质激素 200～500 μg；出现症状时吸入短效 β_2受体激动剂，可间断吸入。效果不佳时可加用口服 β_2受体激动剂控释片或小量茶碱控释片，或加用抗胆碱药如异丙托溴铵气雾剂吸入。

2.中度

吸入剂量一般为每天 500～1 000 μg，规律吸入 β_2激动剂或联合抗胆碱药，吸入或口服长效 β_2受体激动剂。亦可加用口服白三烯调节剂如孟鲁司特，若不能缓解，可持续雾化吸入 β_2受体激动剂(或联合用抗胆碱药吸入)，或口服糖皮质激素，必要时可用氨茶碱静脉注射。

3.重度至危重度

持续雾化吸入 β_2受体激动剂，或合并抗胆碱药；或静脉滴注氨茶碱或沙丁胺醇；加用口服白三烯调节剂。静脉滴注糖皮质激素如琥珀酸氢化可的松或甲泼尼龙或地塞米松。待病情得到控制和缓解后(一般 3～5 天)，改为口服给药。注意维持水、电解质平衡，纠正酸碱失衡。

(二)慢性持续期的治疗

一般哮喘经过急性期治疗症状得到控制，但哮喘的慢性炎症病理生理改变仍然存在，因此，必须制定哮喘的长期治疗方案。根据哮喘的控制水平选择合适的治疗方案。

对哮喘患者进行哮喘知识教育和控制环境、避免诱发因素贯穿于整个治疗阶段。其他可供选择的缓解用药包括吸入型抗胆碱能药物、短效或长效口服 β_2受体激动剂、短效茶碱等。除非规律地联合使用吸入型糖皮质激素，否则不建议规律使用短效和长效β受体激动剂。由于哮喘的复发性以及多变性，需不断评估哮喘的控制水平，治疗方法则依据控制水平进行调整。

以上方案为基本原则，但必须个体化，联合应用，以最小量、最简单的联合，不良反应最少，达到最佳控制症状为原则。至于临床缓解期，目前主要是以中医药治疗为主。

第六节 医案选录

李某，女，58岁。

病史：患者既往支气管哮喘病史8年，每遇季节交替或气候变化时易反复发作。近1个月来因天气转凉，咳嗽、气喘加重，夜间难以平卧，影响睡眠，遂来就诊。

症状：患者自述咳嗽，喘息气促，胸闷憋气，活动后加重；夜间咳嗽、喘息发作频繁，影响睡眠；痰少而黏，不易咳出；口唇发绀，舌暗红，苔薄白，脉涩。

体征：患者面色晦暗，呼吸急促，胸部隆起，双肺可闻及广泛哮鸣音；心率偏快，律齐，未闻及杂音；腹部平软，无压痛。

辅助检查：肺功能检测示支气管舒张试验阳性，提示支气管哮喘。胸部X线检查示双肺纹理增多、紊乱。血常规、生化检查未见明显异常。

西医诊断：支气管哮喘。

中医诊断：哮病。

证型：肺瘀痰阻证。

辨证分析：患者支气管哮喘日久，肺气亏虚，宣降失司，痰浊内生；痰浊阻滞肺络，气血运行不畅，渐成瘀滞；瘀阻肺络，加重气道痉挛，故喘息气促，胸闷憋气；口唇发绀，舌暗红，脉涩，均为肺瘀之征。

处方：治以活血化瘀，宣肺平喘。桃仁10 g，红花6 g，赤芍15 g，川芎9 g，丹参15 g，紫苏子10 g，地龙10 g，僵蚕10 g，白果10 g，甘草6 g。共7剂，每天1剂，水煎2次，早晚分服。

方解：前方中以桃仁、红花、赤芍、川芎活血化瘀，通利肺络；丹参加强活血化瘀之功，并兼以养血；紫苏子、地龙、僵蚕宣肺平喘，化痰止咳；白果收敛肺气，以防耗散太过;甘草调和诸药。诸药合用,共奏活血化瘀、宣肺平喘之功。

※ 肺瘀理论及活血化瘀法治疗支气管哮喘分析※

在中医理论中,肺瘀是指因各种原因导致肺部气血瘀滞的病理状态。对于支气管哮喘患者而言,长期的气道炎症、痉挛和黏液分泌增多,容易导致气血运行不畅,进而形成肺瘀。

活血化瘀法在治疗支气管哮喘中的应用,主要是通过改善肺部血液循环,减轻气道炎症和痉挛,从而缓解咳嗽、喘息等症状。活血化瘀药物能够扩张血管,增加血流量,促进炎症吸收和消散;同时,还能抑制炎症介质的释放,减轻气道炎症反应。此外,活血化瘀药物还能改善气道黏液分泌,使痰液易于咳出,有助于缓解气道阻塞。

在本案例中,患者支气管哮喘反复发作,咳嗽、喘息气促,胸闷憋气,口唇发绀,舌暗红,脉涩,均为肺瘀痰阻之表现。因此,采用活血化瘀法治疗,选用桃仁、红花等活血化瘀药物,配合紫苏子、地龙等宣肺平喘药物,以达到活血化瘀、宣肺平喘的目的。通过治疗,患者咳嗽、喘息等症状得到缓解,生活质量得到提高。

第五章　肺痨与支气管扩张症

第一节　疾病概述

一、定义

支气管扩张症多见于儿童和青年。大多继发于急、慢性呼吸道感染和支气管阻塞后，反复发生支气管炎症，致使支气管壁结构破坏，引起支气管异常和持久性扩张。临床表现主要为慢性咳嗽、咳大量脓痰和(或)反复咯血。本病过去发病率较高，仅次于肺结核，自抗生素和疫苗问世以来，该病的发病率已有明显下降，典型病例亦明显减少。

根据本病的临床表现及发病的不同程度和阶段，一般将其归类于中医学"肺痈""咯血""咳嗽"范畴，属于难治性咳喘疾病之一。肺痈是指由于热毒瘀结于肺，以致肺叶生疮，肉败血腐，形成脓疡，以发热、咯吐腥臭浊痰，甚则咯吐脓血痰为主要临床表现的一种病证。《黄帝内经》无肺痈之名；《金匮要略·肺痿肺痈咳嗽上气病脉证治》篇云："咳而胸满，振寒脉数，咽干不渴，时出浊唾腥臭，久久吐脓如米粥者，为肺痈。""风伤皮毛，热伤血脉；风舍于肺，其人则咳，口干喘满，咽燥不渴，多唾浊沫，时时振寒。热之所过，血为之凝滞，蓄结痈脓，吐如米粥，始萌可救。"即指肺痈发作时的证治，首创"肺痈"之名，对该病从临床特点到治疗方法都有详尽论述，实为本病治疗提供了理论依据。

支气管扩张症目前仍为临床上较为难治的疾病，因为它病程长、病情缠绵，而且病理变化错综复杂。虽然各家对该病的认识有所差异，但对其基本的病理特点认识大致一致。该病为本虚标实，肺脾气虚为本，痰、热、瘀为标，"痰热"是支气管扩张症辨证论治的一个主要矛盾。急则治标，缓则治本，中医对该病的分期治疗是个很好的思路，其中尤其要强调缓解期的持续治疗。通过缓解期的治疗，控制疾病反复发作，防止进一步恶化，是其最终的治疗目标，而这也是中医治疗本病的优势所在。

二、分期

一旦支气管扩张症的诊断明确，就需要根据患者的临床症状等，评估患者的临床分期。目前支气管扩张症的急性加重定义为咳嗽、痰量变化、脓性痰、呼吸困难或者运动耐受度、乏力或不适、咯血，这 6 项症状中的 3 项及以上出现恶化，时间超过 48 小时，且临床医师认为需要处理的情况。严重而频繁的支气管扩张症急性加重会导致生活质量下降，日常症状加重，导致与总体预后相关的肺功能下降，病死率增高，因此及时准确地判断支气管扩张症急性加重期是十分重要且必要的。

三、疾病严重度评价

与其他呼吸系统疾病一样，为指导患者的分级管理和预测未来风险，支气管扩张症也需要疾病严重度评价工具。目前临床大多通过影像学评价（Reiff 评分较常用）来评估支气管扩张症的严重程度。但由于支气管扩张症的发病具有较显著的异质性，影像学受累和支气管扩张症严重程度之间并无密切相关性。国外学者从多维角度，结合患者的临床症状、影像学表现、急性加重风险及细菌定植等情况，设计并证实了支气管扩张症严重程度指数（bronchiectasis severity index，BSI）和改良后支气管扩张症严重程度分级评分（E-FACED 评分）可以用于支气管扩张症严重程度评价，国内对这一方面研究有限。

（一）BSI 评分

BSI 评分包括年龄、体质指数（body mass index，BMI）、FEV_1 占预计值%、既往 2 年住院次数、既往 12 个月急性加重次数、改良呼吸困难指数量表（modified medical research council，mMRC）、铜绿假单胞菌及其他微生物定植情况、影像学表现 8 个指标。总得分 0～4 分为轻度，5～8 分为中度，≥9 分为重度。BSI 评分主要用于预测支气管扩张症患者未来病情恶化、住院、健康状况和死亡情况。具体评分标准如表 5-1 所示。

表 5-1 BSI 评分标准

指标	变量	分值
年龄(岁)	<50	0
	50～69	2
	70～79	4
	≥80	6
BMI	<18.5	2
	18.5～25.0	0
	26～29	0
	≥30	0
FEV_1占预计值%(%)	>80	0
	50～80	1
	30～49	2
	<30	3
既往因加重住过院	无	0
	有	5
既往 1 年内急性加重次数	0	0
	1～2	0
	≥3	2
mMRC 评分	0～Ⅱ	0
	Ⅲ	2
	Ⅳ	3
铜绿假单胞菌定植	无	0
	有	3
其他微生物定植	无	0
	有	1
影像累及 3 叶及以上或囊状支气管扩张症	无	0
	有	1

(二)E-FACED 评分

E-FACED 评分包括既往急性加重情况(E)、FEV_1占预计值%(F)、年龄(A)、铜绿假单胞菌定植(C)、影像学严重程度(E)及 mMRC 评分(D)5 个指标。总得分 0～3 分为轻度,4～6 分为中度,7～9 分为重度。E-FACED 评分主要用于预测支气管扩张症患者未来急性加重次数和住院风险。具体评分标准如表 5-2 所示。

表 5-2 E-FACED 评分标准

指标	变量	分值
既往 1 年内至少一次因加重导致住院	无	0
	有	2
FEV_1占预计值%(%)	≥50	0
	<50	2
年龄(岁)	<70	0
	≥70	2
铜绿假单胞菌慢性定植	无	0
	有	1
影像受累叶数	1～2	0
	>2	1
mMRC 评分	0～Ⅱ	0
	Ⅲ～Ⅳ	1
E-FACED 评分	总分	0～9

四、病理

《丹溪心法·咳嗽》云:"自气成积,自积成痰,痰夹瘀血,遂成窠囊"。丹溪所言之"窠囊"即痰瘀胶结于肺而形成的痰瘀同病。《说文解字》对"窠"的解释:"窠,空也,一曰鸟巢也。穴中曰窠,树上曰巢。"《康熙字典》对"窠"的解释是"窠窟,又巢"。百度百科对"窠"的解释有 8 个义项,其中第 8 项是"洞,坑"。《说文解字》对"囊"的解释:"囊,橐也"。清代李汝珍《镜花缘》"无耐囊橐萧瑟,衣食堪难。"囊橐萧瑟,形容缺乏财务,没有什么积蓄。囊橐,就是口袋。《诗经·大雅·公刘》:"于橐于囊。"《史记·平原君虞卿列传》:"锥之处囊中。"综上所述,"窠囊"的字面含义就是"有空洞的袋状物"。

《内科学》中支气管扩张症的病理变化是这样论述的:“位于段或亚段支气管管壁的破坏和炎性改变,受累管壁的结构,包括软骨、肌肉和弹性组织被纤维组织替代。扩张的支气管内可积聚稠厚脓性分泌物,其外周气道也往往被分泌物阻塞或被纤维组织闭塞所替代。”扩张的支气管包括3种类型:柱状扩张、囊状扩张、不规则扩张。“充满炎性介质和病原菌黏稠液体的气道逐渐扩大、形成瘢痕和扭曲。支气管壁由于水肿、炎症和新血管形成而变厚。”

朱丹溪所谓“自气成积,自积成痰,痰夹瘀血,遂成窠囊”与现代医学中支气管扩张症的病理变化有异曲同工之处。目前尚无证实二者关系的相关研究和文献记载,拟在今后的研究中作专项探讨。另外,热邪损伤肺络或痰瘀化火灼伤血络,也符合支气管扩张咯血的机制。

第二节 病因、病机

一、素体亏虚为本

支气管扩张症属中医的“肺痈”范畴,多于儿童和青少年期发病。肺主气,宣发肃降,通调水道,开窍于鼻,外合皮毛,若先天禀赋不足,肺虚有隙,易招邪侵,邪侵不去,深入肺脏至虚之处,从而形成窠臼,稍有外邪侵犯或劳倦,就使疾病反复,不易恢复,反复淹缠,又伤正气。从临床上看,本病患者多形瘦体弱,常有气短、气息喘促等症,故肺虚为本病之根本。

二、邪热内蕴为根

外感温邪,或感寒郁而化热,或体内气郁化火,或余邪未尽,灰中有火,邪热在其成因的长期持续作用下渐积而盛,由微转旺,到了一定程度,便会灼伤肺络而引起咯血,热盛肉腐为脓则咳吐脓痰,这是该病的直接原因。若失治或治疗不当,余火消除不彻底,则会因上述病因持续或反复地作用于人体,导致邪热继续蓄积日壮,伺机作祟;或因新感时邪、劳累体虚、狂饮、暴怒、骤热等,引动邪热复炎成灾,灼伤肺络,每致咯血屡屡复发,宿根难除。

三、饮食不节

若病久迁延不愈,则子病及母,肺脾同病,加之饮食失当,或有偏嗜,致使脾运化水液功能失调，痰浊内生，上注于肺；或肺、脾气虚不能统摄血液，使血溢脉外而发病。

四、情志不和

肝脉由下而上贯膈注于肺，其气升发，助肺宣发；肺居上焦，其气肃降，可抑制肝阳上升太过，此乃金制木之意。若病久肺虚，失其清肃之性，则肝木易于上乘，反侮于肺；遇之情志不舒，使肝气郁结，化火上逆犯肺，灼伤肺络，发为咳逆、咯血之症。

五、以肺为中心的脏腑气血牵连

肺为娇脏，主宣发肃降，主气而朝百脉，在五行属金，因此支气管扩张症的病机牵涉气血和其他四脏。肺气以宣发肃降为顺，邪气犯肺，自身为热或郁而化热，炼液为痰或灼伤血络，可导致痰、热、瘀等病理产物，痰、热、瘀积聚肺之至虚之处，留而不去，是本症的病机重心。

若肺气不足，则宣发肃降功能减弱，水液停聚于肺系，随肺气上逆，而出现咳痰；邪壅于肺，郁而化热，痰热内壅，炼液为痰，则痰色黄稠；若热伤肺络，络损血溢，可致咯血；血溢脉外，而成瘀血；若痰热阻滞肺络，导致气滞血壅，络脉气血不畅，则出现胸痛；血腐化脓，则咳吐脓血、腥臭痰。

痰热瘀积可以化火，可呈燎原之势。发生支气管扩张症的患者多为素体热盛（阳盛）或阴虚之体。阳盛体质之人，因其阳盛则阴易损，故多会伴不同程度的阴虚状况，凡禀此体质者无论有无阴伤，感受六淫之邪后入肺多从热化。病程迁延，郁热伤阴，又可出现肺热阴虚。

由于肝脉上注于肺，部分患者素体肝旺，易气郁化火，肝火上炎，上逆犯肺，而出现火热证。脾胃位居中焦，为气血生化之源，虚则水湿停聚为痰，虚则肺金没有母生，肺气更虚。肺热可伤肺津，更可耗肾液。因此痰、热、瘀积聚肺之至虚之处，留而不去，可以出现以肺为中心的脏腑气血牵连病机。

支气管扩张症的病因主要有外因、内因两个方面，外因指外感风、火、湿、热之邪，内因多指肺体亏虚、饮食不当及七情内伤。临床上内因与外因又互为因果而致恶性循环，正气虚弱容易感受外邪，内有痰热，外邪又易入里化热，使痰热更盛，在邪正相争中正气消耗，使正气更虚，导致支气管扩张迁延难愈。

综上所述，支气管扩张据其发病过程的不同阶段，病因包括外因和内因 2 个方面。外因指外感风、湿、燥、火之邪，内因多指素体亏损、饮食不当及七情内伤。而其发病机制主要强调火、痰、气、虚、瘀 5 大环节。火有虚实之分，实火多为肺热、肝火、胃火。虚火多为阴虚肺热、肾阴亏损、虚火上炎。痰主要指痰热内蕴或阳虚水泛。瘀指血瘀，由于病久必虚，虚久必瘀；或者痰浊阻络，导致血瘀。气有肝失疏泄致气逆犯肺，肺气失宣，胃气上逆及冲气不调。虚有肝肾阴虚，肺胃不足，也有脾胃气虚之证。各病理之间可以相互转化，相互影响，相互错杂。

本病为内外合邪而成，主要是肺内热毒蕴结，血败肉腐而成痈。急性感染期因外邪侵犯肺卫，若不能及时清解，痰热蕴肺，肺失清肃，进而气分之热毒浸淫及血分，伤及血脉，血为之凝滞，热壅血瘀，酿成脓痈。痰热与瘀血壅阻肺络，肉腐血败，脓血排出，痰瘀热毒得以外泄，正气得以恢复，则病情得以好转、缓解。若迁延不愈，易造成肺损伤而难以修复。一旦损伤形成，患者四季咳嗽，时轻时重，咯吐脓性痰液，状如米粥，气味腥秽，严重时咳吐脓血，甚至大咯血，病势危急。久病也可出现短气，气喘，丧失劳动能力。

第三节 发病机制

一、微生物定植和感染

支气管扩张症患者的气道中更适合微生物定植，主要因为痰液干结和纤毛清除功能被破坏。这些特点与免疫功能异常，使病原微生物在合适环境下与躯体共生存。肺炎是驱动肺部炎性反应和支气管扩张的主要因素。在幼儿期的气道严重感染或者反复发作肺部感染可能是导致其后来发展为支气管扩张症的主要原因。此外长期气道细菌性炎症与疾病发病机制是相关的。细菌、分枝杆菌、病毒和真菌被认为是导致支气管扩张症发生和发展的主要因素，不同病原体毒力策略各异，包括结构介导宿主损伤和炎症损伤。病原体还可以通过多种机制来逃避宿主免疫反应，如形成生物膜。流感嗜血杆菌通过侵入气道上皮细胞并在细胞内存活，从而绕过或下调宿主的免疫反应。流感嗜血杆菌是支气管扩张症患者慢性气道感染最常见的原因之一，但其发病机制不明确。铜绿假单胞菌是与支气管扩张症相关的一种重要的病原体，与其他病原体相比，铜绿假单胞菌的临床预后较差，病死率较高。非结核分枝杆菌是一种细胞内病原体，可直接引起支气管扩张症或感染已确诊的支气管扩张症患者病情恶化。总的来说，感染性病原体通过促进气道损伤、增加炎性反应、逃避宿主免疫反应来促进支气管扩张症的发生发展，病原体可以在气道中持续存在，并最终对抗菌疗法产生耐药。

二、免疫调节异常

在支气管扩张症患者中，先天免疫和获得性免疫成分都异常，不管是免疫缺陷还是免疫高反应性都会导致疾病的发生、发展，最终导致支气管扩张症。小气道的炎症和破坏可导致支气管扩张症，这些患者在确诊支气管扩张症之前就出现了小气道炎症改变的相关放射影像学的征象，并且可能是可逆的。气道上皮细胞除了提供一个对抗入侵生物体机械屏障外，还通过释放促炎因子和增加调节吞噬细胞黏附和跨内皮迁移的表面糖蛋白表达来招募中性粒细胞。这些支气管扩张症宿主对炎症的过度反应，除了气道炎症外，有证据表明全身炎性反应与一种被认为是与疾病严重程度水平相关的间接标志物，即凝血因子纤维蛋白原水平升高有关。原发性或获得性免疫缺陷与支气管扩张症有关，有些支气管扩张症患者对肺炎链球菌或流感嗜血杆菌的疫苗反应不充分，表明其免疫系统不能协调 B 淋巴细胞和 T 淋巴细胞对特定抗原做出反应。在慢性淋巴细胞白血病和与转运体相关抗原呈递不足综合征的患者中普遍存在支气管扩张症。转运体相关抗原呈递不足综合征的患者中，主要组织相容性复合物 Ⅰ 类分子的表达降低，导致细胞毒性 $CD8^{+}$ T 淋巴细胞对抗原的识别能力降低，损伤免疫反应，使得微生物感染持久。因此，细胞毒性 T 淋巴细胞可能在支气管扩张症的发生、发展中起关键的作用，其他先天性或获得性免疫缺陷状态，如人类免疫缺陷病毒感染，同时与支气管扩张症的进展有关。

三、先天性细胞免疫功能受损

气道的中性粒细胞增多是支气管扩张的标志之一。中性粒细胞主要是由感染性触发因素招募的，并使 T 淋巴细胞对 Th1 细胞介导的炎性反应发生倾斜。即使在稳定的支气管扩张症中也可观察到气道的中性粒细胞，但在感染和恶化过程中气道的中性粒细胞就会增加，这促进了支气管扩张症病情进展。中性粒细胞通过趋化因子被招募到气道中，一旦中性粒细胞迁移到达气道，病原体和高浓度炎性介质就会触发细胞吞噬、去颗粒，从而杀灭细菌。然而，在支气管扩张症中，尽管嗜中性粒细胞数量丰富，但不能清除细菌，这主要是因为吞噬作用受到阻碍，其机制包括中性粒细胞弹性蛋白酶的分泌、从中性粒细胞释放的防御素对受体分裂的影响和由炎症诱导的细胞内信号传导功能的异常。中性粒细胞弹性蛋白酶直接分解与病原体结合的补体成分，从而阻止调理作用和补体激活。中性粒细胞弹性蛋白酶通常被天然的抗蛋白酶抑制，如 α_1-抗胰蛋白酶和分泌性白细胞蛋白酶抑制剂所抑制，但在支气管扩张症患者的气道中，大量中性粒细胞被募集和过度脱颗粒导致中性粒细胞弹性蛋白酶过量，且多种抗弹性蛋白酶防御机制受到阻碍，包括分泌性白细胞蛋白酶抑制剂的分解和失活。中性粒细胞弹性蛋白酶水平与疾病严重程度、肺功能、放射影像学结果和痰量相关，在稳定和加重的支气管扩张症中作为评估其对抗生素治疗反应情况的潜在的炎症和预后的标志物。与中性粒细胞一样，支气管扩张症患者的气道内的巨噬细胞数目也在增加。在支气管扩张症和细菌性支气管炎的患儿中，巨噬细胞的吞噬功能是受损的。通过无对抗性颗粒产物的释放和凋亡细胞的二次坏死造成的损伤，气道内中性粒细胞清除失败，最终导致炎症增加。

四、黏膜纤毛清除受损

黏液纤毛清除是气道重要的生理自我清除机制。气管内上皮细胞表面有纤毛，纤毛以严格调节方式摆动推动物质向咽部运动。纤毛及其上覆着黏液一起形成黏液纤毛自动扶梯，确保进入气道的异物被运输并以咳嗽方式排出。纤毛及相关黏液纤毛自动扶梯受损可导致支气管扩张症。多种因素可能导致纤毛运动减少，包括铜绿假单胞菌产生氰化物和中性粒细胞蛋白酶，加上气道纤毛缺失，导致支气管扩张症非炎症性和气道高反应性。气道结构性缺陷损害黏液纤毛自我廓清功能，如维持气管的软骨软化等，因气道不通畅、气道内分泌物过多及反复感染导致支气管扩张症。影响纤毛及其功能的遗传条件也与支气管扩张症有关。原发性纤毛运动障碍是一种常染色体隐性疾病，导致纤毛功能紊乱和黏液纤毛功能受损。囊性纤维化跨膜传导调节器变体表达功能失调性的也被认为是导致支气管扩张症的发病机制，即使在没有囊性纤维化跨膜传导调节器变体纯合子的情况下，也会导致囊性纤维化疾病的发生。

五、其他机制

氧化应激和气道缺氧是由炎症细胞和细菌营养消耗与受损肺段含氧血液供应减少引起。氧化应激与支气管扩张症中气道损伤有关。支气管扩张症中激活的免疫细胞是活性氧物质的丰富来源，呼出气体中 H_2O_2 水平升高与中性粒细胞负荷、疾病严重程度和肺功能有关。微生物感染通过吞噬细胞募集、脂质过氧化和释放应激反应蛋白 HAEM-氧合酶-1，进一步促进氧化应激和炎性反应。维生素 D 缺乏也可能导致支气管扩张症的发生。

总之，支气管扩张症的发病机制复杂，既往认为支气管扩张症发病机制关键环节为支气管感染和支气管阻塞，二者相互影响，形成恶性循环。随着新的技术、新的方法和研究进展，对既往的认识形成强有力的补充，不断地完善和发展，推动临床对支气管扩张的深度认识，为支气管扩张的诊治和研究提供了新的思路。

第四节　诊断与鉴别诊断

一、诊断

（一）诊断要点

1.症状

反复咯血；慢性咳嗽，咳脓性痰，于变换体位时易咯出。部分患者过去曾患过百日咳、麻疹、肺结核或多次发生肺炎。

2.体征

患者可有肺部固定性湿啰音，感染时尤为明显；部分患者有杵状指（趾）。

3.胸部X线检查

X线检查提示病变多见于下叶。早期轻症患者胸部X线检查表现为一侧或两侧下肺纹理局部增多、增粗，排列紊乱。典型的X线表现为粗乱肺纹中有多个不规则的环状透亮阴影或沿支气管的卷发状阴影，感染时阴影内出现液平；还可发现不张肺内支气管扩张和变形的支气管充气征。

4.胸部CT检查

胸部CT检查显示管壁增厚的柱状扩张，或成串成簇的囊样改变，典型表现为“轨道征”“戒指征”“葡萄征”。

5.支气管造影

支气管造影能确诊，并可明确支气管扩张的部位、性质和范围，以及病变严重的程度。对治疗，尤其对考虑是否进行外科手术和切除范围提供重要参考依据。通过纤维支气管镜检查，或做局部支气管造影，可以明确出血、扩张或阻塞部位，还可进行局部灌洗，取得冲洗液做涂片革兰染色、细胞学检查或细菌培养等，对诊断和治疗也有帮助。

（二）临床表现

本病多数患者在儿童时期患过百日咳、麻疹或支气管肺炎。约1/3病例有反复发作的急性呼吸道感染的病史。其典型的症状为慢性咳嗽伴大量脓痰和(或)反复咯血。

1.慢性咳嗽和咳大量脓痰

50%～90%的患者具有慢性咳嗽和咳大量脓痰的典型症状，多在患者体位改变时(如晨起或入夜卧床时)咳嗽加重，痰液较多。早期较轻可完全无症状，随着病情进一步发展和合并感染，则咳嗽加重，痰量增多；其严重度可用痰量估计：轻度，每天<10 mL；中度，每天 10～150 mL；重度，每天>150 mL。感染时痰液收集于玻璃瓶中静置后常可分 3 层，上层为泡沫状痰液，中层为混浊黏液，底层为脓性坏死组织。如痰有恶臭味，提示合并有厌氧菌感染。

2.反复咯血

反复咯血为本病的特点，占 50%～75%，咯血量多少不等，可为痰中带血丝到大咯血。小量咯血：24 小时咯血量<100 mL。中量咯血：24 小时咯血量 100～500 mL。大量咯血：24 小时咯血量>500 mL 或 1 次咯血量>100 mL。咯血量与病变范围和程度不一定成正比。部分患者以咯血为主要症状，咳嗽咳痰不明显，患者一般情况较好，这一类型称“干性支气管扩张”，其支气管扩张多位于引流良好的部位且不易感染。

3.发热

患者反复感染可引起全身中毒症状。早期可不发热，当分泌物引流不畅致炎症蔓延，引起肺炎、肺脓肿、胸膜炎或脓胸时，患者可出现高热、咳嗽加剧、痰量增多、胸闷、胸痛等。

4.其他症状

随着病情的迁延或加重，患者有食欲减退、消瘦、乏力、气短、贫血等症状。重症支气管扩张症患者由于支气管周围肺组织化脓性炎症和广泛的肺组织纤维化，可并发阻塞性肺气肿、肺源性心脏病，继而出现相应症状。另外，由于支气管持续的炎症反应，部分患者可出现可逆性的气流阻塞和气道高反应性，表现为喘息、呼吸困难和发绀。儿童可致生长发育和营养不良，少数患者可有继发性淀粉样变。先天性支气管扩张症少见。如卡塔格内综合征，表现为囊状支气管扩张、心脏右位、鼻窦炎和胰腺囊性纤维病变。

早期或干性支气管扩张症可无明显体征，病变重或继发感染时，在病变部位可闻及持续性湿啰音，部分排痰后啰音可暂时消失。约 1/3 患者可出现杵状指(趾)。部分患者后期并发肺气肿、肺源性心脏病，并会出现相应体征。

（三）辅助检查

1.影像学检查

（1）胸部 X 线检查：患者被疑诊支气管扩张症时应首先进行胸部 X 线检查。绝大多数支气管扩张症患者可表现为灶性肺炎、散在不规则高密度影、线性或盘状不张，也可有特征性的气道扩张和增厚，表现为类环形阴影或“轨道征”。胸部 X 线检查同时还可确定肺部并发症（如肺源性心脏病等）并与其他疾病进行鉴别。

（2）胸部高分辨率 CT 扫描：胸部高分辨率 CT 扫描可确诊支气管扩张症，但对轻度及早期支气管扩张症的诊断作用尚有争议。支气管扩张症的高分辨率 CT 主要表现为支气管内径与其伴行动脉直径比例的变化，正常值为 0.62±0.13，老年人及吸烟者可能差异较大。此外，还可见到支气管呈柱状及囊状改变、气道壁增厚（支气管内径＜80％外径）、黏液阻塞、“树枝发芽征”及“马赛克征”。当 CT 扫描层面与支气管平行时，扩张的支气管呈“双轨征”或“串珠”状改变；当扫描层面与支气管垂直时，扩张的支气管呈环形或厚壁环形透亮影，与伴行的肺动脉形成“印戒征”；当多个囊状扩张的支气管彼此相邻时，则表现为“蜂窝”状改变；当远端支气管较近段扩张更明显且与扫描平面平行时，则呈杵状改变。根据 CT 所见支气管扩张症可分为 4 型，即柱状型、囊状型、静脉曲张型及混合型。支气管扩张症患者 CT 表现为肺动脉扩张时提示肺动脉高压，是预后不良的重要预测因素。高分辨率 CT 检查通常不能区分已知原因的支气管扩张和不明原因的支气管扩张。但当存在某些特殊病因时，支气管扩张的分布和 CT 表现可能会对病因有提示作用，如变应性支气管肺曲菌病的支气管扩张通常位于肺上部和中心部位，远端支气管通常正常。支气管扩张症患者通常无须定期复查高分辨率 CT，但体液免疫功能缺陷的支气管扩张症患者应定期复查，以评价疾病的进展程度。

（3）支气管碘油造影：支气管碘油造影是经导管或支气管镜在气道表面滴注不透光的碘脂质造影剂，直接显示扩张的支气管；但由于此项检查为创伤性检查，现已逐渐被胸部高分辨率 CT 取代，极少应用于临床。

2.实验室检查

（1）血液炎性标志物：血常规中白细胞计数和中性粒细胞计数、红细胞沉降率、C 反应蛋白可反映疾病活动性及感染导致的急性加重。当为细菌感染所致的急性加重时，白细胞计数和分类升高。

（2）血清免疫球蛋白（IgG、IgA、IgM）和血清蛋白电泳：支气管扩张症患者气道感染时各种免疫球蛋白均可升高；合并免疫功能缺陷时则可出现免疫球蛋白缺乏。

(3)根据临床表现，可选择性进行血清 IgE 测定、烟曲霉皮试、曲霉沉淀素检查，以排除变应性支气管肺曲霉病。必要时可检测类风湿因子、抗核抗体、抗中性粒细胞胞质抗体。

(4)血气分析可用于评估患者肺功能受损状态，判断是否合并低氧血症和(或)高碳酸血症。

(5)微生物学检查：支气管扩张症患者均应行下呼吸道微生物学检查，应留取深部痰标本或通过雾化吸入获得痰标本。标本应在留取后 1 小时内送至微生物室，如患者之前的培养结果均阴性，应至少在不同日留取 3 次以上的标本，以提高阳性率；急性加重时应在使用抗菌药物前留取痰标本，痰培养及药敏试验对抗菌药物的选择具有重要的指导意义。

3.支气管镜检查

支气管镜下表现多无特异性，较难看到解剖结构的异常和黏膜炎症表现。以单叶病变为主的儿童支气管扩张症患者及成人病变局限者可行支气管镜检查，排除异物堵塞；多次痰培养阴性及治疗反应不佳者，可经支气管镜保护性毛刷或支气管肺泡灌洗获取下呼吸道分泌物；高分辨率 CT 提示非结核分枝杆菌感染而痰培养阴性时，应考虑支气管镜检查；支气管镜标本细胞学检查发现含脂质的巨噬细胞提示存在胃内容物误吸。

4.肺功能检查

对所有患者均建议行肺通气功能检查(FEV_1、FVC、呼气峰流速)，至少每年复查 1 次；免疫功能缺陷或原发性纤毛运动障碍者每年至少复查 4 次。支气管扩张症患者肺功能表现为阻塞性通气功能障碍较为多见(＞80％患者)，可出现支气管激发试验阳性、弥散功能进行性下降及舒张试验阳性等表现。

二、鉴别诊断

一般应与有慢性咳嗽、咳脓痰、咯血等症状的疾病鉴别，有时还需与可能出现 X 线征象相混的疾病相鉴别。

(一)慢性鼻咽部炎症

慢性鼻咽部炎症常可因咽喉部炎症与鼻后滴漏刺激而有频繁咳嗽，咳少量黏痰。慢性鼻炎可有鼻塞、流涕或脓涕，但较少脓痰，咯血更少。如有，亦易于鼻咽检查时发现。胸部 X 线检查常无异常。但应注意部分慢性鼻窦炎者可伴有支气管扩张症，应进一步作胸部检查以免漏诊。

（二）食管反流性慢性咳嗽

近代研究发现，有呃逆、嗳气、反酸症状的胃-食管疾病者可因胃液反流至食管，局部 pH 下降发生咳嗽。可频繁发生，成为慢性咳嗽前 3 位重要原因之一（另两者为鼻后滴漏、哮喘），并可与支气管扩张症慢性咳嗽相混。但其多为刺激性干咳，无痰，更少咯血，胸部 X 线检查常无异常，而有胃-食管疾病相应症状。食管 pH 监测可了解胃食管反流发生情况及与咳嗽关系而有助于鉴别。

（三）咳嗽变异性哮喘

部分哮喘表现为接触变应原如尘埃、花粉等，或其他触发因素如冷空气，上感后反复发作咳嗽，咳少量黏痰，夜间清晨多发，但无典型喘息，呼吸困难。也需与支气管扩张的咳嗽、咳痰鉴别。本病多无咳黄脓痰、咯血史，避开已查明的触发因素，吸入性糖皮质激素及 β_2 激动剂咳嗽能明显减轻消失，且嗜酸性粒细胞计数可升高，气道反应性测定多为阳性，可资鉴别。

（四）慢性支气管炎

慢性支气管炎患者症状及胸部 X 线检查征象与支气管扩张症颇为相似，故两者常需鉴别。慢性支气管炎患者常有吸烟史，亦可发生于重度肺感染或肺结核后，多发生在中老年，常有肺气肿征及相应 X 线征，均有程度不等的阻塞性通气功能障碍。

（五）肺脓肿

肺脓肿常有咳嗽，大量脓痰，易有咯血，需与支气管扩张症鉴别，慢性者更需注意鉴别。肺脓肿多为急性发病；可有口腔不洁、酒后误吸、受凉或劳累等诱因；各年龄段均可发生；好发生于上叶后段、下叶背段，右多于左；X 线、CT 显示呈团块状浓影，壁厚，边缘模糊，其内可显示高位液平，慢性时壁可变薄，低位液平，空洞扩大；抗菌治疗可使阴影消退。支气管扩张感染也可急性发病，但常有多次发作史；多发于左下叶、中叶、舌叶，而结核性支气管扩张症则可在结核好发部位上叶尖后段，下叶背段；X 线、CT 检查一般不呈孤立团状影，可见多发囊状影，不张肺断面偶可呈团状，但其中常有扩张支气管蜂窝影或充气征。

（六）肺结核

肺结核痰量较少，常为灰黄或豆渣状，但有继发感染或较大空洞时痰量增多，并呈脓性；支气管扩张症则痰量多，脓性痰多，咯血亦较肺结核更多。结核常有慢性结核中毒症状，如长期低热，盗汗，月经不调与结核变态反应，如结节性红斑、结膜疱疹、结核风湿症；支气管扩张症有时可有低热，重症时有慢性消耗征，杵状指(趾)。结核病痰涂片结核分枝杆菌可阳性(40%～50%)；支气管扩张症痰培养可能有铜绿假单胞菌或其他菌混合感染。胸部X线、CT检查可见结核好发于上叶尖后段、下叶背段，粟粒结核分布全肺，此外，干酪性肺炎，空洞、支气管播散、结核球、钙化等病灶特征均可与支气管扩张鉴别。多种结核抗体检测也有助于两者鉴别。

(七)肺囊肿

单发先天性肺囊肿与支气管扩张症易于区分。多发性肺囊肿因其症状、X线、CT表现易与囊状支气管扩张症相混应作鉴别。①肺囊肿症状较支气管扩张症少，有的多年无症状，体检发现；感染时可有脓痰、咯血，但症状较轻；②肺囊肿者杵状指少见，而重度支气管扩张症常见；③肺囊肿较大有时可达10 cm以上，囊状支气管扩张症者较少见如此大囊；④肺囊肿壁常较平滑，周围少纤维化，囊状支气管扩张症管壁常增厚，周围可有纤维化；⑤支气管造影肺囊肿可有小开口与支气管相通，支气管扩张症则直接由支气管壁外膨而致，还可伴柱状支气管扩张。

第五节　治　　疗

一、一般措施

(1)加强体育锻炼，增强抗病能力，可坚持跑步、打太极拳等，适时增添衣被，防止外邪侵入。

(2)要积极治疗基础疾病，如肺结核、肺炎、鼻窦炎、儿童腺样体肥大等。

(3)预防感冒发生；预防复发，要防早、防小(指幼年阶段已有此病，应及时综合防治)。

(4)戒除烟酒等不良嗜好。减少食用辛辣刺激食物。

二、中医治疗

关于肺痈的病因、病机，近年来中医界进行了深入而有意义的研究。本病的发生，虽病位在肺，但是不可忽视肺以外因素的影响。如肺系（鼻、咽、喉、鼻窍）、肝、肾、胃等疾病。依临床表现可分为发作期和迁延期两个阶段，急性期以咳大量脓性痰、咯血为主要症状，或伴发热、胸痛、喘促等表现。迁延期的主要临床表现为咳嗽，咳脓痰，以及机体正气不足的一系列表现。宜分期进行辨证施治。急性期以祛邪为主，急则治其标，采用清热解毒、化瘀排脓，邪去正安。迁延期，正虚邪恋，虚实夹杂，宜清热排脓为主，佐以扶正。

（一）辨证论治

辨证首先区分急性期及迁延期；其次掌握肺、脾、肾、胃的相互关系，掌握肺与肺系的相互影响；再次辨虚实，实证多为痰浊、痰热、痰瘀；虚证多为肺虚、脾虚、肾虚。

1.急性期

（1）痰热伤肺。①主症：咳嗽，咳大量脓样黄白色稠痰，其气味腥臭；咯血或痰中带血，口干、口渴，可伴发热恶寒，胸痛，大便秘结，小便黄。②治法：清肺泻火，凉血止血。③方药：清肺止血汤加减。生地黄 15 g，牡丹皮 15 g，仙鹤草 30 g，苇茎 15 g，鱼腥草 30 g，桑白皮 15 g，杏仁 12 g，桔梗 15 g。本方以生地黄、牡丹皮、仙鹤草清热凉血止血，佐以苇茎、鱼腥草清肺泻火；桑白皮、杏仁、桔梗宣肺涤痰。全方合用可有清泻肺热，凉血止血之效。热盛加黄连 12 g、黄芩 15 g 以清肺泻热；痰多加瓜蒌 20 g，胆南星 12 g、冬瓜仁 20 g 以清热化痰；大便秘结不通加大黄 10 g 泻热通腑；血色瘀黯、缠绵不止加三七末 1.5 g 活血止血。

（2）肝火犯肺。①主症：咳嗽，咳黄色脓痰，咯血，烦躁易怒，胸胁疼痛，口干、口苦，舌质红、舌苔薄黄干，脉弦数。②治法：清肝泻火止血。③方药：清肝止血汤加减。生地黄 15 g，牡丹皮 15 g，龙胆草 15 g，栀子 12 g，桑白皮 15 g，杏仁 15 g，生蒲黄 10 g，仙鹤草 30 g。龙胆草、栀子清肝泻火为主药；生地黄、牡丹皮、生蒲黄、仙鹤草凉血止血，佐以桑白皮、杏仁宣肺化痰。全方合用可有清泻肝火，凉血之效。胸胁痛明显者加柴胡 12 g、桃仁 10 g 疏肝理气化瘀以止痛；痰多加浙贝母 15 g、瓜蒌皮 15 g 清热涤痰。

（3）相火灼金。①主症：咳嗽咳痰或干咳无痰，痰中带血或反复咯血，口干咽燥，潮热盗汗，面赤颧红，舌质红少苔或无苔，脉细数。②治法：滋阴清热，凉血止血。③方药：滋阴止血汤加减。生地黄 15 g，牡丹皮 15 g，玄参 15 g，黄柏 12 g，知母 12 g，仙鹤草 30 g，川贝母末 3 g（冲服），阿胶 12 g（烊化）。生地黄、玄参、牡丹皮、仙鹤草，滋养肾阴，凉血止血；佐以知母、黄柏清热养阴；川贝母、阿胶清热养阴并助止血。全方合用可有滋阴泻火，凉血止血之效。痰多加枇杷叶 12 g、天花粉 15 g 加强清热化痰；反复咯血，加生蒲黄 15 g、白茅根 15 g 养阴止血；舌涸津伤以生藕汁代茶徐徐咽下，有清热生津止血之效。

(4)气不摄血。①主症：痰中带血或咳吐纯血，面色无华，神疲乏力，头晕目眩，耳鸣心悸，或肢冷畏寒，冷汗淋漓，舌质淡，脉虚细或虚数或芤。②治法：益气温阳摄血。③方药：拯阳理劳汤加减。人参 6 g(另炖兑服)，黄芪 20 g，白术 10 g，当归 10 g，陈皮 10 g，肉桂 3 g，仙鹤草 30 g，白及 10 g，阿胶珠 10 g，三七末 3 g(冲服)，甘草 6 g。人参、黄芪、白术、肉桂、甘草益气温阳；仙鹤草、白及、阿胶珠、三七粉止血；当归、陈皮行气活血，使止血而不留瘀。全方合用可有益气摄血，收敛之效。无寒象者去肉桂。

(5)气阴亏虚。①主症：呛咳少痰，痰中带血，气短神倦，自汗，口燥咽干，或有潮热，手足心热，脉细数无力。②治法：益气救阴，敛肺止血。③方药：生脉散加减。人参 10 g(另炖)，麦冬 20 g，五味子 9 g。人参大补元气；麦冬养阴润肺，益气生津；五味子敛肺生津，聚耗散之气。全方合用可有益气养阴之效。若病情急危，应急用生脉注射液 30 mL 加入 50%葡萄糖液 20 mL 静脉推注。病情危重者，可加用生脉注射液加入 10%葡萄糖注射液中静脉滴注，以敛阴固脱。

(6)血脱亡阳。①主症：面色苍白，四肢厥冷，大汗淋漓，甚至昏蒙，鼻息微弱，舌质淡，脉细数无力。②治法：益气回阳固脱。③方药：独参汤或参附汤。人参 30 g(另炖)。或加制附子 15 g。人参大补元气，益气固脱，此时可谓“有形之血不能速生，而无形之气所当急固”，用于气随血脱之危症；制附子温肾壮阳，祛寒救逆。全方合用可有益气回阳固脱之效。若病情急危，应急用生脉注射液、参附注射液各 10～30 mL，分别加入 50%葡萄糖注射液 20 mL 中静脉推注，或加入 10%葡萄糖注射液中静脉滴注。

2.迁延期

(1)痰浊阻肺。①主症：长期反复咳嗽，咳大量脓痰，痰色虽黄白黏稠，但易咳出，尤以午间或变换体位后咳痰更多；气促、气紧，痰咳出后咳喘可以减轻，舌质红、苔白厚腻，脉滑。②治法：祛痰止咳平喘。③方药：鱼腥草 30 g，前胡 12 g，杏仁 12 g，浙贝母 12 g，冬瓜仁 15 g，薏苡仁 15 g，炙麻黄 9 g，桔梗 15 g，法半夏 12 g，瓜蒌仁 12 g。本方以杏仁、冬瓜仁、薏苡仁、桔梗涤痰宣肺，佐以鱼腥草、前胡、浙贝母清肺化痰；炙麻黄、法半夏宣肺化痰平喘。全方合用可有涤痰平喘之效。若湿痰化热加黄连 6 g、黄芩 15 g、青天葵 15 g 以加强清解肺热；痰黄稠难咳出加桑白皮 12 g、苇茎 15 g、煅礞石 8 g 宣肺化痰。

(2)肺脾两虚。①主症：反复咳嗽，咳痰量多，痰稀白或带泡沫，气短、少气懒言，食欲缺乏，形体消瘦，易患伤风感冒，舌质淡红，舌苔白润，脉细弱。②治法：益气健脾，祛痰止咳。③方药：三六汤。党参 30 g，茯苓 12 g，白术 12 g，黄芪 30 g，法半夏 12 g，陈皮 9 g，白芥子 9 g，莱菔子 12 g，紫苏子 12 g，炙甘草 6 g。本方以党参、茯苓、白术、加黄芪培土生金，补益肺气，佐以白芥子、莱菔子、紫苏子蠲除顽痰、顺气降逆。全方合用可有益气健脾，燥湿化痰之效。喘重加厚朴 12 g、白果 10 g 以宽胸下气；兼伤风感冒，加防风 10 g、荆芥穗 10 g、柴胡 12 g 以疏解风邪。

(3)痰伏肺系。①主症：反复咳嗽，易伤风感冒，咳痰黄稠或黄绿，尤以凌晨或卧位时痰多，可伴有鼻塞，鼻后滴流，喉鸣，咽痛或咽部异物感，舌红苔黄或白，脉滑或沉。②治法：清热化痰，宣肺利窍。③方药：清气化痰丸合苍耳子散。黄芩 12 g，胆南星 6 g，瓜蒌仁 15 g，陈皮 12 g，枳实 6 g，法半夏 12 g，茯苓 9 g，苍耳子 6 g，辛夷 6 g，白芷 15 g。本方以黄芩、胆南星、瓜蒌仁、法半夏清热化痰；陈皮、茯苓、枳实健脾理气；苍耳子、辛夷、白芷通窍排脓。咽痛可加木蝴蝶、玄参以利咽；痰稠可加苇茎、鱼腥草以加强清化痰热。

(二)特色专方

1.白鹤汤

白及、栀子、生地黄、杏仁、川贝母各 10 g，黄芩 15 g，仙鹤草、桑白皮、地骨皮、花蕊石、黛蛤散(布包)各 30 g，生甘草 3 g，鲜藕汁 30～60 mL 另服。若烦躁口干者加生石膏 60 g、知母 10 g、鲜芦根 30 g；中脘饱闷，大便秘结者加生大黄或全瓜蒌以通腑泄热，热去血止；若阴虚火旺，手足心烦热，口干不欲饮者加鳖甲、白薇；咳大量脓痰加鱼腥草 60 g。每天 1 剂，水煎 2 次，分 3 次饭前服，7 天为 1 个疗程，一般治疗 3 个疗程。

2.化瘀益气方

茜草 60 g，丹参 60 g，桃仁 30 g，三七 25 g，党参 100 g，麦冬 100 g，生地黄 100 g，百合 100 g，陈皮 100 g，诃子 100 g，海蛤壳 100 g，半夏 60 g，五味子 30 g，枸杞子 80 g，煅花蕊石 120 g，川贝母 50 g，青黛 30 g，阿胶 150 g，竹沥 60 mL，冰糖 500 g，蜂蜜 500 g。将上方前 14 味水煎 2 次混合后浓缩至 2 500 mL，加入川贝母、三七、青黛、阿胶、竹沥，再煎 30 分钟，加入冰糖和蜂蜜收膏约 300 mL 即成。每次 20 mL，每天 3 次徐徐服用，用以治疗支气管扩张症急性发作期，只要坚持服药，效果较好。

3.加味鱼旱蛋方

鲜鱼腥草 200 g、墨旱莲 100 g、鸡蛋 4 个。重度咯血者加仙鹤草 50 g，白及、白茅根各 25 g,生地黄 15 g;发热者加金银花 15 g、黄芩 15 g;兼咳嗽者加紫苏子 15 g、百部 15 g、川贝母 12 g;肝火盛者加牡丹皮 15 g、白芍 12 g、郁金 12 g。先将鲜鱼腥草、鸡蛋洗净,连根叶和鸡蛋放入锅内煮半小时后,将蛋取出,用筷将蛋壳打破,再放入锅内煮半小时,将药汁到入碗内,每天多次,每次 100 mL 加适量红糖同服,1 周为 1 个疗程。鸡蛋去壳后分早、晚各服 1 次,每次 2 个。

4.五白汤

白毛夏枯草 20 g,白芍 12 g,白及 15 g,白蔹、白薇各 9 g。每天 1 剂,加水 550 mL,煎至 250 mL,渣加水 350 mL,煎至 150 mL,分 2 次饱腹服。

5.加味黄连温胆汤

川黄连 6 g、法半夏 8 g、枳实 10 g、陈皮 10 g、竹茹 10 g、茯苓 15 g、金荞麦 20 g、白及 10 g、生甘草 10 g。脓痰为主者加薏苡仁 15 g、冬瓜仁 30 g、苇茎 30 g、桔梗 10 g、桃仁 6 g;咯血为主者加云南白药 1 g(另行冲服);胸痛者加郁金 10 g;伴发热者加黄芩 10 g、金银花 10 g;每天 1 剂,10 天为 1 个疗程。

(三)中药成药

1.紫地宁血散

每次 4 g,每天 3 次,治疗支气管扩张症急性期引起的咯血。

2.金水宝胶囊

每次 3 粒,每天 3 次,治疗支气管扩张症迁延期之肺脾两虚证。

3.云南白药

每次 1 g,每天 3 次,治疗支气管扩张症合并咯血。

(四)针灸疗法

1.取穴

孔最、尺泽、内关、外关、膈俞、膻中。

2.手法

辨虚实而采用补法或泻法。

(五)雾化吸入疗法

有学者用白及、五倍子液做雾化吸入治疗 46 例,总有效率为 90%,止血时间最长为 48 小时;有研究人员用双麻贝雾化剂治疗支气管扩张症的痰阻气道证 100 例,有效率达 91.2%。

(六)穴位注射疗法

1.鱼腥草注射液

取 4 mL,双侧孔最穴注射,每穴 2 mL,咯血时每天注射 2 次,3 次为 1 个疗程,咯血停止后每天注射 1 次,剂量同上,巩固治疗 2～3 天。

2.核酪注射液

主穴取肺俞、肾俞,配太溪、三阴交、尺泽。

3.黄芪注射液

主穴取肺俞、脾俞,配足三里、大椎;益气健脾,适用于气虚痰湿型。

4.丹参注射液

主穴取膈俞、肺俞;配血海、太渊。每组均双侧,每次取 2 个穴位注射,余穴针刺,隔日 1 次,10 次为 1 个疗程。1 个疗程结束后休息 1 周,再进行第二个疗程,连续治疗 6 个月。适用于气滞血瘀型。

(七)自血疗法

自血疗法选择肺俞、脾俞、丰隆、足三里 4 组穴位,每次选取 2 组穴位,抽取静脉血 4 mL,分注于 2 组共 4 个穴位。每周 2 次,疗程 12 周。

(八)外敷疗法

咯血贴由肉桂末 3 g、冰片 3 g、硫黄末 6 g、大蒜粉 9 g 组成。上药研匀后以蜂蜜适量调成膏状。如无大蒜粉,可用新鲜大蒜瓣去皮,约 9 g,捣碎成泥状,兑入上药末,调匀,分成二等份置于透气医用胶布中间。洗足后,敷贴双侧涌泉穴。成人男性一般贴 6～8 小时,成人女性贴 4～6 小时,儿童贴 3 小时后揭去。该剂 2 次为 1 个疗程,一般使用 1～2 个疗程获效。

(九)局部灌注疗法

局部灌注黄芩液治疗操作方法:以利多卡因 20 mL 加阿托品 0.5 mg 雾化吸入局部麻醉,患者取仰卧位,将支气管镜经鼻腔插入至气管,边入镜边反复抽吸支气管内分泌物后,将插入端固定在支气管扩张处,每次用无菌生理盐水 20 mL 注入,随即负压吸净灌洗液,可重复操作 5 次,然后将黄芩液 5 mL 注入。对于双侧支气管扩张症患者可每侧各注药 5 mL,5 天 1 次,2 次为 1 个疗程。2 组各行 1 个疗程治疗。

(十)鼻腔冲洗法

0.9%氯化钠注射液 500 mL,加入双黄连冻干粉针剂 1.8～2.4 g,每天 1 次鼻腔冲洗,2～4 周为 1 个疗程。适用于支气管扩张症同时伴有鼻窦炎患者。可以有效控制鼻窦炎,减少下呼吸道感染的机会。对控制气道慢性炎症,减少抗生素的使用也有积极作用。

临床上可视情况选用上述方法 1～2 种,并配合方药内服及饮食调护等综合疗法,常可获得较好疗效。

三、西医治疗

支气管扩张症的西医治疗主要是控制感染和促进痰液引流,必要时应考虑外科手术切除。支气管扩张是解剖上的破坏性改变,是不可逆的,因此药物治疗的目标是控制症状以及延缓疾病的进展。支气管扩张通常继发于其他疾病,所以应对原发病及时进行治疗,对合并的鼻窦炎等应进行彻底治疗。此外,应加强支持治疗、合理安排休息、避免受凉、劝导戒烟、预防呼吸道感染等。

(一)内科治疗

1.控制感染

控制感染是支气管扩张症急性感染期的主要治疗措施。根据病情,参照细菌培养及药物敏感试验结果选用抗菌药物,在痰培养结果出来前或痰培养为阴性时,抗生素可选用下列经验性方案。①轻症者可选用口服氨苄西林或阿莫西林 0.5 g,每天 4 次,或第一、二代头孢菌素;②存在铜绿假单胞菌感染时,可选择口服喹诺酮类;③重症患者,常需静脉联合用药。④如有厌氧菌混合感染,加用甲硝唑、替硝唑或克林霉素。

2.抗炎症治疗

慢性气道炎症是支气管扩张症很重要的一个致病机制。抗炎症治疗有可能减轻气道炎症,帮助受损气道黏膜和纤毛功能的修复。目前,对于小剂量大环内酯类药物的抗炎症作用研究较多,尤其对于弥漫性泛细支气管炎和支气管扩张症有一定的效果,可以减轻气道黏液分泌,破坏铜绿假单胞菌的生物膜,减少发作次数。其中的红霉素、罗红霉素、克拉霉素和阿奇霉素等对支气管扩张症均有一定的效果。

3.保持呼吸道通畅

(1)体位引流:按病变部位采取合适体位,使病变部位处于高位引流,利用重力作用将痰引流至肺门处,再行咳出,排出积痰,减少继发感染及中毒症状;每天 2～4 次,每次 15～30 分钟。体位引流时,间歇做深呼吸后用力咳痰,轻拍患部;痰液黏稠不易引流者,可先雾化吸入稀释痰液,易于引流;对痰量较多的患者,要防止痰量过多涌出而发生窒息。

(2)稀释脓性痰,以利痰排出。①祛痰剂:可口服溴己新 8～16 mg,每天 3 次;或盐酸氨溴索片 30 mg 口服,每天 3 次。②生理盐水、盐酸氨溴索注射液超声雾化吸入可稀释痰液。③出现支气管痉挛,影响痰液排出时,在不咯血情况下,可应用支气管舒张剂,如口服氨茶碱 0.1 g,每天 2～3 次或其他缓释茶碱制剂。必要时可加用支气管舒张药喷雾吸入。

(3)支气管镜吸痰:如体位引流痰液仍难排出,可经支气管镜吸痰,在镜下用生理盐水冲洗稀释痰液,并进行肺泡灌洗治疗。

(二)外科治疗

如果支气管扩张为局限性,且经充分的内科治疗仍顽固反复发作者,全身情况良好,又无心、肝和肾脏器质性疾病,可选择手术治疗。对于大咯血不明部位的患者、不能耐受肺切除术的患者、不愿接受手术治疗的患者,可以进行支气管动脉栓塞术。对于终末期支气管扩张症的患者和并发呼吸衰竭的患者可以考虑肺移植。如病变较轻,且症状不明显,或病变较广泛累及双侧肺,或伴有严重呼吸功能损害者,则不宜手术治疗。

四、疗效评价

本病至今尚无有效的药物根治方法,西药主要是对症处理。外科利用胸腔镜进行微创手术,成为近年来支气管扩张症的根治方法之一,主要适用于反复咯血和扩张范围相对局限的患者。近 20 年来,由于人们注重运用中西医结合防治本病,使疗效有了较显著的提高。

中医药治疗支气管扩张症,在止血方面比单纯西药治疗效果要好;在控制感染方面,抗生素作用迅速,比中药疗效要高。但由于长期使用,耐药菌株逐步增多,故一般提倡中西药合用,可互相取长补短,提高疗效。由于病情顽固,常经久不愈,故中药整个疗程比较长,大都采用多种措施,以发挥协同作用,缩短病程。如对咯血患者一方面运用辨证,处以中药,同时又配合外敷、针灸疗法;急性发病阶段以汤方为主,病情缓解后则多改成丸药(或片剂、散剂),以缓缓图治或巩固疗效。在大咯血时治疗以西医治疗为主,对症处理,防止疾病进展,保护生命安全,预防窒息的发生;对于中小量咯血的支气管扩张症患者,中医药的辨证治疗既可避免西药的一些不良反应,亦可收到较好的疗效。缓解期治疗以中医为主,预防复发和巩固疗效是本阶段治疗的重要原则,采用中药固本是预防复发的有效手段。在对症治疗中,中药化痰有特色、经口服给药、化痰作用强且无不良反应。

有学者运用西医学理论和方法来研究中医药治疗机制取得了不少的进展，有些工作仍在深入研究之中，将为进一步提高中西医结合治疗本病的临床疗效提供有力的理论依据。如近年对雷公藤多苷治疗支气管扩张症的免疫学机制进行了有益探索。

近年来，有研究人员对针灸治疗支气管扩张症进行了大量的临床和实验研究。在临床上或以针法为主，或以灸法为主，或针与灸并用取得良好疗效。国内诸多学者通过实验研究，初步揭示其作用机制。研究结果表明，针灸具有抗变态反应、调节神经兴奋性、抗炎、降低气道高反应性和改善肺功能的作用。

临床疗效方面，中医中药主要是通过调动或提高人体的自身抗病能力来发挥作用的，对于支气管扩张症，尤其较严重的支气管扩张症，单用中药尚嫌不足，结合先进的器械如支气管镜、雾化吸入等方式，或做给药方法的改进，有可能提高支气管扩张症急性感染期的疗效，减少发作次数，甚至于长期缓解。中医药具有缓效、稳效、持久的特点，尤其是迁延期，其防治结合，寓治于防，充分显示出中医药的优势和特点。然而，与西药给药途径方便、控制病情迅速、控制感染效果好比较，显然是目前中医药所不及的。因此，如何研究出高效、稳定的中药针剂，改善给药途径是值得重视的研究领域。

中医治疗支气管扩张症的特色，还在于中医药改善患者机体内环境，如痰湿、瘀血、气虚、湿热等，使定植于病灶的耐药菌失去有利的生存环境，进而缓解病情。有学者在实践中，发现一些具有燥湿化痰作用或性味收涩的中药如半夏、白及等，可以减少腺体分泌而发挥疗效。而活血化瘀治疗，则大大加速了炎性病灶的吸收。因此，在支气管扩张症的治疗中适当给予具燥湿、收敛或活血作用的中药，具有较好的疗效。中药鼻腔冲洗，可以有效控制上呼吸道慢性炎症对支气管扩张症的影响，改善呼吸道微生态、减少抗生素的使用、避免耐药菌的产生，同时，也有利于控制定植菌，减少患者反复感染的机会。

目前中医药治疗支气管扩张症引起的咯血，仍以辨证论治为主，治疗时按分型随症加减，均取得了较好的疗效。但其应用范围多为中小量出血，至于大出血的案例或研究较少。中成药制剂的应用，方便易行，具有应急救急的作用，在中医急症血证的治疗中，有着极其重要的意义。外治疗法，方法简便，止血功效甚捷，也不失为治疗支气管扩张症引起的咯血的 1 个有效途径，但其重在治标，急救止血后仍当继续审因论治。近年中医界对支气管扩张症引起的咯血的治疗，根据辨证论治提出了“气虚上逆型”“血瘀型”“肝胆气逆型”“肾虚型”，这些新的分型对于指导临床是极有价值的。一些古方、经方的运用和新方筛选,单方的使用即是对疗效的检验。在详辨证、重兼证的前提下,充分证明中医药远期疗效的可靠性。“师古而不泥于古”,有创新才有发展,有实践勤思考才有创新,今后宜在充分发挥中医辨证论治优势的同时,进一步创新方药,改革中药剂型,不断探索高效、速效止血中药,提高中医急症血证的防治水平。

支气管扩张症是临床上难以根治的疾病,该病的急性发作及持续状态则属肺系疾病的危重疾病。合理用药与综合治疗是控制病情的关键。单纯的西药治疗虽然可以临时缓解症状,但其弊端亦是显而易见的,往往易出现致病菌耐药,体内益生菌受损。近年来,有关本病的中西医结合治疗,减少了抗生素的滥用,保护了患者的微生态,使患者生存质量得到提高,取得了较好的疗效。但大规模的临床及实验研究、有关生化指标的观测,仍达不到新的高层次水准,具有特效的重复性强的中成药制剂尚未出现,故需广大医务工作者进一步做大量临床与理论研究、新药开发研究工作。

第六节　医案选录

王某,男,62岁。

病史:患者有多年支气管扩张症病史,近一年来症状加重,反复咳嗽、咳痰,痰中带血,时有胸闷胸痛。曾接受西医治疗,但症状反复,故来寻求中医治疗。

症状:患者咳嗽频繁,咳出大量黄稠痰,偶见血丝,伴胸闷、胸痛,活动后加剧;时有气短乏力,面色晦暗;舌质紫暗,苔薄黄,脉涩。

体征:患者面色晦暗,口唇轻度发绀;胸部叩诊可闻及湿性啰音,肺部听诊可闻及散在支气管呼吸音;心率正常,律齐,腹部无异常体征。

辅助检查:胸部X线检查示支气管扩张,局部可见囊状影。血常规检查显示白细胞计数略高。肺功能检测示通气功能轻度障碍。

西医诊断:支气管扩张症。

中医诊断:肺胀。

证型:肺瘀痰热证。

辨证分析:患者支气管扩张症日久,肺气亏虚,痰热内生;痰热阻滞肺络,气血运行不畅，渐成瘀滞；瘀阻肺络，加重气道损伤，故咳嗽、咳痰频繁，痰黄稠且带血丝；胸中血瘀，不通则痛，故胸闷胸痛；面色晦暗，舌质紫暗，脉涩，均为肺瘀之表现。

处方：治以活血化瘀，清热化痰。桃仁 10 g，红花 6 g，丹参 15 g，川芎 9 g，鱼腥草 15 g，黄芩 10 g，瓜蒌皮 12 g，浙贝母 10 g，桔梗 10g，甘草 6 g。共 7 剂，每天 1 剂，水煎 2 次，早晚分服。

方解：方中以桃仁、红花、丹参、川芎活血化瘀，通利肺络；鱼腥草、黄芩清热化痰，解毒排脓；瓜蒌皮、浙贝母、桔梗化痰止咳，宣肺排痰；甘草调和诸药。诸药合用，共奏活血化瘀、清热化痰之功。

※ 肺瘀理论及活血化瘀法治疗支气管扩张症分析 ※

在中医理论中，肺瘀是指肺部气血瘀滞的病理状态，它可因多种因素引起，包括长期的感染、炎症或痰液瘀积等。支气管扩张症患者，由于支气管的慢性感染和炎症，使得痰液分泌增多且黏稠，难以排出，进而阻塞气道，影响气血的正常运行，形成肺瘀。

活血化瘀法在治疗支气管扩张症中的应用，主要是通过改善肺部血液循环，促进炎症的吸收和消散，同时帮助痰液排出，从而减轻咳嗽、咳痰等症状。活血化瘀药物能够扩张血管，增加血流量，改善肺部微循环，为肺部组织提供更多的营养和氧气，有助于修复受损的气道组织。此外，活血化瘀药物还能抑制炎症介质的释放，减轻气道炎症反应，从而缓解病情。

在本案例中，患者支气管扩张症日久，痰热阻滞肺络，形成肺瘀痰热证。采用活血化瘀法，选用桃仁、红花等活血化瘀药物，配合鱼腥草、黄芩等清热化痰药物，共奏活血化瘀、清热化痰之功。通过治疗，患者症状得到缓解，生活质量得到提高。

第六章 肺瘀与慢性阻塞性肺疾病

第一节 疾病概述

一、定义

慢性阻塞性肺疾病(chronic obstructive pulmonary diseases,COPD)是一种可以预防和可以治疗的常见疾病,其特征是持续存在的气流受限。气流受限呈进行性发展,伴有气道和肺对有害颗粒或气体所致慢性炎症反应的增加。此病患病人数多,病死率高,社会经济负担重,已成为影响人类健康的重要的公共卫生问题。COPD 目前居全球死亡原因的第 4 位,且 COPD 将位居世界疾病经济负担的第 5 位。我国的流行病学调查表明,40 岁以上人群 COPD 患病率为 8.2%,患病率之高十分惊人。

根据本病的临床表现,中医学一般将其归类于喘证。喘证是以症状命名的疾病,既是独立性疾病,也是多种急、慢性疾病过程中的症状,若伴发于其他疾病时,应结合其他疾病的证治规律而治疗,本节主要讨论以喘促为临床特征的病证。

《黄帝内经》最早记载了喘的名称,有“喘息”“喘呼”“喘喝”“喘咳”“上气”等称谓,同时阐明了喘证的病因有外感与内伤,如“暑”“风热”“水气”“气有余”“虚邪贼风”(泛指外感六淫邪气)等,病机有虚有实,病位以肺为主病之脏,亦可由心、肾等脏之病引发。元代朱丹溪在《丹溪心法·喘》中说:“六淫七情之所感伤,饱食动作,脏气不和,呼吸之息,不得宣畅而为喘急。亦有脾肾俱虚,体弱之人,皆能发喘”。林佩琴《类证治裁·喘证》认为:“喘由外感者治肺,由内伤者治肾”。均对该病病因、病机、诊疗做了详尽论述,为临证治疗提供了理论基础。

近年来,有研究人员对 COPD 投入了大量的基础和临床研究,取得了一定的进展。急性期中西医结合的治疗、缓解期中医特色治疗，均取得较好的成绩。

二、分期

（一）急性加重期

急性加重期是指在疾病过程中，患者出现短期内咳嗽、咳痰、气短和（或）喘息加重，痰量增多，呈脓性或黏液脓性，可伴发热等症状。

（二）稳定期

稳定期指患者咳嗽、咳痰、气短等症状稳定或症状较轻。

三、严重程度分级

Ⅰ级（轻度 COPD）：其特征为轻度气流受限（$FEV_1/FVC<70\%$ 但 $FEV_1 \geqslant 80\%$ 预计值），通常可伴有或不伴有咳嗽、咳痰。此时患者本人可能还没认识到自己的肺功能是异常的。

Ⅱ级（中度 COPD）：其特征为气流受限进一步恶化（FEV_1 为 50%～80%预计值）并有症状进展和气短，运动后气短更为明显。此时，由于呼吸困难或疾病的加重，患者常去医院就诊。

Ⅲ级（重度 COPD）：其特征为气流受限进一步恶化（FEV_1 为 30%～50%预计值），气短加剧，并且反复出现急性加重，影响患者的生活质量。

Ⅳ级（极重度 COPD）：为严重的气流受限（$FEV_1<30\%$ 预计值）或者合并有慢性呼吸衰竭。此时，患者的生活质量明显下降，如果出现急性加重则可能有生命危险。

四、病理

COPD 主要病理变化是细支气管毛细血管基膜厚度增加，内皮细胞肿胀、损伤，导致血栓形成，血管腔因纤维性变而发生阻塞，造成肺循环障碍。COPD 患者血液流变学指标有显著变化，全血黏度、血细胞比容、血浆黏度均发生异常，表现出高凝状态。随着病情进展，肺泡残气量增加而致膨胀，压迫周围毛细血管，造成其退化和数量减少，肺弥散面积相应减少，弥散功能障碍而致缺氧。长期缺氧，刺激促红细胞生成素增多，红细胞代偿性增强，促红细胞生成素增加引起红细胞数量增加以及血红蛋白含量升高。缺氧还可造成肺毛细血管充血，中性粒细胞滞留、血小板聚集，导致微循环障碍，肺循环阻力增加，因而诱发高黏血症。COPD 患者由于反复感染，肺部长期缺氧，红细胞表面电荷密度增高，血液黏稠度增加，生成大量纤维蛋白原，加大了循环阻力，血流速变缓，进一步加重血瘀。

第二节　病因、病机

一、瘀

痰瘀阻肺是COPD的基本病机。病程迁延日久,《素问·痹论》说:"病久入深,营卫之行涩",严重者出现口唇发绀、舌质紫黯、舌下青筋暴露、爪甲青黑、面如烟熏、肌肤瘀斑等瘀血见症。辨证属痰瘀夙疾内伏于肺,每于感受外邪或是脏腑功能失调引动夙疾而发病。肺气亏损,一则不能贯心而朝百脉;二则延及脾肾,致脾肾之阳亏损,心失温煦,不能温煦经脉或鼓动血脉;三则痰浊停留,阻碍气之升降出入。日久邪入肺络,阻滞血循,故叶天士言"初病在气,久病从瘀。"血瘀络滞,脏腑失养而功能受损,正气亏虚,易感外邪,引起COPD反复发作。

《说文解字》说"瘀,积血也",指血流不畅,运行受阻,瘀滞在器官、经脉内呈现凝聚状态,或离经之血不能及时消散而瘀滞于机体的某一处;广义理解,只要瘀堵在体内的物质,都可以称为瘀,可以为全身性的病变,也可以留滞某一局部而表现出不同的症状特征。瘀既是COPD久病的病理产物,又是使COPD进行性加重的重要因素,病因复杂,瘀积日久还可以继发新的病变,累及相关脏腑。有学者对226例COPD患者研究发现血瘀症状发生率占95.13%,表明瘀血贯穿COPD的始终。

(一)寒饮致瘀,虚瘀夹杂

寒饮之邪凌肺,肺气虚,累及心行血无力,血行涩滞而渐成瘀血,瘀阻气机,肺气壅遏不宣,肃降失常,血瘀气滞,肺气上逆而发咳喘。虚久致瘀,瘀久致虚,虚瘀夹杂,相互为患,影响COPD的发生、发展。

(二)阳气亏虚,饮瘀互结

COPD久病,肺脾肾阳气虚损,阳虚水泛,湿停聚而为水,水停留而成饮,饮凝聚成痰瘀,血行不畅,瘀血阻滞脉络,又加剧痰饮的形成,痰饮、瘀血互相借势,加重病情。所以,正气不足是COPD发病的内在条件,瘀、饮之邪是其发病的主要因素之一,瘀、饮内阻贯穿COPD的始终。

二、饮

中医对饮的认识在古籍中早有记载,《仁斋直指方论》言"水之与饮,同出而异名也，人惟脾土有亏，故平日所饮水浆不能传化……往往因此而致病矣”，《证治汇补》云“饮者，蓄水之名，自外而入”，《医学衷中参西录》谓“惟心肺阳虚，不能如离照当空，脾胃即不能借其宣通之力，以运化传送，于是饮食停滞胃口……则痰饮生矣”。

（一）阳虚饮停，阻遏气机

饮是机体阳虚化气行水功能失常的病理产物，是水液输布障碍停留而成，有变动不居、流动性的特点，布散人体各处而可致病。其病性属阳虚阴盛，因虚致实，本虚标实。脾阳受困，运化水湿不利，津液停滞而成饮。肺肾阳气亏虚，肺气虚失宣降，主治节失司，肾阳虚，蒸腾气化失利，三焦不能化饮渗入膀胱，饮因阴寒而内蓄，因气虚而行缓，常停留于胸胁、胸膈等脏腑组织间隙，阻遏气机，形成水肿和气肿。饮留于肺可致肺肿，致呼吸气流受限即可形成COPD。

（二）外寒内饮，困阻肺络

《黄帝八十一难经》云“形寒饮冷则伤肺”。先天禀赋不足，素体亏虚，外感六淫风寒湿浊，或因于天，阴雨湿盛，或因于人，嗜冷纳凉，暴食浆水，邪伏膜原，水液凝滞积留肺部，导致水饮内停，形成外寒内饮证，以水饮困阻为主要矛盾。饮随气而行五脏六腑、四肢百骸，遇邪而停留，而成悬饮、痰饮、溢饮、支饮。寒饮困阻脏腑经络，影响肺的宣发肃降、主治节功能，诱发或加重COPD病情。

（三）饮邪蓄积，枢机不利

五脏六腑令人咳，皆有饮邪为患。外无所因者，乃胃肠水谷之湿蓄积中焦。《素问》云“喘咳者，是水气并阳明也”，《景岳全书》云“水谷不化而停为饮”。太阴脾为胃行津液，散精以升于上，肺主治节通调水道布精以降于下，肺金所生上源之水得少阴枢机布散下输膀胱，少阴肾为阴阳互根之所，转阳至阴之机窍，为阴之枢，水液运行依赖少阴之枢机，各司所职。饮邪内停实为水液代谢功能失常，肺肾相关，金水之质，属阴之体，素有寒饮，病手足太阴，饮邪留于体表而阻络，壅于内里而瘀经。肺朝百脉，经络汇聚于肺，肺吐故纳新、升清降浊失利，呼吸气流出入受限而诱发咳、痰、喘。

（四）水饮伏肺，升降失司

有学者基于张仲景水饮方论提出“肺饮病”概念，从水饮伏肺、升降失司病机角度论述水、饮、痰等致病因素诱发咳、喘、短气，认为肺饮病与COPD相似，能反映COPD病机核心特征。COPD从肺饮论治，切合气道炎性反应及气道高分泌状态所致的痰饮、咳、喘诸证。运用温真阳、化邪水等法，疗效显著。

可见,温化寒饮是遵照补肺、健脾、温肾以达逐水饮的原则。针对 COPD 而言,饮邪致病由始贯而至终,抓住饮邪在肺、脾、肾、经络的不同病机特点,辨证论治,常获良效。

瘀、饮是 COPD 病程中的致病产物和病理归宿,由此可见,瘀、饮可以互结致病,饮为瘀之始,瘀为饮之渐,瘀饮互结形成 COPD 的病理特征。正如《血证论》所言“须知痰水之壅,由瘀血使然,但去瘀血则痰水自消”“内有瘀血则阻碍气道,不得升降,气壅则水壅,水壅即为痰饮”。

第三节　发病机制

一、遗传因素

COPD 具有遗传易感性,目前已知的遗传因素有 α_1-抗胰蛋白酶缺乏,该因素可提高 COPD 的发病率。弹性蛋白酶能够清除肺部的病原菌,但当弹性蛋白酶具有较高的活性时,会导致免疫功能下降、炎症反应、组织损伤等。α_1-抗胰蛋白酶是一种主要由肝细胞合成并分泌的蛋白酶抑制剂,可经血液扩散至肺泡细胞,α_1-抗胰蛋白酶能够有效地抑制嗜中性粒细胞弹性蛋白酶。因此 α_1-抗胰蛋白酶缺乏,会使机体弹性蛋白酶/抗弹性蛋白酶不平衡,可导致肺防御机制下降,中性粒细胞流入肺部,引发肺气肿,导致 COPD。

二、烟草烟雾

烟草烟雾是诱发 COPD 的重要环境因素,烟草烟雾中含有上千种有害物质,除了尼古丁、重金属外,每口烟草烟雾中含有高浓度的氧化物,包括烷基、过氧化氢的有机自由基、超氧化物、一氧化氮等。烟草中的有害物质可以激活巨噬细胞、中性粒细胞、淋巴细胞、单核细胞、气道上皮细胞等,释放多种趋化因子,在 COPD 的发病中起着关键作用。

气管与支气管内壁皆被一层黏膜所覆盖,其由杯状细胞及纤毛细胞组成,正常情况下杯状细胞可分泌大量黏液,将覆盖在黏膜表面上的微小灰尘与细菌包住,阻挡其进入肺组织深部,并借助纤毛的运动将其直接送出体外,从而净化气管。纤毛的运动能力也是纤毛细胞本身具有的重要生物特性,其通过有序的摆动可以排出呼吸道中的灰尘和细菌，防止异物颗粒的沉积；呼吸道的纤毛运动保护机制也是呼吸道屏障系统的重要有机组成部分，在呼吸道阻塞及清除气道表面异物颗粒中发挥着极为重要的作用。气道分泌物除本身有纤毛净化通气功能之外，还可以显著增加气道吸入空气的平均湿度和温度，维持气管纤毛活动，保护肺功能。长期吸烟者呼吸道黏膜受大量烟草中有害物质的长期慢性刺激，损害杯状细胞，黏膜表面分泌的黏液量及黏稠度均增加，并破坏纤毛细胞，此时纤毛的运动较为迟钝，气道分泌物将滞留在整个支气管中，之后以痰的形式从口中咳出；同时呼吸道功能因纤毛运动机制的敏感性而减弱，导致外来有害病原体吸入体内，增加呼吸道炎症和患病风险。但并非仅吸烟者会发展为具有显著临床症状的 COPD 患者，被动吸烟也可能会导致呼吸道症状与 COPD 的发生。

三、氧化应激

氧化应激是 COPD 重要的发病机制之一，指机体由于受到内源性和(或)外源性刺激而产生大量的活性氧，或因氧化剂/抗氧化剂动态平衡失衡而处于氧化应激状态，引起细胞、组织或器官的损伤。肺脏有丰富的血供及较大的呼吸面积，加上其与外界相通，暴露于较高的含氧环境中，极易受到氧化应激介导的组织损伤。

烟草烟雾、生物燃料、污染的空气及炎症细胞均可成为氧化剂的来源。外源性氧化剂如烟草烟雾中含有超氧阴离子、氮氧化物等，污染的空气中含有的臭氧、一氧化氮等可增加气道中活性氧的含量，当超过抗氧化剂清除能力，活性氧无法被及时有效清除时，将发生氧化应激反应，通过损伤细胞内大分子物质(脂质、糖类、蛋白质等)导致气道上皮发生损伤，最终发生气道慢性炎症。内源性氧化剂主要来自嗜酸性粒细胞、巨噬细胞等炎症细胞，COPD 患者气道和肺泡中活化的炎症细胞数量增加，可释放大量的活性氧；此外，游离的铁离子也可以诱导脂质过氧化，生成脂质过氧化物介导氧化损伤，使细胞内氧化还原失衡，造成细胞死亡。氧化应激可通过直接损伤气道和肺部、激发气道炎症反应、促使蛋白酶-抗蛋白酶失衡等多种途径导致 COPD 的发生和发展。

(一)气道和肺损伤

气道和肺部活性氧含量过多将直接损伤气道和肺泡上皮细胞，使气道上皮的防御能力降低，易受外界刺激引发感染和炎症。活性氧能攻击细胞膜磷脂中多不饱和脂肪酸，引发脂质过氧化反应损伤，破坏膜结构，从而降低细胞膜的流动性，增加细胞膜通透性，使细胞代谢、功能和结构发生改变，溶酶体膜遭到损伤破裂而释放出水解酶,导致细胞溶解而使细胞死亡。脂质过氧化过程中可产生多种自由基,不仅能够通过攻击细胞中的酶和蛋白质破坏细胞的正常功能,还能与 DNA 发生交联,从而破坏核酸。脂质过氧化过程中形成的醛类物质可诱导半胱天冬酶激活,发生凋亡蛋白酶级联反应,从而促使细胞凋亡。COPD 患者肺组织中的凋亡细胞增加可破坏肺泡间隔,引发肺气肿。

(二)气道炎症反应

COPD 患者气道和肺部中活性氧增加可导致促炎基因表达。组蛋白乙酰转移酶可使组蛋白乙酰化,中和组蛋白赖氨酸残基上的正电荷,降低 DNA 和组蛋白的结合能力,促进 DNA 与转录因子结合,促进基因转录,而组蛋白去乙酰化酶可使组蛋白去乙酰化,使组蛋白与带负电荷的 DNA 结合,抑制基因转录。活性氧可通过降低组蛋白去乙酰化酶活性而使组蛋白乙酰转移酶活性增加,并同时作用于细胞内部信号分子,如促炎因子 NF-κB,增加促炎基因的转录,导致促炎因子产生。而促炎因子可诱导炎症细胞大量聚集在肺脏,引发肺部炎症反应,并且炎症细胞可进一步引起活性氧增加,导致氧化应激损伤。氧化应激反应与气道炎症反应相互作用,互为因果。

(三)蛋白酶-抗蛋白酶失衡

活性氧可诱导中性粒细胞释放大量蛋白酶,导致蛋白酶-抗蛋白酶失衡,破坏肺弹性纤维,诱发肺气肿形成。活性氧还可氧化 α_1-抗胰蛋白酶活性中心的蛋氨酸残基,形成蛋氨酸亚砜,导致 α_1-抗胰蛋白酶失去酶活性,造成蛋白酶-抗蛋白酶比例失衡,对蛋白酶的抑制作用减弱,导致肺实质破坏及肺气肿形成。临床一直依赖肺功能检查和临床症状诊断 COPD 并进行严重程度分级,但肺功能不能反映疾病的活动度,因此寻求能准确评估 COPD 活动度的生物标志物具有重要意义。机体血、尿、诱导剂,呼出气体冷凝液中的氧化产物水平可以评估 COPD 患者的氧化负荷,在一定程度上反映疾病的活动度,其氧化应激标志物包括呼出气体冷凝液中的过氧化氢和酸碱度、脂质过氧化产物(如 8-异前列腺素、丙二醛/硫代巴比妥酸反应物)、蛋白质氧化或硝化产物(如 3-硝基络氨酸、蛋白质羰基含量),DNA 损伤产物(如 8-羟基脱氧鸟苷)等。尽管临床评价氧化应激的生物标志物较多,但尚未发现一种氧化损伤标志物能鉴别诊断 COPD 和其他肺部炎症疾病。

四、炎症反应

COPD 是一种以气道、肺实质及肺血管的慢性炎症为主要特征的疾病,其发生和发展过程与炎症反应相关。在病原体进入气道后，将攻击气道上皮细胞，破坏黏膜屏障，气道自净排菌能力下降，黏蛋白大量蓄积并为致病菌提高良好的培养环境，使其不断繁殖，加重感染，促使疾病进展。肺血管内壁存在大量血管活性物质和受体，当肺血管内皮细胞受到各种刺激或损伤后，会出现功能紊乱，释放大量炎症介质，如 IL-1β、IL-6、TNF-α 等。此时，机体中炎症因子和炎症细胞表现活跃，炎症因子互相促进分泌，巨噬细胞浸润，中性粒细胞聚集、活化。这些炎症介质均可以参与破坏肺结构，引起气道平滑肌增生、血管内膜增厚、肺泡异常融合等病理变化，导致气道重塑、气流受限、肺气肿等，造成二氧化碳潴留和低氧血症，并引发呼吸衰竭。COPD 炎症除存在于肺脏外，也可致全身炎症反应，表现为全身氧化负荷异常增高、炎症细胞异常活化、循环血液中促炎细胞因子浓度异常升高等，使患者活动能力受限，降低患者生活质量，影响患者预后。临床发现，COPD 患者肺小动脉内壁存在炎症细胞浸润，且浸润的炎症细胞越多，炎症反应程度越剧烈，表明炎症反应与 COPD 存在关联。

（一）IL-1β

IL-1β 为一种促炎因子，主要由白细胞、单核细胞、巨噬细胞产生，广泛参与炎症反应和免疫调节过程。IL-1β 分泌与核苷酸结合寡聚化结构域样受体蛋白 3 炎症小体有关，当细菌或病毒感染机体时，病原生物表面的病原体相关的分子模式可激活 NF-κB 产生 IL-8，激活信号可导致含半胱氨酸的天冬氨酸蛋白水解酶-1 产生，刺激肺泡巨噬细胞产生大量活性 IL-1β，进而刺激 T 淋巴细胞分泌干扰素-γ 和 IL-2，同时作用于气道上皮细胞和肺泡巨噬细胞上调 IL-6、IL-8，达到促炎作用，加重肺部损伤。

（二）IL-6

IL-6 由活化的单核细胞、巨噬细胞、T 淋巴细胞、内皮细胞等多种细胞分泌，其可增强炎症部位细胞黏附分子的表达，刺激中性粒细胞活化并迁移到气道，导致气道免疫功能紊乱，气道组织被破坏，引起气道高反应性。有学者研究发现，在 COPD 患者中检出的 IL-6 水平显著高于健康人群，表明其与 COPD 患者肺损伤的严重程度有关联。

（三）TNF-α

TNF-α 是一种由巨噬细胞和单核细胞产生的特异性细胞因子，具有广泛的生物学活性。TNF-α 能够刺激炎症细胞释放活性氧、蛋白水解酶及脂类，诱导炎症细胞向炎症部位聚集，激活内皮细胞的表面黏附受体，促进组织纤维增生，并通过释放蛋白酶破坏肺结构；其同样可作用于气道平滑肌细胞，刺激其分泌大量内皮素-1，发挥促进气道内细胞增殖和强烈的缩血管作用，引起气道重塑。有学者研究表明，COPD 患者的病情越严重，TNF-α 水平越高，表示 TNF-α 水平升高是 COPD 的重要特征。

（四）中性粒细胞

中性粒细胞的活化机制可以直接促进机体释放多种具有生物活性的黏液，进而导致肺实质被破坏。此外，中性粒细胞能够释放多种蛋白酶，蛋白酶可以分解肺间质连接蛋白，使呼吸性支气管扩张造成肺气肿，导致机体产生各种病理变化。因此中性粒细胞在 COPD 患者的诊治中具有重要作用，抑制中性粒细胞的表达与释放可以减轻对肺组织的损伤。

（五）基质金属蛋白酶-9

基质金属蛋白酶-9 是基质金属蛋白酶家族中分子含量最大的酶，可由平滑肌细胞、中性粒细胞、巨噬细胞、淋巴细胞等多种细胞产生，其能够破坏肺泡基质成分，降低肺泡弹性回缩力，扩大肺泡腔，使气体潴留至呼吸道与肺结构中，同时基质金属蛋白酶-9 还能使肺内和呼吸道内的结构复合物基膜降解增加，增加血管的不稳定性，有利于单核巨噬细胞穿过血管，聚集在肺泡和呼吸道内，加重炎症反应，参与呼吸道和肺气肿的病理过程。

（六）血小板

血小板与淋巴细胞的比值是新的炎症标志物，可以反映血小板的活化程度。由于 COPD 患者全身均会发生炎症反应，加上缺氧，均会激活血小板，增强血小板的黏附能力。COPD 病情初期，血小板与淋巴细胞的比值会有一定程度的升高，当病情加重时，炎症反应可以促进活性氧合成，活性氧可以直接促进血小板活化，导致血小板被大量消耗，表现为血小板水平降低。肺脏是血小板生成的主要脏器之一，由于 COPD 患者的肺功能被损害，因此在生成血小板方面的功能会降低。血小板平均体积除可以反映血液血小板的体积之外，还可以反映骨髓巨核细胞、血小板生成及活性状态。由于血液中血小板消耗增多，会导致血小板生成素合成增加，进而促进骨髓造血细胞产生更多血小板，表现为血小板平均体积增大。COPD 患者病情越严重，表明机体炎症反应程度越剧烈，炎症反应中的炎症细胞因子可以刺激骨髓生成更多体积较大、更年轻的血小板，体积较大的血小板活性程度增强，可促进 5-羟色胺生成，进而增加血小板黏附性，诱导血管收缩及痉挛，使血管内皮发生损伤，加重炎症反应，进而加重患者病情。

COPD严重危害人类的身体健康，可能对社会造成巨大经济负担，但由于其发病机制较为复杂，在现阶段临床研究上还尚未发现安全有效且可行的靶向药物进行治疗，主要通过缓解患者症状，改善肺功能进行治疗。COPD的发病与基因、烟草烟雾、氧化应激、机体炎症等关系密切，临床可针对以上机制制订治疗方案，但对于彻底有效治疗COPD的相关临床治疗方案，还需进一步深入研究。

第四节　诊断与鉴别诊断

一、诊断

COPD的诊断应该根据病史、临床表现、肺功能及实验室检查结果等，综合分析确定。

（一）病史

对于拟诊或确诊COPD的患者应该进行详细的病史采集，主要包括以下内容：患者有无吸烟史、职业性或环境有害物质接触史；有无过敏史；有无支气管哮喘、鼻窦炎、鼻息肉或儿童时期肺部感染等病史；有无COPD或其他慢性呼吸系统疾病的家族史；有无心脏病、骨质疏松、骨骼肌肉疾病和肺癌等COPD的合并症；是否出现活动能力受限、丧失劳动力、抑郁和焦虑，进而影响生活质量；可能去除的危险因素，特别是戒烟。

凡是年龄＞40岁，具有吸烟史和（或）环境、职业污染及生物燃料接触史，或有COPD家族史，出现咳嗽、咳痰及呼吸困难等症状者，都需要怀疑COPD，并进行肺功能检查。多种症状同时存在并不能确诊COPD，但可增加COPD诊断的成功率。

（二）临床表现

1.症状

（1）咳嗽：可能为间断咳嗽或干咳。COPD最开始出现的症状常为慢性咳嗽，表现为吸烟后或接触环境有害物质后出现咳嗽，最开始为间断咳嗽，后来慢慢发展为持续咳嗽。

（2）咳痰：任何类型的咳痰都提示COPD。COPD患者咳嗽后常会少量咳痰。因为有一部分患者会吞咽痰液而不是咳出，所以COPD患者咳痰量常难以估计。脓性痰预示感染加重，可能为COPD急性发作的表现。

(3)呼吸困难：可表现为进行性呼吸困难、活动后呼吸困难或持续呼吸困难。呼吸困难是COPD的标志性症状，是造成生活质量下降和焦虑的主要原因。

(4)喘息和胸闷：喘息和胸闷并不是COPD的特异性表现。喘息症状随时间变化很大，胸闷常于劳力后发生。

(5)全身性症状：重度COPD患者可出现全身症状，如疲劳、体重下降、食欲下降、脚踝肿胀等非特异性症状。

慢性咳嗽、咳痰症状可能早于气流受限多年出现，所以对于具有COPD危险因素，有慢性咳嗽、咳痰症状而无典型的气流受限表现的患者，应该积极查找咳嗽、咳痰的病因并及时处理。相反，出现典型气流受限的患者也可能无咳嗽、咳痰症状。

2.体征

COPD患者早期体征不明显，晚期患者可出现典型的COPD体征。

(1)视诊及触诊：缩唇呼吸，桶状胸，肋间隙增宽，缺氧严重时可见口唇发绀及杵状指等。

(2)叩诊：叩诊呈过清音，心浊音界缩小。

(3)听诊：双肺呼吸音降低，呼气相延长；重症COPD可以闻及湿啰音及干啰音。

体格检查缺乏敏感性及特异性。以上体征可以为诊断COPD提供临床证据，但是患者出现这些体征并不能确诊COPD，缺乏这些体征也不能排除COPD的诊断。体格检查更为重要的是为COPD与其他疾病的鉴别诊断提供重要依据。例如，视诊可以排除胸廓的异常，如脊柱后侧凸畸形；叩诊与听诊可以发现心力衰竭与胸腔积液的证据。

(三)辅助检查

1.肺功能检查

肺功能检查提示气流受限不完全可逆，是诊断COPD的必要条件，是COPD诊断的金标准。吸入支气管舒张剂后$FEV_1/FVC<0.7$，即明确存在持续的气流受限，除外其他疾病后可确诊为COPD。肺功能的正常值可根据性别、年龄、身高、体重等估算。随着年龄的增长，肺功能正常值逐渐降低，FEV_1/FVC随之下降，在这种情况下应用$FEV_1/FVC<0.7$这个固定比值可能导致某些健康老年人被诊断为轻、中度COPD，也会对<45岁的成年COPD患者造成漏诊。

目前已有某些国家应用气道阻塞的正常值下限(lower limit of normal value,LLN)来评估气流阻塞。LLN是指正常人FEV_1/FVC分布值最低的5%。LLN的值随着年龄的增长逐渐降低。理论上来讲,应用LLN更符合COPD患者的实际情况。但到目前为止,并无明确研究表明FEV_1/FVC和LLN两个标准哪个更好。

虽然应用$FEV_1/FVC<0.7$这个固定比值会造成个别COPD患者的误诊和漏诊,但是其风险有限,而且方法简单,易于实施,所以目前仍然将其作为诊断COPD的标准。

单独的峰流速不能用于COPD的诊断,因为峰流速检查会低估气流受限的严重程度。峰流速检查并不是诊断COPD的必要条件,峰流速正常不能排除气流阻塞。对于怀疑COPD的患者,有肺功能检查条件的医院都应进行肺功能检查,但是在不具备肺功能检查条件的情况下,也可以采用简单的呼气峰流速进行筛查。如果呼气峰流速<80%预计值,结合病史、临床症状、体征,并排除其他可能的疾病,可做出临床诊断。

2.胸部X线检查

COPD早期X线检查可无明显变化,以后出现肺纹理增多、紊乱等非特异性改变;主要X线征为肺过度充气:肺容积增大,胸腔前后径增长,肋骨走向变平,肺野透亮度增高,横膈位置低平,心脏悬垂狭长,肺门血管纹理呈残根状,肺野外周血管纹理纤细稀少等,有时可见肺大疱形成。并发肺动脉高压和肺源性心脏病时,除右心增大的X线征外,还可有肺动脉圆锥膨隆,肺门血管影扩大及右下肺动脉增宽等。对于明确自发性气胸、肺炎等并发症及与其他疾病(如肺间质纤维化、肺结核等)鉴别有重要意义。

3.胸部CT检查

CT检查可见COPD小气道病变的表现,肺气肿的表现以及并发症的表现,但其意义在于排除其他具有相似症状的呼吸系统疾病。

4.血气检查

并不是每一个COPD患者都需要行血气分析检查,只有在重度COPD怀疑合并呼吸衰竭或肺源性心脏病的时候才需要。另外,当患者的脉氧饱和度低于92%或$FEV_1<35\%$预计值时,也推荐做血气分析检查。COPD患者血气异常早期表现为低氧血症,后期随着病情加重,可出现高碳酸血症。

5.心电图检查

所有COPD患者都应该进行心电图检查。大部分晚期COPD患者可并发肺源性心脏病，而出现相应的心电图异常表现。心电图检查可以为诊断肺源性心脏病或充血性心力衰竭提供证据。

6.其他

COPD合并细菌感染时，外周血白细胞计数增高，核左移。痰培养可能查出病原菌。

二、鉴别诊断

COPD应与支气管哮喘、充血性心力衰竭、支气管扩张症、肺结核和闭塞性细支气管炎、弥漫性泛细支气管炎、间质性肺疾病等相鉴别，尤其要注意与支气管哮喘进行鉴别。

（一）支气管哮喘

支气管哮喘与COPD都是引起气流受限的慢性炎症性疾病。支气管哮喘的症状表现为反复发作性的喘息、气急、胸闷或咳嗽等，常在夜间和清晨发作、加剧，多数患者可自行缓解或经治疗后缓解。

COPD与支气管哮喘的鉴别诊断要点：①COPD常见于年龄＞45岁的吸烟者，无过敏史；支气管哮喘常在幼年时期发病，有过敏史，而无吸烟史。②COPD的临床症状呈慢性进行性加重，劳累后出现呼吸困难，查体一般无哮鸣音；支气管哮喘症状起伏较大，突然发作，可不经治疗缓解，发作时查体可闻及哮鸣音。③COPD患者肺功能检查结果为不完全可逆气流受限，$FEV_1/FVC<0.7$，支气管舒张试验一般呈阴性；支气管哮喘患者肺功能检查结果为可逆性气流受限，支气管舒张试验阳性，即吸入支气管舒张剂后，FEV_1改善率＞12％和（或）FEV_1绝对值＞200 mL。④COPD患者气道炎症一般以中性粒细胞为主；支气管哮喘气道炎症以嗜酸性粒细胞为主。⑤COPD的X线检查表现为肺气肿体征；支气管哮喘的X线检查通常正常。⑥COPD患者变应原检测为阴性，呼出气体一氧化氮检测正常；支气管哮喘患者变应原检测阳性，呼出气一氧化氮检测正常；支气管哮喘患者变应原检测阳性，呼出气一氧化氮升高。

典型的支气管哮喘容易诊断，典型的COPD也容易诊断，但是部分患者的症状介于两者之间。部分支气管哮喘患者在成年或老年发病；不是所有的支气管哮喘患者都具有过敏性因素，很大一部分COPD患者也存在过敏性因素。患支气管哮喘时间较长的患者亦可发生气道重塑，存在持续的气流受限；COPD患者也会表现为气道高反应性、支气管舒张试验阳性。几乎所有支气管哮喘患者外周血中的嗜酸性粒细胞均有普遍增加，而COPD急性加重期也可以有嗜酸性粒细胞的增多，重症哮喘患者则在气道中有中性粒细胞的炎症过程。COPD 患者中很多人从不吸烟，而支气管哮喘患者的吸烟比例也很高。事实上这一部分患者中，支气管哮喘与 COPD 重叠存在，称为支气管哮喘-慢性阻塞性肺疾病重叠。

目前，不建议仅根据气流受限的可逆程度（支气管舒张试验）来鉴别 COPD 和哮喘。支气管舒张试验不作为鉴别 COPD 与支气管哮喘的依据。所以，对于支气管哮喘和 COPD，应综合病史、临床症状、体征、影像学及实验室检查等多种因素综合分析、确定。患者病史及症状特点在鉴别诊断中尤其重要。

（二）充血性心力衰竭

充血性心力衰竭是由于心脏泵血不能满足机体代谢的需要，组织、器官血液灌注不足，同时出现肺循环和（或）体循环淤血。其典型临床症状包括呼吸困难、端坐呼吸、发绀、咳嗽、咯血性痰、乏力、衰弱等。呼吸困难也是 COPD 的重要症状之一，有时需要鉴别。

COPD 与充血性心力衰竭的鉴别诊断要点：①COPD 患者有长期吸烟史、有害物质接触史及 COPD 家族史；充血性心力衰竭患者常有冠心病、高血压等心血管病史。②COPD 合并肺源性心脏病患者出现的呼吸困难一般与体位无关，为活动后呼吸困难，右心衰竭时出现颈静脉扩张、脚踝水肿和肝大等体征；充血性心力衰竭患者的呼吸困难多为急性发作，发作时端坐呼吸、夜间咳嗽，咯血性痰。③COPD 患者肺功能检查结果为阻塞性通气障碍；充血性心力衰竭患者的肺功能检查结果为限制性通气障碍。④COPD 的影像学表现为肺野 X 线透亮度增加，胸骨后间隙增大，肋骨走向低平、膈穹隆扁平，肺动脉及其主要分支增宽、肺野周围血管纹理减少、纤细；充血性心力衰竭的影像学表现为左心房、心室扩大，肺间质水肿，肺静脉淤血和血管纹理增强及 Kerley B 线。须注意的是，充血性心力衰竭和 COPD 的影像学检查有重叠现象，对于二者的鉴别诊断敏感性较低。⑤COPD 患者心电图检查可见肺性 P 波；充血性心力衰竭患者心电图检查常见心律失常或房室扩大。⑥COPD 患者的超声心动图基本正常，如果合并肺源性心脏病亦可出现右心扩大表现；充血性心力衰竭患者常有解剖学和功能上的异常表现，如射血分数下降，心房、心室扩大（如果超声心动图正常，基本可以排除充血性心力衰竭）。

血浆中脑钠肽是诊断心力衰竭的一个敏感指标。如果脑钠肽＜100 pg/mL，心力衰竭的可能性很小；心力衰竭时脑钠肽升高，一般＞500 pg/mL。但是，COPD 合并肺源性心脏病时，脑钠肽也会升高，因此不能单独依据脑钠肽水平来鉴别 COPD 与充血性心力衰竭。

(三)支气管扩张症

支气管扩张症是各种原因引起支气管病理性、永久性扩张,导致反复发生化脓性气道慢性炎症,临床表现为持续或反复性咳嗽、咳痰,有时伴有咯血,可导致呼吸功能障碍及慢性肺源性心脏病。支气管扩张症患者也会出现慢性咳嗽、咳痰症状,肺功能检查也提示阻塞性通气障碍,需要与 COPD 鉴别。

COPD 与支气管扩张症的鉴别诊断要点:①COPD 患者常有吸烟史、有害环境接触史;支气管扩张症患者多有数年幼时肺炎病史,特别是麻疹、百日咳、流感等所继发的支气管炎症。②COPD 一般表现为慢性进行性咳嗽、呼吸困难,冬春季节反复发作,一般无咯血症状;支气管扩张症的临床表现为慢性咳嗽、咳痰,部分患者可出现反复咯血,咯血量根据病情的严重程度不等。③COPD 患者早期无阳性体征,晚期可闻及干啰音或散在湿啰音,出现肺气肿体征;支气管扩张症患者可闻及固定部位湿啰音,多位于肺下部,长期不消散。④COPD 患者痰液一般无分层,以中性粒细胞为主;支气管扩张症患者痰液静置后可分为 3 层:上层为浆状泡沫,中间为浆液,下层为坏死物及脓细胞。⑤高分辨率 CT 检查是鉴别支气管扩张症与 COPD 的重要手段。支气管扩张症患者胸部高分辨率 CT 可见“戒指征”,即支气管内径与其伴行动脉直径比例高于 1∶1,扩张的支气管呈“双轨征”或“串珠”状改变,如果多个囊状支气管扩张融合到一起可以形成蜂窝状改变,还可见支气管呈柱状及囊状改变,气道壁增厚、黏液阻塞、树芽征及马赛克征;COPD 患者胸部高分辨率 CT 可见肺气肿征象,肺野透亮度增加,胸骨间隙增大,胸廓前后径增大等非特异性改变。

如果有支气管扩张患者出现慢性咳嗽、咳痰症状,肺功能检查提示为不完全可逆性气流受限,不能诊断为 COPD。

(四)肺结核

肺结核是一种由结核分枝杆菌引起的慢性呼吸道传染病,患者以青壮年居多,常以咯血为初发症状就诊,常同时具有疲乏、食欲减退、体重减轻、午后潮热、盗汗、脉快和心悸等全身症状。肺结核患者也会出现咳嗽、咳痰,胸闷、气短等症状,需要与 COPD 相鉴别。

COPD 与肺结核的鉴别诊断要点:①COPD 多发生于中老年人,慢性起病,患者多有吸烟史;而肺结核多发生于青壮年,患者多有结核病接触史或结核病高流行地区居住史。②肺结核的 X 线检查可呈多形态表现(即同时呈现渗出、增殖、纤维和干酪性病变),多发生在肺上叶尖后段、肺下叶背段、后基底段,也可以侵犯多个肺段,并可伴有钙化,易合并形成空洞;COPD 患者的 X 线检查多表现为肺气肿征象,即肺过度充气、肺容积增大,有时可见肺大疱征象。③肺结核患者可出现结核性胸腔积液;COPD 患者很少出现胸腔积液。④肺结核患者多有咳嗽、咳痰症状,可伴有咯血、胸痛、呼吸困难、午后低热、盗汗、乏力、食欲减退、体重减轻、月经失调等症状;COPD 患者表现为慢性咳嗽、咳痰,呼吸困难,一般无咯血、低热、盗汗等症状,但是 COPD 急性加重可出现发热伴脓性痰。⑤肺结核患者可出现结核变态反应引起的过敏表现,如结节性红斑、泡性结膜炎和结核风湿症,结核菌素皮肤试验呈现强阳性;COPD 患者则无过敏表现,结核菌素皮肤试验阴性。⑥痰结核分枝杆菌检查阳性可确诊为肺结核,并且可肯定病灶为活动性,但阴性结果并不能否定肺结核的存在,对可疑病例须反复多次痰液涂片检查。

(五)闭塞性细支气管炎

闭塞性支气管炎是临床上少见的导致进行性呼吸困难及气流受阻的肺细支气管闭塞性疾病,临床表现为干咳、喘息、进行性呼吸困难,肺功能检查提示阻塞性通气障碍。

闭塞性细支气管炎与 COPD 的鉴别要点:①闭塞性细支气管炎多在年轻时发病,多见于不吸烟、骨髓或肺移植术后患者;COPD 多见于中老年人,慢性起病,有吸烟史。②比较吸气相和呼气相高分辨率 CT,对于诊断闭塞性支气管炎非常有意义且创伤较小,其典型表现以马赛克灌注(表现为肺野内气体分布不均匀,高通气与低通气区域混合)、支气管壁增厚、支气管扩张及呼气相气体潴留为特征;肺气肿是 COPD 的常见影像学表现,高分辨率 CT 可见小叶中央型肺气肿、间隔旁气肿征象及肺大疱。③确诊闭塞性细支气管炎的唯一方法是肺活检。开胸肺活检准确性更高。闭塞性支气管炎患者肺活检显示为小气道黏膜下或外周炎症细胞浸润及细支气管瘢痕狭窄和闭塞,管腔内无肉芽组织形成,而且肺泡管和肺泡正常。

(六)弥漫性泛细支气管炎

弥漫性泛细支气管炎是以两肺弥漫性呼吸性细支气管及其周围的慢性炎症为特征的气道疾病。其临床表现主要为持续性咳嗽、咳痰,活动后呼吸困难。肺功能表现为阻塞性通气障碍,随着疾病的进展可以表现为限制性通气障碍。弥漫性泛细支气管炎的症状与肺功能与 COPD 有相似之处,但弥漫性泛细支气管炎有其特殊的影像学和病理学表现。

COPD与弥漫性泛细支气管炎的鉴别诊断要点:①大多数弥漫性泛细支气管炎患者为男性非吸烟者,有慢性鼻窦炎;COPD患者多于中年发病,多数为吸烟者,有慢性咳嗽、咳痰,呼吸困难多年病史。②弥漫性泛细支气管炎患者X线检查可见两肺弥漫性散在分布的颗粒样结节状阴影,胸部CT可见两肺弥漫性小叶中心性颗粒样结节状阴影(或称为"树芽征");COPD患者X线检查可见肺纹理增多、紊乱,晚期可见肺气肿(肺过度充气)表现,胸部CT可见小叶中央型或全小叶型肺气肿,而无颗粒样结节。③弥漫性泛细支气管炎表现为阻塞性通气障碍,FEV_1降低,某些进展性的病例中,在阻塞性肺功能损害的基础上可伴有限制性通气障碍,但肺顺应性和弥散功能多在正常范围;COPD患者一般无限制性通气障碍,晚期可出现弥散功能下降。④弥漫性泛细支气管炎患者血清冷凝集试验效价>1∶64;COPD患者血清冷凝集试验结果为阴性。⑤弥漫性泛细支气管炎的最终确诊需要病理学检查:弥漫性泛细支气管炎的病变定位于细支气管,其他部位可完全正常,表现为细支气管全壁炎,即双肺弥漫的以终末细支气管及呼吸性细支气管为中心的细支气管炎及细支气管周围炎,病变累及呼吸性细支气管全层。典型病例在细支气管、呼吸性细支气管有淋巴细胞、浆细胞、组织细胞等细胞浸润。

(七)间质性肺疾病

间质性肺疾病是指各种原因累及肺间质(包括肺泡周围组织及其相邻的支撑结构)的病变,主要症状是进行性呼吸困难、干咳和乏力,需要与COPD相鉴别。

间质性肺疾病与COPD的鉴别诊断要点:①间质性肺疾病的症状特点为进行性呼吸困难;COPD主要以慢性咳嗽、咳痰为主。②间质性肺疾病患者常具有粉尘接触史、导致肺纤维化药物使用史、风湿免疫病或胶原血管疾病病史。③间质性肺炎听诊双肺可闻及Velcro啰音;COPD患者双肺呼吸音低,可闻及湿啰音及干啰音,一般无Velcro啰音。④间质性肺疾病患者的肺功能检查结果显示限制性通气障碍,表现为肺总量、残气量下降,弥散功能下降,FEV_1/FVC一般正常;COPD患者肺功能检查结果一般为阻塞性通气障碍,残气量增加,疾病早期弥散功能一般正常。⑤间质性肺疾病的肺CT表现为双肺的磨玻璃、条索、网格状阴影,部分病例可见蜂窝状改变;COPD的胸部CT表现则为肺过度充气、肺气肿表现,部分可见肺大疱。

第五节 治 疗

一、一般措施

(1)体育锻炼加强体育锻炼,增强抗病能力,可坚持慢跑、打太极拳、体弱者做床上八段锦等。

(2)慎风寒,适寒温,节饮食,戒烟酒,饮食宜清淡而富有营养,忌食辛辣刺激及甜黏肥腻之品以免助湿生痰动火。平素宜调畅情志,因情志致喘者,尤需怡情悦志,避免不良精神刺激。

(3)防止患者互相传染,已患感冒的患者要讲究个人卫生,不要对着别人咳嗽,不要在人多的场合随地吐痰。易感人群在公共场所要躲避咳嗽发热的患者,必要时戴口罩。

(4)已病者要及早治疗。可坚持中医自血疗法、天灸等治疗以提高机体免疫力。

二、中医治疗

喘证的辨证首分虚实,实喘又当辨外感内伤。其治疗原则是按虚实论治。实喘治肺,治以祛邪利气。应区别寒、火、湿、风邪的不同,分别采用温化宣肺、清化肃肺、祛湿祛风等。虚喘治以培补摄纳,或补肺,或健脾,或补肾。虚实夹杂、寒热互见者,当分清主次,权衡标本,辨证用药。

喘病多由其他疾病发展而来,积极治疗原发病,是阻断病势发展,提高临床疗效的关键。

(一)辨证论治

1.痰浊阻肺

(1)主症:咳嗽胸满胀闷,痰多色白,黏腻难咳,短气喘息,难以平卧,稍劳即甚,怕风易汗,脘腹痞满,食纳减少,倦怠乏力,舌质偏淡,苔浊腻,脉滑。

(2)治法:降气化浊,宣肺止咳。

(3)方药:方中法半夏、陈皮、石菖蒲、紫苏叶、杏仁、荆芥、枳壳、胆南星、天竺黄、瓜蒌皮、前胡、浙贝母、甘草各 10 g。诸药合用,功可降气化浊,宣肺止咳。口渴者加天花粉 10 g;大便稀薄者加葛根 30 g;胁痛者加三七 10 g。

2.风热犯肺

(1)主症:发热畏寒,头痛咽干,咳声重浊,咳痰黄黏,痰居胸中,胸闷不适,或咽痛或便干,舌边尖红,苔黄,脉浮数。

(2)治法:清热利咽,化痰止咳。

(3)方药:炙麻黄、杏仁、法半夏、橘红、茯苓、瓜蒌皮、浙贝母、木蝴蝶、金荞麦、生石膏、甘草各 10 g。全方功可清热利咽,宣肺化痰。咽痛者加射干 10 g;便干者去瓜蒌皮,加瓜蒌仁 30 g;大便稀薄者加葛根 30 g,痰中带血者加仙鹤草 30 g;高热不退者加柴胡、黄芩各 10 g。

3.外寒内饮

(1)主症:咳逆喘促,痰稀泡沫状,量多,口干不欲饮,或伴恶寒重,发热,肢体酸楚,身痛无汗,严重时面浮目肿,唇舌发青,或胸部膨隆胀满,不得卧,舌淡黯,苔白滑,脉浮紧。

(2)治法:宣肺散寒,温化水饮。

(3)方药:小青龙汤。炙麻黄、桂枝、白芍、法半夏各 10 g,五味子、干姜、甘草各 6 g,细辛 5 g。诸药合用,共奏宣肺散寒,温化水饮之功。若烦躁者加生石膏 10 g;若喉中痰鸣者加杏仁、紫菀、射干 10 g;若鼻塞,涕多者加辛夷、白芷各10 g;若下肢水肿者加茯苓 20 g。

以上方药,每天 1 剂,分 2 次温服。重者每天可服 3 次。

4.气阴两虚

(1)主症:咳嗽反复发作且日久,气怯声低,咳声低弱,或短气喘息,难以平卧,咳痰稀薄或痰少,烦热口干,咽喉不利,舌质淡或舌红,少苔,脉细数。

(2)治法:清肺化痰、益气养阴。

(3)方药:紫菀、款冬花、桔梗、陈皮、防风、杏仁、法半夏、浙贝母、桑白皮、麦冬、党参、黄芪、甘草各 10 g。全方功可清肺化痰,益气养阴。若喘促痰鸣者加炙麻黄 10 g;痰稠黄绿者加金荞麦、鱼腥草各 10 g;口干渴者加天花粉 15 g;发热者加柴胡 20 g;咽痛者加射干 10 g;阴虚甚者加麦冬、沙参、石斛各 10 g。

5.肺气虚损

(1)主症:偶咳,活动后气短,痰稀少易咳,自汗出略畏寒,食少便溏,舌体偏胖,质淡略黯,舌苔白滑,脉滑无力。

(2)治法:补益脾肾化痰。

(3)方药:异功散加减。党参、炒白术、茯苓、陈皮、补骨脂、山茱萸、甘草各 10 g,诸药合用,共奏补益脾肾化痰之功。若鼻涕倒流者加辛夷、蔓荆子、白芷各

10 g;若食后腹胀者加炒麦芽、炒谷芽、鸡内金各 10 g;若咽干者加射干 10 g。

(二)特色专方

1.瓜蒌薤白半夏汤

本方为《金匮要略》治疗胸痹的代表方,组方为瓜蒌、薤白、半夏,在此基础上选用杏仁、厚朴、苏子、蛤壳、竹沥、姜汁、连翘等酌情配伍,治疗 COPD 急性发作期有较好疗效。但本病常涉及寒热转化,痰气兼并,更多的还需与他法配合使用,如化痰、化瘀、苦泄、补养等法。

2.三拗汤

三拗汤组方为麻黄、杏仁、甘草,重视祛散外邪,使肺气得以舒展,恢复正常升降,用于发作时控制症状。常加用防风、紫苏梗、薄荷、青蒿、蝉蜕等。有学者治疗 COPD 第二步是消痰,是本病治标的关键环节。方用三子养亲汤、陈夏六君汤、橘红丸等,以温肺化饮,健脾除痰;如饮郁化热,痰热郁肺,则用桑白皮汤、葶苈大枣泻肺汤,治疗中可适当加用活血化瘀药,如桃仁、当归等以疏通脉络。缓解期的治疗除了益肺健脾外,更重要的是培补肾阳,在对症基础上酌加补骨脂、杜仲、肉苁蓉、核桃肉、巴戟天等,使肾阳振复、肺气有根。

3.苏子降气汤

苏子降气汤组方为紫苏子、半夏各 9 g,当归、甘草、前胡、姜厚朴各 6 g,肉桂 6 g,大枣 3 g,每天 1 剂,水煎服,早晚分服。功用降气平喘,祛痰止咳,主治痰涎壅肺,肾阳不足所致的上实下虚的喘咳证。若痰涎壅盛,喘咳气逆难卧者,可加沉香加强降气平喘之功,气虚者加人参益气。

4.加味桂枝龙牡蛎汤

加味桂枝龙牡蛎汤组方为龙骨 20 g,牡蛎 30 g,代赭石 30 g,桂枝 5 g,白芍 10 g,当归 10 g,炙紫苏子 10 g,五味子 5 g,沉香 3 g,麦冬 10 g,太子参 15 g,每天 1 剂,水煎服,早晚分服。功效补气益血纳气,主治肾不纳气、气虚喘咳之肺气肿。若太子参改为党参,其与麦冬、五味子相合,气阴并补,对久咳肺虚,气虚自汗者颇有功效。

5.补肾定喘汤

本方组成为熟地黄 12 g,炒山药 10 g,补骨脂 10 g,丝瓜络 9 g,五味子 9 g,炙黄芪 15 g,葶苈子 12 g,炙麻黄 9 g,炒地龙 10 g,代赭石 15 g,露蜂房 9 g,炙款冬花 30 g,炙紫菀 30 g,金银花 12 g,麦冬 9 g,每天 1 剂,水煎服,早晚分服。功能补肾纳气以扶正固本,止咳、平喘、活血以治其标;主治虚实夹杂证。

6.固本平喘汤

固本平喘汤组方为白术 15 g,山药 10 g,诃子 10 g,五味子 12 g,菟丝子 15 g,罂粟壳 10 g,每天 1 剂,水煎服,早晚分服。功效补益肺、脾、肾,主治本虚标实,反复咳喘吐痰的肺气肿。

7.平喘合剂

平喘合剂组方为麻黄 3～5 g、钩藤 15 g、石韦 30 g、乌梅 10 g、老鹳草 30 g、蝉蜕 9 g,解痉平喘,用于喉中有哮鸣声,肺部听到哮鸣音等肺气不宣的实喘者。

8.养心汤

养心汤组方为党参 15 g,麦冬 12 g,五味子 5 g,石菖蒲 5 g,麻黄 5 g,杏仁 12 g,炙甘草 5 g,瓜蒌皮 15 g,薤白 15 g,枳壳 10 g,厚朴 10 g,法半夏 10 g。水煎 2 次分 2 次服,每天服 2 剂。用于痰浊壅肺的喘证。

(三)中药成药

1.止喘灵注射液

本品主要成分麻黄、洋金花、苦杏仁、连翘,为浅黄色的澄明液体。功效为宣肺平喘,止咳祛痰。用于痰浊阻肺、肺失宣降的哮喘,咳嗽,胸闷痰多;肌内注射,1 次 2 mL,1 天 2～3 次;7 岁以下儿童酌减。1～2 周为 1 个疗程,可用于肺胀、阻塞性肺疾病的气喘发作期。

2.消咳喘胶囊

本品主要成分为满山红,为胶囊剂,每粒装 0.35 g,内容物呈棕红色或棕黑色颗粒或粉末;气微,味苦、涩。其功效为止咳,祛痰,平喘。口服 1 次 2 粒,1 天 3 次,用于痰浊阻肺型肺胀咳喘。

3.橘红丸

橘红丸主要成分为半夏、陈皮、地黄、茯苓、甘草、瓜蒌皮、滑石粉、化橘红、桔梗、苦杏仁、款冬花、麦冬、石膏、浙贝母、紫苏子、紫菀、硬脂酸镁。每丸重 6 g,口服 1 次 3 g,1 天 2 次,用于痰热壅肺型肺胀。

4.安宫牛黄丸

安宫牛黄丸主要成分为牛黄、郁金、水牛角、黄芩、黄连、雄黄、栀子、朱砂各 30 g,冰片、麝香各 5 g,珍珠 15 g,金箔为衣。1.5 g 大蜜丸,口服 1 次 1 丸,1 天 1 次;小儿 3 岁以内 1 次 1/4 丸,4～6 岁 1 次 1/2 丸,1 天 1 次;可用于痰蒙神窍的肺胀咳喘。

5.醒脑静注射液

醒脑静注射液主要成分为麝香、栀子、郁金、冰片,本品清热泻火,凉血解毒,开窍醒脑。肌内注射,1 次 2～4 mL,1 天 1～2 次。静脉滴注 1 次 10～20 mL,用 5%～10%葡萄糖注射液或氯化钠注射液 250～500 mL 稀释后滴注,可用于痰蒙神窍的肺胀咳喘。

6.蛤蚧定喘丸

蛤蚧定喘丸主要成分为蛤蚧、瓜蒌子、紫菀、麻黄、鳖甲(醋制)、黄芩、甘草、麦冬、黄连、百合、紫苏子(炒)、石膏、苦杏仁(炒)、石膏(煅),辅料为蜂蜜。本品滋阴清肺,止咳平喘,本品可用于肺肾阴虚、阴虚肺热的咳喘。本品每丸重 6 g,口服,1 次 1 丸,1 天 2 次。

7.丹红注射液

该注射液主要以丹参、红花为主要提取成分,每天 40 mL 静脉滴注,每天 1 次,1 个疗程 14 天,对 COPD 气道炎症具有明显的抑制作用。

8.血栓通

血栓通主要成分为中药三七中提取的三七总皂苷,每天 300 mg,1 天 1 次,1 周为 1 个疗程。

9.黄芪注射液

黄芪注射液为黄芪提取物,主要有效成分为黄芪皂苷Ⅳ等。黄芪是重要的益气中药,具有补虚益气等功效,每天 20 mL 静脉滴注,10 天为 1 个疗程。

(四)针灸疗法

1.主穴

(1)选穴:膻中、尺泽、列缺、足三里、阴陵泉、丰隆、三阴交、太溪。

(2)操作方法:用 0.25 mm×40.00 mm 毫针进针后行提插捻转平补平泻手法,至得气后留针 30 分钟,不采用电针。

2.耳穴

(1)选穴:神门、肺、气管、咽喉、对耳屏尖(平喘点)。

(2)操作方法:耳郭常规消毒,选用王不留行耳穴贴在穴位上后进行按压,直至患者产生疼痛并能耐受为度,嘱每天按压 3～5 次,每次每穴按压 10～20 下,每天 1 次,左右耳穴交替选用。

(五)鼻腔冲洗疗法

用双黄连冻干粉针 1.8 g 加入 0.9%氯化钠注射液 500 mL,鼻腔冲洗,每天 1 次,30～90 天为 1 个疗程。治疗急、慢性鼻窦炎效佳。主症为鼻涕倒流,痰色白黏,每天 10 口以上,或打呼噜,或张口睡,或口干鼻臭,舌淡红,苔白腻,脉滑。

(六)穴位贴敷疗法

以白芥子散(白芥子、延胡索、细辛、甘遂以 2∶2∶1∶1)进行穴位贴敷,常选用肺俞、膏肓、肾俞、脾俞等背俞穴,其他穴位有膻中、大椎、定喘、心俞、膈俞等,可根据咳喘的症状及证型来辨证选穴,实证贴敷肺俞、尺泽、列缺等穴位;虚证则贴敷肺俞、定喘、太渊等穴位。也可根据咳喘发作期和间歇期来加减选穴,发作期加定喘、风门和膻中;间歇期选膏肓和肾俞。

(七)天灸疗法

天灸疗法选穴为大椎、风门、定喘、肺俞、膏肓、肾俞、大肠俞、天突、气海、关元、足三里、丰隆。贴药时间每年三伏天(5 次,初伏前、中伏后各加强 1 次)和三九天(4 次,一九、二九、三九及三九后加强 1 次)。选用药物为白芥子、甘遂、延胡索、细辛 4 药按比例研粉(120 目)后,密封袋装备用;使用时用新鲜姜汁调成膏状,配少许凡士林,以增强其黏附性。

(八)穴位埋线法

选穴为大椎、风门、定喘、肺俞、膏肓、肾俞、大肠俞、天突、气海、关元、足三里、丰隆。选用材料及操作方法为将医用可吸收羊肠线剪成 0.8 cm 长,置入一次性的 9 号注射用针头针芯内,再将针灸针剪平针尖(现在直接使用平尖针),穿入注射针尾,在进针点做常规消毒,用针灸针将羊肠线顶入穴位中,边推针灸针边退注射针头,使羊肠线埋入穴位皮下或肌层,确保线头不能外露,拔针后外敷创可贴 2～3 小时,每月治疗 1 次。

(九)针刺或穴位贴敷配合拔罐

1.主穴

肾俞、关元、三阴交、足三里;可据病情配合丰隆、百劳、太溪、大椎、定喘、脾俞、肺俞、太冲、血海等。

2.方法

据穴位选择体位,先针刺或贴敷,再拔火罐,留罐 10～15 分钟,10 次为 1 个疗程,2 个疗程间休息 1 周。

(十)穴位注射法

1.主穴

肺俞、肾俞、定喘、天突、曲池、足三里、合谷、内关。

2.药液

黄芪注射液、鱼腥草注射液、喘可治注射液,任选一种药物注射。

3.方法

每次选主穴1～2个，酌选配穴。注射时，将针头刺入穴位得气后注入药液。如为急性发作，推药速度可稍快，一般宜缓缓注药。

4.用药量

每穴0.5～1.0 mL，隔日穴位注射1次，5～10次为1个疗程。疗程间隔3～5天。

(十一)自血穴位注射疗法

1.主穴

肺俞、肾俞、定喘、曲池、足三里、合谷、丰隆。

2.方法

抽患者自身血液2 mL，每次选穴4个。每穴0.5 mL，隔日穴位注射1次，5次为1个疗程。疗程间隔3～5天。3个疗程后可据病情改为1周1次或1周2次，一般建议患者坚持3个月至1年。该疗法有宣肺定喘，补益肺肾，健脾化痰等功效，并有调整人体免疫功能的作用。

(十二)刮痧疗法

1.主穴

大椎、风门、肺俞、身柱、膻中、中府。

2.放痧穴

肺俞、太冲。

3.方法

方法为泻法，太冲、肺俞可放痧。先刮颈部大椎，再刮背部风门、肺俞、身柱，然后刮胸部中府、膻中，最后刮足背部太冲。

大椎为诸阳经交会穴，可疏泄阳邪而退热；肺俞、中府相配可调补肺气，止咳化痰；风门主上气咳喘；膻中理气化痰，止咳平喘；太冲可泄肝火止咳；身柱配肺俞清热宣肺，治疗咳嗽喘疾。

(十三)穴位激光照射疗法

主穴通常取肺俞、膻中、定喘、天突。寒偏重者加合谷、至阳、关元；热偏重者加大椎、风门、孔最；痰多者加丰隆、足三里、脾俞；有瘀象者加血海、膈俞、三阴交；肺脾气虚者加脾俞、足三里、魄户、膏肓、胸段华佗夹脊、周荣、大包；脾肾两虚加肾俞、关元、脾俞、足三里、灵台、身柱。照射方法用医疗氦-氖激光器或CO_2激光器均可，每次选取1～2个主穴和2～3个配穴。照射功率可根据激光器型号的不同选用3～6 mW为宜。照射距离5 cm左右，光斑直径为1.5～2.0 mm，单穴照射时间 3～5 分钟，每周连续照射 5 次，隔 2 日进行下次的治疗，4 周为 1 个疗程。

(十四)中药穴位导入法

首先根据患者辨证分型进行辨证处方遣药。将选择好的处方药物用 600～800 mL 水浸泡 30 分钟后先以武火煎开，继以文火再煎 15 分钟，滤出药液 250 mL。把两次所煎好的药液充分混合后，平均分开置于两个容器内。然后，将预先制备好的两块 10 cm×15 cm 大小、0.5 cm 厚的纱布垫(儿童使用时，垫子尺寸可适当缩小)，分别浸入两个有药液的容器内备用。连接好穴位导入治疗仪，将浸有适宜温度药液的药垫，一个平置于以第四胸椎水平为中心的平面上，使肺俞(双)、魄户(双)、厥阴俞(双)、膏肓(双)各穴均被覆盖；另一个药垫平置于以第一胸椎水平为中心的平面上，使定喘(双)、百劳(双)、大杼(双)各穴位均被覆盖(注意勿使两药垫相接触)。然后，在预置好的两个药垫上，分别放置配备的比药垫尺寸略小的铅板，再在其上压置 500 g 重的沙袋或袋装食盐。最后，将阴阳极导线板分别联结到两块铅板的接线柱上(阴阳板与哪块铅板联结没有严格的要求)，接通电源，调节电流控制开关，使刺激达到患者感到适宜的强度。治疗时间通常为 30 分钟，治疗结束后让患者静卧 5 分钟后再坐起、行走。每天治疗 1 次，10 次为 1 个疗程，两次疗程之间间隔 3 天。本疗法适宜于急性发作期轻、中度患者的施治；慢性持续期、缓解期亦可实施。

(十五)呼吸体操

呼吸体操主要适用于缓解期患者。

1.腹式呼吸

患者取半卧或平卧位，双膝半屈，放松腹肌，一只手平放于腹部，另一只手放于胸前，可以感觉胸腹的起伏，吸气时放在腹部的手感觉到向上抬，而胸部无明显移动感，呼气时腹部移动相反，即是腹式呼气。每天 2 次，每次 10～15 分钟，熟练后可增加训练次数和时间，并可采取各种体位进行练习。

2.缩唇呼吸操练习

呼气时将嘴唇缩成吹笛样，延长呼气时间，并配合腹式呼吸训练。

3.全身性呼吸体操锻炼

熟练运用腹式呼吸后，结合扩胸、弯腰、下蹲等动作，每次 5～10 分钟，每天 2 次，并逐步延长时间和次数。

三、西医治疗

(一)COPD 急性加重期的治疗

1.药物治疗

急性加重的药物治疗包括三大类:支气管扩张剂、全身糖皮质激素和抗生素。

2.氧疗

氧疗是急性加重期住院的基础治疗。

3.机械通气

机械通气包括无创通气和有创通气。

(二)COPD 稳定期的治疗

1.治疗目的

(1)减轻症状,阻止病情发展。

(2)缓解或阻止肺功能下降。

(3)改善活动能力,提高生活质量。

(4)降低病死率。

2.教育与管理

通过教育与管理可以提高患者及有关人员对 COPD 的认识和自身处理疾病的能力,更好地配合治疗和加强预防措施,减少反复加重,维持病情稳定,提高生活质量。主要内容如下。

(1)教育与督促患者戒烟,迄今能证明有效延缓肺功能进行性下降的措施仅有戒烟。

(2)使患者了解 COPD 的病理生理与临床基础知识。

(3)掌握一般和某些特殊的治疗方法。

(4)学会自我控制病情的技巧,如腹式呼吸及缩唇呼吸锻炼等。

(5)了解赴医院就诊的时机。

(6)社区医师定期随访管理。

3.控制职业性或环境污染

避免或防止粉尘、烟雾及有害气体吸入。

4.药物治疗

(1)支气管舒张剂:是控制 COPD 症状的主要治疗措施。多首选吸入治疗。主要的支气管舒张剂有 β_2 受体激动剂、抗胆碱药及甲基黄嘌呤类药物,根据药物的作用及患者的治疗反应选用。不同作用机制与作用时间的药物联合可增强支气管舒张作用，减少不良反应。

(2)糖皮质激素：长期规律的吸入糖皮质激素适用于 FEV_1＜50%预计值(Ⅲ级和Ⅳ级)并且有临床症状以及反复加重的 COPD 患者。这一治疗可减少急性加重频率，改善生活质量。联合吸入糖皮质激素和 β_2 受体激动剂，比各自单用效果好，对 COPD 患者不推荐长期口服糖皮质激素治疗。

(3)其他药物：祛痰药(黏液溶解剂)、抗氧化剂、免疫调节剂、疫苗等。

5.氧疗

COPD 稳定期进行长期家庭氧疗(一般是低流量鼻导管吸氧)对具有慢性呼吸衰竭的患者可提高生存率。

6.康复治疗

呼吸生理治疗、肌肉训练、营养支持、精神治疗与教育等多方面措施。此外，无创机械通气治疗，对夜间存在缺氧和睡眠障碍的患者，收益较大。

7.外科治疗

肺大疱切除术、肺减容术、肺移植术。

(三)合并症的治疗

COPD 的合并症主要为心血管疾病、骨质疏松、焦虑和抑郁、肺癌、感染、代谢综合征和糖尿病等。对于合并症的治疗可根据相应疾病的治疗原则进行。

四、疗效评价

由于 COPD 患病人数多，病死率高，社会经济负担重，已成为影响人类健康的重要的公共卫生问题。近半个世纪以来，西医方面的研究均取得了众所周知的进展，如抗生素的新药开发从抗菌谱、抗菌力度来说都是空前的。激素局部用药的不断进步，支气管扩张剂的不断更新。这些新药突飞猛进的发展可以说都是有目共睹的。即便如此，然本病至今尚无有效的根治方法与药物，病死率仍居高不下。西医药主要是对症处理，即急性期以抗生素、糖皮质激素、支气管扩张剂为主。相当一部分患者仍处于“缓解症状”状态，缓解期则主要是应用支气管扩张剂或糖皮质激素类药物“控制复发”。而这些药物长期、无绪、大量的使用或滥用，无疑又影响着本病的防治效果。因此，挖掘有效，甚至可切断病情发展的治疗办法相当重要。

有学者发现六淫之邪中的湿邪贯穿于大部分 COPD 发生、发展的全过程。临床中发现多半 COPD 患者可以查到细菌感染的证据，而这些疾病的属性与中医的湿邪十分相像。细菌容易定植的特点与湿邪的缠绵难愈有一定的关联性。湿邪为阴邪易损伤阳气的理论与“病痰饮者，当以温药和之”的治疗原则十分密切。在临床实践中，往往运用“病湿邪咳喘者，当以择机宣肺驱邪为先”的原则，会收到立竿见影的疗效。

医圣张仲景云：“病痰饮者，当以温药和之”，这一针对痰饮病的治疗原则同样适合于 COPD 患者。有学者表明痰饮居肺时宜温化，痰饮居鼻时宜宣散。临床中还有学者还体会到“病湿邪咳喘者，当以择机宣肺驱邪为先”之真谛。湿邪黏滞、重浊、趋下的基本性质，决定着湿邪侵犯的方向。助长湿邪强弱因素的变化决定着湿邪下行的速度。湿邪缠绵难愈的属性决定着 COPD 反复发作、病程较长、不易痊愈的特点。也告知医师治疗该病要有耐心，患者要有心理准备。

第六节 医案选录

赵某，男，72 岁。

病史：患者有 COPD 病史 10 余年，近半年症状加重，反复咳嗽、咳痰，伴有胸闷气促，活动后尤甚。西医治疗效果不显，故求治于中医。

症状：患者咳嗽频繁，咳声重浊，痰量多，色白黏稠，难以咳出；胸闷气促，活动时加重，休息后可稍缓解；面色晦暗，口唇发绀；舌质紫暗，苔薄白，脉涩。

体征：患者桶状胸，呼吸浅快，肺部听诊可闻及散在湿啰音及哮鸣音；心界正常，心率偏快，律齐；腹部平软，无压痛及反跳痛。

辅助检查：胸部 X 线检查示肺纹理增多、紊乱，肋间隙增宽，透亮度增加。肺功能检测示阻塞性通气功能障碍。血常规、生化检查无明显异常。

西医诊断：COPD。

中医诊断：肺胀。

证型：肺瘀气滞证。

辨证分析：患者年老体弱，肺气久虚，宣降失司，痰浊内生；痰浊阻滞肺络，气血运行不畅，渐成瘀滞；肺瘀则气机不畅，气滞则加重肺胀，故见咳嗽、胸闷、气促等症状；面色晦暗，口唇发绀，舌质紫暗，脉涩，均为肺瘀气滞之表现。

处方：治以活血化瘀，理气化痰。桃仁 10 g，红花 6 g，赤芍 15 g，川芎 9 g，丹参 15 g,陈皮 10 g,半夏 10 g,茯苓 15 g,枳壳 10 g,甘草 6 g。共 7 剂,每天 1 剂,水煎 2 次,早晚分服。

方解:方中以桃仁、红花、赤芍、川芎、丹参活血化瘀,通利肺络;陈皮、半夏、茯苓理气化痰,止咳平喘;枳壳宽胸理气,以助气机通畅;甘草调和诸药。诸药合用,共奏活血化瘀、理气化痰之功。

※ 肺瘀理论及活血化瘀法治疗 COPD 分析 ※

COPD 是一种以持续气流受限为特征的疾病,其气流受限多呈进行性发展,与气道和肺组织对有害颗粒或气体的慢性炎症反应增强有关。在中医理论中,这种疾病可归属于"肺胀"范畴,其发病机理与肺瘀理论密切相关。

在 COPD 中,由于气道慢性炎症的持续存在,导致痰液分泌增多且黏稠,难以排出,进而阻塞气道,影响气血的正常运行,形成肺瘀。肺瘀进一步加重气道阻塞和气流受限,形成恶性循环。

活血化瘀法治疗 COPD 主要是通过此类药物促进炎症的吸收和消散,改善肺部血液循环,同时帮助患者排出痰液,从而减轻其症状。活血化瘀药物能够扩张患者的肺部血管,增加肺部血流量,改善微循环,增强营养和氧气的供应,有效地促进受损气道组织修复。除此之外,活血化瘀药物还能有效抑制炎症介质的释放,进一步减轻气道炎症反应,从而显著缓解病情。

在本案例中,患者 COPD 日久,肺瘀气滞明显。治以活血化瘀法,选用桃仁、红花等活血化瘀药物,配合陈皮、半夏等理气化痰药物,共奏活血化瘀、理气化痰之功。通过治疗,患者相关症状得到缓解,生活质量得到提高。

第七章　肺瘀与肺炎

第一节　疾病概述

一、定义

肺炎是指终末气道肺泡和肺间质的炎症，可由微生物、理化因素、免疫损伤、过敏及药物所致。细菌性肺炎是最常见的肺炎，也是最常见的感染性疾病之一。日常所讲的肺炎主要是指细菌性感染引起的肺炎。在抗生素应用以前细菌性肺炎对儿童及老年人的健康威胁极大，抗生素的出现及发展曾一度使肺炎病死率明显下降，尽管近年来应用强有力的抗生素和有效的疫苗，但肺炎总的病死率不再降低甚至有所上升。发病率与病死率增高的原因与社会人口老龄化、吸烟、伴有基础疾病以及免疫功能低下有关，亦与病原体变迁、医院获得性肺炎发病率增加、病原学诊断困难、不合理使用抗菌药物导致细菌耐药性增加有关。

中医学认为肺炎是肺系的外感热病，起病急骤，传变迅速，以发热、恶寒、咳嗽、胸痛、口渴、汗出为主症，属于中医学“风温肺热病”“风温”“肺热病”“咳嗽”等范畴。

中医对咳嗽的认识由来已久。从发病学来分析，鼻为肺窍，肺主卫外，肺气亏虚，易遭外邪侵袭，出现鼻窍不利，中医学认为“肺主咳”，如《素问·阴阳应象大论》曰：“肺生皮毛……在变动为咳”；《素问·宣明五气》说：“五气所病……肺为咳”；《景岳全书·咳嗽》认为：“咳证虽多，无非肺病”；又《医学三字经·咳嗽》“肺为气之主，诸气上逆于肺则呛而咳，是咳嗽不止于肺，而亦不离于肺也。”说明咳嗽发生的主要脏腑是肺。《素问·咳论》指出“五脏六腑皆令人咳，非独肺也”，指出咳嗽的病变在肺而涉及五脏六腑，强调脏腑功能失调，影响及肺均致久咳。

《河间六书·咳嗽论》云："寒、暑、燥、湿、风、火六气，皆令人咳嗽"；《景岳全书》把咳嗽明确地分为外感内伤两大类。"咳嗽之要，只惟二证，何为二证？一曰外感，一曰内伤，而尽之矣"。而其发病多由肺失正常的宣发肃降功能而引起。《医约·咳嗽》言："咳嗽毋论内外寒热，凡形气病气俱实者，宜散宜清，宜降痰，宜顺气。若形气病气俱虚者，宜补宜调，或补中稍佐发散清火。"说明咳嗽离不开肺，不止于肺，治宜辨别虚实，切忌大补而不发散，不清火。

中医药辨证论治本病具有不可替代的优势和特点，在辨证审因的基础上灵活改变，综合运用各法，才是取得可靠疗效的关键。

二、分类

(一)按解剖学或影像学分类

1.大叶性肺炎

病变起始于肺泡，经肺泡间孔蔓延至邻近肺泡，直至整个肺叶或肺段。影像学表现为肺渗出性阴影，通常不累及细支气管。当大量肺泡或肺腺泡充满炎性渗出物变得密实无气时，只有含气的支气管清晰可见，称为支气管充气征。典型的大叶性肺炎呈整叶肺实变。由于抗菌药物广泛应用，典型大叶性肺炎已少见，而多数仅表现肺段或亚肺段的渗出和实变。

2.小叶性肺炎

小叶性肺炎也称支气管肺炎。基本病变亦为炎症渗出，但病变常起于支气管或细支气管，继而累及肺腺泡或肺泡。影像学特征是沿肺纹理分布的小片状或斑片阴影，密度不均匀，边缘淡薄而模糊，以两下肺、内中带多见。病灶亦可融合成片状或大片状，密度深浅不一，且不受肺叶或肺段限制，区别于大叶性肺炎。

3.间质性肺炎

病变位于肺泡壁及其支持组织，影像学上表现为弥漫性不规则条索状及网织状阴影，其间可散布有密度增高的小点状阴影。

(二)按病程分类

通常分为急性、亚急性和慢性，因其时间界定并不很明确，故应用较少。但慢性肺炎在临床上每有涉及，指预期病变吸收时间内，影像学上病变持续存在，且临床症状体征没有消退。其重要性在于必须进一步进行病原(因)学诊断，需要警惕某些特殊病原体或酷似感染性肺炎的非感染性肺疾病。

(三)按病原体分类

在抗感染化学治疗时代，病原学诊断对于肺炎的治疗具有决定性意义。所以在分类上更强调按病原学分类。根据病原生物学的通常分类将肺炎分为以下几种。

1.细菌性肺炎

常见细菌有肺炎链球菌、流感嗜血杆菌、卡他莫拉菌、金黄色葡萄球菌、肺炎克雷伯杆菌、铜绿假单胞菌等。此外，分类学上不属于细菌但某些特征类似于细菌的肺炎支原体、肺炎衣原体以及分类学上属于细菌的细胞内病原体军团菌常被统称作“非典型病原体”，也是肺炎的常见病原体。结核分枝杆菌所致肺结核虽然有时被称作为结核性肺炎，但通常作为特殊类型独立分出，不列入细菌性肺炎。

2.病毒性肺炎

病毒性肺炎以儿童最常见，主要有腺病毒、呼吸道合胞病毒、麻疹病毒等。流感病毒和副流感病毒可以引起肺炎，但更常见者为继发细菌性肺炎。免疫抑制宿主易罹患巨细胞病毒和其他疱疹病毒肺炎。禽流感病毒偶尔也引起人类致病，其所致肺炎病情亦十分严重。

3.真菌性肺炎

在我国很少出现地方性致病性真菌，大多为条件致病性真菌。引起肺炎的真菌主要有念珠菌、曲霉、隐球菌和毛霉。真菌性肺炎大多为继发性的，如免疫抑制、长期应用广谱抗生素以及其他重危患者，偶尔也可在无真菌感染危险因素的健康人见到上述真菌的原发性肺部感染。卡氏肺孢子菌现在倾向于归类在真菌中，是免疫抑制宿主肺炎的常见病原体之一。

4.寄生虫性肺炎(肺寄生虫病)

阿米巴原虫、弓形体、肺吸虫和棘球绦虫、血吸虫等均可以引起或主要引起肺部感染。某些寄生虫病如肺吸虫病、绦虫病具有地域性(疫区)特点，但现在人口流动性增加，在非疫区也应予警惕。

(四)按发病场所和宿主状态分类

虽然按病原学诊断是一种理想的分类，但是迄今肺炎的病原学诊断仍有很多技术及其实施上的困难，而在不同环境或场所以及不同宿主所发生的肺炎其病原学分布和临床表现等方面各有特点，临床处理和预后亦多差异。因此近年来关于肺炎分类倾向于按发病场所和宿主状态进行划分。

1.社区获得性肺炎

社区获得性肺炎(community acquired pneumonia，CAP)最为常见。临床病情轻重不一。80%患者可以在门诊治疗；20%患者需要住院治疗，其中占总数

1%～2%的患者为重症肺炎，需要入住重症监护病房治疗。

2.医院获得性肺炎

医院获得性肺炎(hospital acquired pneumonia，HAP)患病人数与CAP相比约为1∶4。HAP在医院感染中常居第一、二位，因其高发病率、高病死率和高医疗资源消耗，目前受到很大关注。

3.护理院获得性肺炎

近年来社会老年人口迅速增加，在发达国家老年护理院以及慢性病护理院大批建立。在护理院生活者是一组特殊人群，肺炎易感性增高，其临床特征和病原学分布介于CAP和HAP之间，常被单列为一型，即护理院获得性肺炎(nursing home acquired pneumonia，NHAP)或称健康护理相关肺炎(health-care associated pneumonia，HCAP)。目前我国护理院尚少，暂无必要单独分出NHAP，可按HAP处理。

4.免疫低下宿主肺炎

免疫低下宿主肺炎(immunocompromised host pneumonia，ICHP)由于HIV/AIDS流行、肿瘤放、化疗以及器官移植或其他疾病而接受免疫抑制剂治疗者增多，在社会人口中不断增加的免疫低下宿主作为一组特殊人群对病原微生物极度易感，肺是最常见的感染靶器官。ICHP既可以是HAP，亦可以是CAP，但因其诊治特殊性，有必要单独列为一种类型。

其他尚可根据年龄分出老年人肺炎、儿童肺炎等类型。

第二节　病因、病机

一、病因

本病的发生，常为体质虚弱，冒雨受寒，感受六淫之邪或患病者相互染疫而发病，也有外邪伏肺择机发病者。致使肺失宣降，肺气不宣，气逆不降而发病，而六淫之邪则是本病的主要发病基础。病理表现为正虚邪盛或邪气亢盛。

(一)外邪侵袭

冬春季节，气候多变，不慎外感风热或时行疫毒之邪，从口鼻或皮毛而入，侵袭肺脏。如《伤寒总病论》曰："病人素伤于风，因复伤于热，风热相搏，则发为风温。四肢不收，头痛身热，常自汗出不解。”或因感受风寒，表邪外束，卫气郁阻，肺气不宣，邪气继而入里，郁而化热，致肺经热盛。

（二）体质偏颇

若素体虚弱，气阴不足，或体虚痰湿内蕴，郁而化热，或素体里热偏盛，热邪内伏，遇气温骤变，冷热失常，则外邪乘袭，引动肺经伏热，而致邪热蕴肺。

（三）体弱劳倦

年老体弱，复加劳倦太过，或久病正气亏虚，或手术、外伤所致久卧床榻，肺气不利，宣降失常，痰浊、痰湿或痰热蕴于肺中，稍遇外邪引触，则内外合邪，发为本病。

二、病机

（一）肺炎不同分期的病机特点

肺炎按过程可分为初期、极期和恢复期。初期，肺炎初起，邪犯肺卫，卫气被郁，肺失清宣，出现畏寒或寒战、发热、咳嗽等症状，病机特点为肺卫受邪，宣降失常。极期，外邪由表入里，里热偏盛，热壅肺气，灼津为痰，以致肺气郁闭，肃降无权，出现高热、烦渴、咳嗽、咳吐黄浓痰或血丝痰等症状，病机特点为痰热壅肺，肺失清肃。此期可发生传变，轻者邪热由肺顺传于胃，而致肺胃热盛；重者邪热从肺卫逆传心包，而致热陷心包，热入营分者病重，正虚邪陷欲脱者病势凶险。恢复期，热邪已去，但因邪热伤肺，阴津受损，或热邪留恋，余邪未清，出现低热或不发热，咳嗽少痰，口干等症状，病机特点为肺胃阴伤，津亏气耗。

（二）痰热壅肺，肺失清肃为基本病机

气分证是肺炎最为常见的证候，大多数均需经过“气分”这一极期阶段，此阶段是病机转化的关键环节，因此，肺炎的基本病机为痰热壅肺，肺失清肃。外邪犯肺，或因外感风热，或因风寒郁而化热，热伤肺津，炼液成痰，痰与热结，而成痰热壅肺，肺失清肃；亦有素患痰疾，或内伏邪热者，遇气候剧变，调息失宜，复加新感引触，痰热搏结，发为痰热壅肺者。

（三）病位主脏在肺，与心、肝、肾关系密切

肺为娇脏，清轻肃静，不容纤芥，不耐邪气之侵。又肺为华盖，覆盖于五脏六腑之上，其位最高，开窍于鼻，外合皮毛，职司呼吸，故外感六淫邪气易从口鼻或皮毛而入，首先犯肺。正如《温热论》所言：“温邪上受，首先犯肺，逆传心包。”因此本病病位主要在肺。一般而言，肺炎在卫分和气分阶段，经过治疗后，病邪可

逐渐祛除。若失治误治，或邪气过盛，正不胜邪，邪气入里，直趋心营，以致心肺同病，热伤营阴。营气通于心，若营热内盛，或痰与热结，蒙蔽神明，可见热扰心神或窍闭神昏之证，即所谓逆传心包。疾病后期，邪去正虚，阴津耗伤，但若邪热内陷，久羁不解，易深入下焦，下竭肝肾，导致真阴欲竭，气阴两伤。

总之，本病病位在肺，多为新病，以实证为主，以邪犯于肺，肺失宣降，肺气上逆为其基本病机。

第三节 发病机制

一、细菌性肺炎

正常情况下气管隆嵴以下的呼吸道是无菌的。肺炎的发生取决于病原体和宿主这两个因素。如果病原体数量多、毒力强和(或)宿主呼吸道局部和全身免疫防御能力减低时可发生肺炎。病原体最常见的入侵方式是空气吸入，还可通过血行播散、邻近感染部位蔓延、上呼吸道定植菌误吸等途径引起肺炎。由于引起肺炎的致病因素不同，其发病机制也各有特点，现分述如下。

(一)肺炎链球菌肺炎

肺炎链球菌肺炎约占 CAP 的半数。根据肺炎链球菌荚膜多糖的抗原特性，现分为 86 个血清型，成人致病菌多属 1～9 型及 12 型，其中 3 型毒力最强。肺炎球菌能在干燥痰中存活数月，但阳光直射 1 小时，或加热至 52 ℃后 10 分钟即可被杀死，对石炭酸等消毒剂亦很敏感。寄居在口腔及鼻咽部的肺炎链球菌，在人体免疫功能正常时，为一种正常菌群，当受寒、疲劳、醉酒或病毒感染后，由于呼吸道防御功能受损，大量肺炎链球菌被吸入下呼吸道，并在肺泡内繁殖而导致肺炎。少数可发生菌血症或感染中毒性休克。

(二)葡萄球菌肺炎

葡萄球菌有凝固酶阳性和阴性两种，前者如金黄色葡萄球菌，后者如表皮葡萄球菌。主要通过呼吸道感染引起肺炎，也可经血行播散感染。毒素与酶是其主要致病物质，具有溶血、坏死、杀伤白细胞及致血管痉挛的作用。金黄色葡萄球菌是化脓性感染的主要原因。

二、非典型病原体所致肺炎

(一)肺炎支原体肺炎

肺炎支原体大小介于细菌与病毒之间,可以在无细胞培养基上生长。由口、鼻分泌物在空气中传播引起呼吸道感染。感染以儿童及青年人居多,传染性不强,平均潜伏期 2～3 周,痊愈后带菌时间长,流行表现为间歇性发病,流行可持续数月至一两年。病原体通常潜伏在纤毛上皮之间,不侵入肺实质。近年发现,其致病性还可能与患者对病原体或其代谢产物过敏有关。

(二)肺炎衣原体肺炎

肺炎衣原体的宿主是人,可通过呼吸道分泌物传播,也可通过污染物导致肺部感染。多发生于年老体弱、营养不良、免疫功能低下者,常在聚集场所的人群中流行。

三、病毒性肺炎

病毒性感染在呼吸道感染性疾病中比例较高,约占 90%,包括腺病毒、呼吸道合胞病毒、流感病毒、副流感病毒、鼻病毒、冠状病毒、麻疹病毒、巨细胞病毒、单纯疱疹病毒等。这些病毒主要通过飞沫与直接接触传播,且传播迅速,传播面广,可两种以上病毒同时感染,常继发细菌感染,可累及肺间质及肺泡,也可经血行播散感染。传染性非典型肺炎是由 SARS 冠状病毒引起的,是一种全新的冠状病毒,通过短距离飞沫气溶胶或接触污染的物品传播。发病机制未明,人群普遍易感,呈家庭和医院聚集性发病,多见于青壮年,儿童感染率较低。高致病性人禽流感病毒性肺炎是因感染禽流感病毒 H5N1 亚型毒株引起,因患者病情重,病死率高,故称为高致病性禽流感病毒。人感染 H5N1 迄今的证据符合禽-人传播,可能存在环境-人传播,还有少数未得到证据支持的人-人传播。虽然人类广泛暴露于感染的家禽,但 H5N1 的发病率相对较低,表明阻碍获得禽流感病毒的物种屏障是牢固的。家族成员聚集发病可能系共同暴露所致。

四、肺真菌病

近年来由于广谱抗生素、糖皮质激素、细胞毒药物及免疫抑制剂的广泛使用,器官移植的开展,以及免疫缺陷病如艾滋病增多,肺真菌病有增多的趋势。常见的肺真菌病包括肺念珠菌病、肺曲霉病、肺隐球菌病、肺孢子菌病、肺毛霉病等。

五、其他病原体所致肺炎

立克次体(如 Q 热立克次体)、弓形体(如鼠弓形体)、寄生虫(如肺包虫、肺吸虫、肺血吸虫)等。

六、理化因素所致肺炎

放射线损伤引起的放射性肺炎,胃酸吸入引起的吸入性肺炎,对吸入或内源性脂类物质产生炎症反应的类脂性肺炎等。

第四节　诊断与鉴别诊断

一、诊断

(一)诊断要点

肺炎的诊断应包括首先确定肺炎诊断,评估严重程度,并快速积极明确病原体。

1.CAP

CAP 的诊断依据:①新出现或进展性肺部浸润性病变;②发热≥38 ℃;③新出现的咳嗽、咳痰,或原有呼吸道疾病症状加重,并出现脓性痰,伴或不伴胸痛;④肺实变体征和(或)湿性啰音;⑤白细胞计数$>10\times10^9$/L 或$<4\times10^9$/L 伴或不伴核左移。满足以上第一项及其他 4 项中任何 1 项,并排除肺结核、肺部肿瘤、非感染性肺间质病、肺水肿、肺不张、肺栓塞、肺嗜酸性粒细胞浸润症、肺血管炎等,社区获得性肺炎的临床诊断确立。

2.HAP

HAP 亦称医院内肺炎,是指患者入院时不存在,也不处于潜伏期,而于入院 48 小时后在医院(包括老年护理院、康复院等)内发生的肺炎。HAP 还包括呼吸机相关性肺炎和卫生保健相关性肺炎。其临床诊断依据是 X 线检查出现新的或进展的肺部浸润影加上下列 3 个临床征候中的 2 个或以上可以诊断为肺炎。①发热超过 38 ℃;②白细胞计数增多或减少;③脓性气道分泌物。但 HAP 的临床表现、实验室和影像学检查特异性低,应注意与肺不张、心力衰竭和肺水肿、基础疾病肺侵犯、药物性肺损伤、肺栓塞和急性呼吸窘迫综合征等相鉴别。无感染高危因素患者的常见病原体依次为肺炎链球菌、流感嗜血杆菌、金黄色葡萄球菌、大肠埃希菌、肺炎克雷伯杆菌、不动杆菌属等；有感染高危因素患者为铜绿假单胞菌、肠杆菌属、肺炎克雷伯杆菌等，金黄色葡萄球菌的感染有明显增加的趋势。

3.重症肺炎

有学会发表了成人 CAP 处理的共识，其重症肺炎标准如下。

(1)主要标准：①需要有创机械通气；②感染性休克需要血管收缩剂治疗。

(2)次要标准：①呼吸频率≥30 次/分；②氧合指数≤33.3 kPa(250 mmHg)；③多肺段浸润；④意识模糊/定向障碍；⑤氮质血症(血尿素氮≥7.14 mmol/L)；⑥感染引起的白细胞计数减少(白细胞计数$<4\times10^9$/L)；⑦血小板$<100\times10^9$/L；⑧低体温(深部体温<36 ℃)；⑨低血压，需进行积极的液体复苏。

符合 1 项主要标准或 3 项次要标准以上者可诊断为重症肺炎。

(二)临床表现

本病起病急骤，常有劳累、受凉、饮食不节等诱因。

1.寒战、高热

多数患者有发热，表现为突然寒战、高热，体温高达 39～40 ℃，呈稽留热型，使用药物(抗生素、中药等)后热型不典型，年老体弱者仅有低热或不发热。

2.咳嗽、咳痰

早期为刺激性干咳，伴少许白色黏液痰，1～2 天后，可咯出铁锈色痰、脓性痰或黄绿痰等，少数患者有血丝痰，消散期痰量增多，痰黄而稀薄，后逐渐减少。

3.胸痛、呼吸困难

部分患者伴有剧烈胸痛，呈针刺样，随咳嗽或深呼吸而加重，可向肩或腹部放射。若病变范围大，致通气不足、气体交换障碍则会出现发绀、胸痛、呼吸困难。

4.其他症状

发热时可伴有头痛、全身肌肉酸痛、食欲减退、乏力等。少数有恶心、呕吐、腹胀或腹泻等胃肠道症状，重症时可出现呼吸频率增快，鼻翼翕动，更甚者出现神志模糊、烦躁、嗜睡、昏迷等。严重菌毒血症者可出现周围循环衰竭。

早期肺部体征无明显异常，肺实变时可有叩诊呈浊音、语颤增强和支气管呼吸音，也可闻及湿性啰音。并发胸腔积液者，患侧胸部叩诊呈浊音、语颤减弱、呼吸音减弱。

(三)辅助检查

1.血常规检查

中、重度细菌性肺炎血白细胞计数增多,中性粒细胞比例增高和出现核左移现象;伴菌血症者,白细胞总数大多超过 10×10^9/L,部分患者白细胞计数减少。非典型病原体、支原体和衣原体所致肺炎白细胞计数很少升高,军团菌肺炎白细胞计数多正常范围。

2.C 反应蛋白

C 反应蛋白是一种机体对感染或非感染性炎症刺激的急性期蛋白,是细菌性感染很敏感的生物反应标志物,感染后数小时即见升高,在肺炎患者大多超过 100 mg/L。病毒性肺炎 C 反应蛋白通常较低。抗菌药物治疗后 C 反应蛋白迅速下降,持续高水平或继续升高高度提示抗菌治疗失败或出现感染性并发症(静脉炎、二重感染、肺炎旁渗液等)。

3.降钙素原

降钙素原是降钙素的前肽物,可用于诊断细菌性感染。肺炎患者监测降钙素原水平可以知道临床抗菌治疗,减少不必要的抗菌药物使用和早期停药。

4.血生化

血清电解质,肝、肾功能是住院或重症病房患者的基本检测项目。低钠血症和低磷血症是军团菌肺炎诊断的重要参考。尿素氮是社区获得性肺炎严重程度的评价参数之一,肝、肾功能是选择抗菌药物的基本考虑因素。

5.影像学检查

(1)肺炎链球菌肺炎:肺炎链球菌肺炎在早期胸部 X 线检查仅见肺纹理增粗,或受累的肺段、肺叶稍模糊。随着病情进展,肺泡内充满炎性渗出物,表现为大片炎症浸润阴影或实变影,在实变影中可见支气管充气征,肋膈角可有少量胸腔积液。在消散期,X 线检查显示炎性浸润逐渐吸收,可有片状区域吸收较快,呈现“假空洞”征,多数患者在起病 3～4 周后才完全消散。老年患者肺炎病灶消散较慢,容易出现吸收不完全而成为机化性肺炎。

(2)葡萄球菌肺炎:葡萄球菌肺炎的胸部 X 线检查表现为肺段或肺叶实变,可形成空洞,或呈小叶状浸润,其中有单个或多发的液气囊腔。另一特征是 X 线阴影的易变性,表现为一处炎性浸润消失而在另一处出现新的病灶;或很小的单一病灶发展为大片阴影。治疗有效时,病变消散,阴影密度逐渐减低,2～4 周后病变完全消失,偶可遗留少许条索状阴影或肺纹理增多等。

(3)肺炎支原体肺炎:肺炎支原体肺炎的胸部 X 线检查显示肺部多种形态的

浸润影，呈节段性分布，以肺下野为多见，有的从肺门附近向外伸展。病变常经3～4周后自行消散。部分患者出现少量胸腔积液。肺炎衣原体肺炎胸部X线检查表现以单侧、下叶肺泡渗出为主。可有少到中量的胸腔积液，多在疾病的早期出现。

(4)肺炎衣原体肺炎：肺炎衣原体肺炎常可发展成双侧，表现为肺间质和肺泡渗出混合存在，病变可持续几周。原发感染的患者的胸部X线检查表现多为肺泡渗出，再感染者则为肺泡渗出和间质病变混合型。

(5)病毒性肺炎：病毒性肺炎胸部X线检查可见肺纹理增多，小片状浸润或广泛浸润，病情严重者显示双肺弥漫性结节性浸润，但肺大叶实变及胸腔积液者均不多见。病毒性肺炎的病原体不同，其X线检查征象亦有不同的特征。念珠菌肺炎胸部X线检查显示双下肺纹理增多，纤维条索影伴散在的大小不等、形状不一的结节状阴影，呈支气管肺炎表现；或融合的均匀大片浸润，自肺门向周边扩展，可形成空洞。双肺或多肺叶病变，病灶可有变化，但肺尖较少受累。偶可并发渗出性胸膜炎。

(6)侵袭性肺曲霉病：侵袭性肺曲霉病影像学特征性表现为胸部X线检查以胸膜为基底的多发的楔形阴影或空洞；胸部CT检查早期为晕轮征，即肺结节影(水肿或出血)周围环绕低密度影(缺血)，后期为新月体征。部分患者可有中枢神经系统感染，出现中枢神经系统的症状和体征。曲菌球胸部X线检查显示在原有的慢性空洞内有一团球影，随体位改变而在空腔内移动。

(7)变应性支气管肺曲霉病：变应性支气管肺曲霉病典型胸部X线检查为肺上叶短暂性实变或不张，可发生于双侧。中央支气管扩张征象如“戒指征”“轨道征”。

6.确定病原体

由于人类上呼吸道黏膜表面及其分泌物含有许多微生物，即所谓的正常菌群，因此，途经口咽部的下呼吸道分泌物或痰极易受到污染，影响致病菌的分离和判断。同时应用抗生素后可影响细菌培养结果。因此，在采集呼吸道培养标本时尽可能在抗生素应用前采集，避免污染，及时送检，其结果才能起到指导治疗的作用。目前常用到的方法如下。

(1)痰：采集方便，是最常用的下呼吸道病原学标本。采集后在室温下2小时内送检。先直接涂片，光镜下观察细胞数量，如每低倍视野鳞状上皮细胞＜10个，白细胞＞25个，或鳞状上皮细胞：白细胞＜1：2.5，可作为污染相对较少的“合格”标本接种培养。痰定量培养分离的致病菌或条件致病菌浓度

$\geq 10^7$ cfu/mL，可以认为是肺部感染的致病菌；$\leq 10^4$ cfu/mL 则为污染菌；介于两者之间建议重复痰培养；如连续分离到相同细菌，$10^5 \sim 10^6$ cfu/mL 连续两次以上，也可认为是致病菌。

(2)经支气管镜或人工道吸引：受口咽部细菌污染的机会较咳痰为少，如吸引物细菌培养其浓度$\geq 10^5$ cfu/mL，可认为是致病菌，低于此浓度则多为污染菌。

(3)防污染样本毛刷：如细菌$\geq 10^3$ cfu/mL，可认为是致病菌。

(4)支气管肺泡灌洗：如细菌$\geq 10^4$ cfu/mL，防污染标本细菌$\geq 10^3$ cfu/mL，可认为是致病菌。

(5)经皮细针吸检和开胸肺活检：敏感性和特异性均很好，但由于是创伤性检查，容易引起并发症，如气胸、出血等，临床一般用于对抗菌药物经验性治疗无效或其他检查不能确定者。

(6)血培养和胸腔积液培养：肺炎患者血培养和痰培养分离到相同细菌，可确定为肺炎的病原菌。如仅为血培养阳性，但不能用其他原因如腹腔感染、静脉导管相关性感染解释菌血症的原因，血培养的细菌也可认为是肺炎的病原菌。胸腔积液培养到的细菌则基本可认为是肺炎的致病菌。由于血或胸腔积液标本的采集均经过皮肤，故其结果须排除操作过程中皮肤细菌的污染。

(7)尿抗原试验：包括军团菌和肺炎链球菌尿抗原。

(8)血清学检查：测定特异性 IgM 抗体滴度，如急性期和恢复期之间抗体滴度有 4 倍增高可诊断，如支原体、衣原体、嗜肺军团菌和病毒感染等，多为回顾性诊断。

二、鉴别诊断

(一)肺结核

肺结核患者多有低热、盗汗、乏力、消瘦等结核中毒症状。一般发病缓慢。X 线检查有特殊表现，红细胞沉降率增快，痰中可检出抗酸杆菌。结核菌素试验强阳性。

(二)支气管肺癌

支气管肺癌患者年龄在 40 岁以上，有刺激性咳嗽和咯血，可通过影像学发现高密度阴影。痰脱落细胞检查可发现癌细胞。支气管镜也有助于诊断。

(三)肺血栓栓塞症

肺血栓栓塞症多有静脉血栓的危险因素，如血栓性静脉炎、心肺疾病、创伤、手术和肿瘤等病史，可发生咯血、晕厥，呼吸困难较明显。X 线检查示区域性肺血管纹理减少，有时可见尖端指向肺门的楔形阴影。动脉血气分析常见低氧血症及低碳酸血症。*D*-二聚体、CT 肺动脉造影、放射性核素肺通气/灌注扫描和 MRI 等检查可帮助鉴别。

(四)非感染性肺部浸润

需排除非肺部感染性疾病，如间质性肺炎、肺水肿、肺不张和肺血管炎等。

(五)急腹症

发生于肺下叶的肺炎，炎症波及膈肌，可引起上腹部疼痛或恶心呕吐等症状，类似于急腹症，通过仔细检查、询问病史及 X 线检查有助诊断。

第五节 治　　疗

一、一般措施

(1)加强体育锻炼，增强抗病能力，可坚持打太极拳、做八段锦、床上八段锦等；适时增添衣被，防止六淫之邪侵入。

(2)要及时治疗可能诱发本病的隐性疾病，如鼻后滴流综合征、慢性咽喉炎、慢性扁桃体炎等。

(3)积极预防感冒等病的发生；预防本病的复发，要防早、防小(指幼年阶段已有此病，应及时综合防治)。

(4)戒除烟、酒等不良嗜好。饮食宜清淡，忌食辛辣、煎炒、酸咸、甜腻及海腥发物。

二、中医治疗

肺炎的中医病因、病机，近年来国内中医界进行了深入而有意义的研究。传统中医学理论认为本病的发生，常属体质虚弱，感受六淫之邪或患病者相互染疫所致。也有外邪伏肺择机发病者。属于正虚邪盛或邪气亢盛的病理状态。中医学有“急则治其标，缓则治其本”之说。肺炎急发先去邪，后期若素体虚弱者可治本。因此，本阶段应当采用“祛邪化痰，止咳平喘”的治疗原则。

(一)辨证论治

1.风热犯肺

(1)主症:发热畏寒,头痛咽干,咳声重浊,咳痰黄黏,痰居胸中,胸闷不适,或咽痛或便干,或大便稀薄,或痰中带血,舌边尖红,苔黄,脉浮数。

(2)治法:清热利咽、化痰止咳。

(3)方药:炙麻黄、杏仁、法半夏、橘红、茯苓、瓜蒌皮、浙贝母、木蝴蝶、蝉蜕、金荞麦、生石膏、甘草各 10 g。全方功可清热利咽,宣肺化痰。咽痛者加射干 10 g;便干者去瓜蒌皮,加瓜蒌仁 30 g;大便稀薄者加葛根 30 g;痰中带血者加仙鹤草 30 g;高热不退者加柴胡、黄芩各 10 g。

2.痰湿蕴肺

(1)主症:发热咳嗽,咳声重浊,痰白黄脓,痰稠易咳,痰居胸中,时胸闷痛,涕多略口干,或痰稠黄绿,或发热,或咽痛,或口干苦、便干。舌体偏胖,质淡略黯,舌苔白腻,脉滑。

(2)治法:清热祛湿、宣肺化痰。

(3)方药:辛夷、紫苏叶、法半夏、杏仁、紫苏子、枳壳、五味子、柴胡、白芍、三七(冲服)、甘草各 10 g,瓜蒌皮 20 g,鱼腥草、金荞麦各 30 g,黄芩 15 g。全方功可清热祛湿,宣肺化痰。痰稠黄绿者加败酱草、浙贝母各 10 g;发热者柴胡加至 20 g;咽痛者加射干 10 g;口干苦、便干者加桑白皮 10 g。

3.痰热壅肺

(1)主症:高热不退,汗出而不解,咳嗽气急,鼻煽气粗,咳痰黄稠或咳铁锈色痰,胸痛,口渴烦躁,小便黄赤,大便干燥。舌红,苔黄,脉滑数或洪数。

(2)治法:清宣肺热,化痰降逆。

(3)方药:前胡、桔梗、玄参、黄连、黄芩、桑白皮、杏仁、瓜蒌皮、连翘、法半夏、炙麻黄、甘草各 10 g。诸药合用,功可清宣肺热,化痰降逆。痰热甚者加金荞麦 30 g;高热不退者加生石膏 15 g,知母 10 g。

4.热毒内陷

(1)主症:高热不退,咳嗽气促,痰中带血,烦躁不安,神昏谵语,口渴。舌质红绛,苔焦黄而干,脉细数。

(2)治法:清营开窍,解毒化痰。

(3)方药:清营汤加减。水牛角 40 g,生地黄 20 g,玄参、麦冬、丹参、金银花、连翘、淡竹叶各 10 g,黄连 5 g。全方功可清营开窍,解毒化痰。烦躁谵语者加服紫雪丹;昏迷者加服安宫牛黄丸鼻饲。

5.阳气欲脱

(1)主症:体温骤降,冷汗如油,面色苍白,肢冷唇青,气急鼻煽。舌质黯,脉微细欲绝。

(2)治法:回阳救逆,益气敛阴。

(3)方药:参附汤合生脉散加减。附子(先煎)、人参、麦冬、五味子各 10 g,龙骨、牡蛎各 15 g。诸药合用,功可回阳救逆,益气敛阴。惊厥抽搐者加羚羊角粉 0.6 g,钩藤 10 g。

(二)特色专方

1.加减柴胡枳桔汤

柴胡 12 g,黄芩 15 g,炒枳壳 10 g,桔梗 10 g,连翘 10 g,荆芥 10 g,浙贝母 15 g,川芎 20 g,焦神曲 15 g。每天 1 剂,加水 400 mL,浸泡 40 分钟,头煎煮沸 8 分钟,二煎煮沸 10 分钟,两煎相混,分 3 次温服。疗程为 7 天。柴胡枳桔汤出自《重订通俗伤寒论》,是小柴胡汤的变方。原书谓“邪郁腠理,逆于上焦,少阳经病偏于半表证也,法当和解兼表,柴胡枳桔汤主之”。临床上,有学者对柴胡枳桔汤进行了加减,仍以柴胡、黄芩为主药,两药一清一散,疏解少阳之邪,协理枢机之变。桔梗宣利肺气、开发上焦,炒枳壳下气除痞、宽胸行气,二者一升一降,配合柴胡、黄芩疏利枢机,使气机得以升降自如。佐以连翘散郁火、消壅结,荆芥“善治皮里膜外之风邪”,两味一温一凉共行清热透邪之功;浙贝母凉润,消痰散结,对肺经燥痰疗效尤佳;川芎活血祛风,配柴胡助清阳之气,配浙贝母行活血化痰之力。使以焦神曲健脾和中,一助浙贝母化痰,二助荆芥发散,三助炒枳壳下气消积。诸药合用,共行和解疏表、化痰利咽、宽胸畅膈之功,可使枢机运转正常,肺气肃降得当,上逆之气得平,咳嗽自止。

2.川麦冬花雪梨膏

取川贝母、细百合、款冬花各 15 g,麦冬 25 g,雪梨 1 kg,冰糖适量。将雪梨去核,用榨汁机榨成汁备用。将川贝母、细百合、款冬花、麦冬一起入锅加适量的清水煎煮 2 小时,滤出药汁。然后,在锅中再加入适量的清水,继续煎煮 2 小时,去渣取汁。将 2 次所得的药汁和梨汁、冰糖合在一起,用小火加热煎至呈膏状即成,可每次服 15 g,每天服 2 次,用温开水冲服或调入稀粥中服用。此方具有清肺润喉、生津利咽的功效,适合有口干、唇干、鼻干、咽干、大便干、皮肤干、乏力、头晕、失眠、长痤疮等肺燥症状的干咳患者使用。

3.加味杏苏饮

半夏 15 g、橘红 15 g、茯苓 15 g、甘草 12 g、葛根 12 g、紫苏 12 g、前胡 15 g、

杏仁 15 g、枳壳 15 g、桔梗 15 g、百合 20 g、北五味子 12 g、紫菀 20 g、款冬花20 g、冰糖 30 g(后溶入)。用法:水煎 2 次,取汁 400 mL,溶入冰糖,分 2 次早晚服,1 天 1 剂。处方为成人量,儿童要酌减为成人量的 1/6～1/2 即可。干咳无痰半夏减为 10 g、加桑叶 15 g、贝母 15 g;喉痒加牛蒡子 20 g;蝉蜕 15 g;痰清稀流涕加麻黄 9 g;痰黄或白而黏稠不易咳出加黄芩 20 g、桑皮 20 g。服药 7 天结束判定疗效。

4.仿宣白承气汤

生石膏(先煎)30 g,生大黄(后下)10 g,杏仁 10 g,全瓜蒌 12 g,黄芩 12 g,桃仁泥 10 g,枳壳 8 g,枳实 9 g,生甘草 6 g,水煎服,分 2 次早晚服,1 天 1 剂。本方功效清热通腑,宣肺化痰,主治痰热壅肺,腑中热结的风温型肺炎。

5.甘露消毒丹加减方

本方组成为生石膏(先煎)30 g,杏仁 10 g,茵陈 15 g,虎杖 15 g,白豆蔻 6 g,滑石 20 g,法半夏 10 g,僵蚕 10 g,蝉蜕 6 g,苍术 6 g,姜黄 10 g,石菖蒲 10 g,柴胡 12 g,黄芩 10 g,水煎服,分 2 次早晚服,1 天 1 剂。本方功效清化湿热,宣畅气机,主治湿热蕴毒、邪伏膜原、邪阻少阳的传染性非典型肺炎。

6.麻杏石甘加味方

本方组成为麻黄 9 g,杏仁 12 g,生石膏(先煎)30 g,生甘草 6 g,黄芩 12 g,生地黄 24 g,板蓝根 15 g,忍冬藤 12 g,水煎服,分 2 次,1 天 1 剂。功效宣肺清热,止嗽养阴,主治病毒性肺炎。痰多去生地黄,加川贝母、黛蛤散;便燥结,加大黄、瓜蒌仁;咽痛加玄参、桔梗;胸痛加枳壳、橘络。

7.清气汤

本方组成为淡豆豉 9 g,连翘 9 g,生石膏(先煎)30 g,杏仁 9 g,金荞麦 9 g,甘草 3 g,水煎服,分 2 次,1 天 1 剂。本方解表清气,主治邪热在卫分的大叶性肺炎。邪热偏于卫分加用桑叶、荆芥;偏重气分加用金银花、竹叶;咳甚加用桔梗、牛蒡子;痰中带血加白茅根、藕节;气分热炽者重用石膏。

(三)中药成药

1.通宣理肺丸

(1)功效:解表散寒,宣肺止嗽,用于风寒袭肺证。

(2)主要成分:半夏、陈皮、茯苓、甘草、黄芩、桔梗、麻黄、前胡、枳壳、紫苏叶、麻黄碱。大蜜丸,每丸重 6 g,10 丸/盒。口服,1 次 6 g,1 天 2～3 次。

2.羚羊清肺丸

此药是由羚羊角粉、浙贝母、大青叶、桑白皮、金银花、杏仁、枇杷叶、黄芩、前胡共 9 味中药组成，具有疏风清热，宣肺止咳的功效，可用于治疗风热咳嗽。风热咳嗽是由于风热之邪侵犯人的肺脏，使肺失肃降所致。此类咳嗽患者可出现咳嗽痰多、咳声粗亢、痰稠色黄、咳痰不爽、流黄涕、发热怕风、头痛出汗、咽干口渴、面红唇赤、烦躁纳呆、大便秘结、小便色黄、舌红苔薄黄、脉浮数等症状。羚羊清肺丸的用法是每天服 3 次，每次服 1 丸，用温开水送服。

3.蜜炼川贝枇杷膏

此药是由北沙参、薄荷脑、陈皮、川贝母、桔梗、款冬花、枇杷叶、水半夏、五味子、杏仁共 10 味中药组成，具有清热润肺、止咳平喘、理气化痰的功效，可用于治疗肺燥咳嗽。肺燥咳嗽是由于风燥伤及人的肺脏，使肺失清润所致。此类咳嗽患者可出现连声呛咳、痰少而黏或痰中带血、咽痒、咽痛、鼻唇干燥、鼻塞、恶寒或发热、舌红少津、苔黄、脉数等症状。蜜炼川贝枇杷膏的用法是每天服 2 次，每次服 5～10 mL。

4.急支糖浆

此药是由鱼腥草、金荞麦、四季青、麻黄、前胡、枳壳、甘草共 7 味中药组成，具有清热化痰，宣肺止咳的功效，可用于治疗肺热咳嗽。肺热咳嗽是由于热毒侵犯人的肺脏，使肺脏受到热毒灼烧所致。此类咳嗽患者可出现反复咳嗽、咳黄痰或伴有喘息、口干、咽痛、便秘、尿赤、身热、舌质红、苔薄黄或黄腻、脉滑数或细数等症状。急支糖浆的用法是每天服 3 次，每次服 10～20 mL。

5.二陈丸

此药是由陈皮、半夏、茯苓、甘草共 4 味中药组成，具有燥湿化痰，理气和胃的功效，可用于治疗痰湿咳嗽。痰湿咳嗽是由于痰浊内生、痰湿渍肺，使肺失宣肃所致。此类咳嗽患者可出现咳声重浊、痰多、色白、黏稠、头晕身重、困倦乏力、胸闷纳呆、便溏、舌淡、苔白腻、脉滑等症状。二陈丸的用法是每天服 2 次，每次服 1 丸。

6.橘红丸

此药是由化橘红、陈皮、半夏、茯苓、甘草、桔梗、苦杏仁、紫苏、紫菀、款冬花、瓜蒌皮、浙贝母、地黄、麦冬、石膏共 15 味中药组成，具有清肺、化痰、止咳的功效，可用于治疗痰热咳嗽。痰热咳嗽是由于痰热蕴肺，使肺失宣降所致。此类咳嗽患者可出现咳嗽痰多或喉中有痰声、痰黏厚或稠黄且伴有腥臭味、难咯出、面红身热、胸闷口苦、咽痛、口渴频饮、舌红苔黄、脉滑数等症状。橘红丸的用法是每天服 3 次，每次服 3～4 丸。

7.川贝雪梨糖浆

此药是由川贝母、南沙参、雪梨清膏共3味中药组成，具有养阴润肺的功效，可用于治疗阴虚咳嗽。阴虚咳嗽是由于阴虚内热伤肺，使肺失宣肃所致。此类咳嗽患者可出现干咳、咳声短促、痰少黏稠、口干舌燥、痰中带血、面色潮红、手足心热、盗汗、舌红少苔、脉细数等症状。川贝雪梨糖浆的用法是每天服3次，每次服10 mL。

8.玉屏风散

此药是由防风、黄芪、白术3味中药组成，具有补脾实卫，益气固表的功效，可用于治疗气虚咳嗽。气虚咳嗽是由于患者平素体弱或劳累过度，使肺气不足或肺气受损所致。此类咳嗽患者可出现咳喘气短、痰多清稀、面色苍白、乏力、自汗、畏寒肢冷、舌苔淡白、脉细弱等症状。玉屏风散的用法是每天服3次，每次服9 g，用开水冲服。

(四)针灸治疗

1.体针

主穴取肺俞、膈俞、尺泽、鱼际、太渊、内关。配穴为大椎、曲池、合谷、孔最、委中、太溪、三阴交、十二井、膏肓。病情进展期，每天针2次，泻法，留针30分钟。恢复期，每天针1次，平补平泻。

2.灸法

主穴取大椎、肺俞、定喘、膻中、合谷、曲池。配穴早期为风寒加列缺、外关；风热加尺泽、孔最；湿热加丰隆、阴陵泉。中期为阳明腑实加上巨虚、陷谷；高热惊厥加人中、十宣。后期为气虚加足三里、百会；胃阴虚加章门、三阴交。雀啄灸，每次选3～5穴，每穴灸10～15分钟，每天1～2次。

(五)鼻腔冲洗疗法

用双黄连冻干粉针1.8 g加入0.9%氯化钠注射液500 mL鼻腔冲洗，每天1次，30～90天为1个疗程。治疗急、慢性鼻窦炎效佳。主症：鼻涕倒流，痰色白黏，每天10口以上，或打呼噜，或张口睡，或口干鼻臭，舌淡红，苔白腻，脉滑。

(六)穴位注射法

主穴为肺俞、风门。配穴为大椎、肺热、曲池。青霉素注射液和注射用水任选其中一种。如用青霉素应先做过敏试验，证明皮试是阴性者，先取主穴，每次选1穴。以5号注射针头刺入穴位，得气后(肺俞、风门等背部穴位切忌过深)两侧各注入0.5 mL青霉素水剂(内含青霉素2万～4万单位)或1 mL注射用水。

过1小时后，再选1备用穴，两侧各注入与上述同等量的青霉素水剂或2 mL注射用水（如为大椎穴，则注入1 mL注射用水）。每天2次，连续治疗。待体温正常，症状改善后，改为每天1次，直至痊愈。

（七）穴位激光照射法

主穴为肺俞、天突、膻中。配穴为咳喘加定喘；虚弱加身柱、痰多加丰隆。以主穴为主，每次据病情选2～5穴。以氦氖激光器治疗，波长623.8 nm，功率1.5 mW，以光导纤维直接作用于穴位，纤维光束治疗处功率≥1 mW。每穴照射3分钟，每天1～2次，8～10天为1个疗程。

（八）针罐法

主穴为中府、巨骨、肺俞、风门。配穴取高热加大椎、曲池；胸痛加内关；腹胀加足三里。主穴先以25 mm毫针，平补平泻，施捻转手法约1分钟，再用大号火罐在双侧肺俞、风门两穴拔罐，将针罩在罐内，停留10～15分钟，以皮肤高肿、红紫或针眼渗出少量水液为佳。配穴仅针刺，用泻法。一般每天针1次，重者每天2次。

（九）拔罐法

取风门、肺俞、膏肓、肺部湿性啰音处，按拔火罐常规操作方法，每天治疗1次，用于肺炎恢复期病灶吸收不良者。

（十）雾化吸入疗法

通过超声雾化器将中药药液雾化吸入呼吸道而达到治疗目的，分别有鱼腥草注射液8 mL＋生理盐水10 mL或双黄连冻干粉针600 mg＋生理盐水10 mL雾化吸入，每天2～3次，适用于各期肺炎。

（十一）灌肠疗法

1.麻杏石甘汤灌肠液

麻黄10 g，石膏50 g，杏仁5 g，甘草5 g。水煎取汁灌肠，药温30 ℃左右，每天1～3次。

2.肺炎1号灌肠液

石膏、白芍、金银花各20 g，黄芩、连翘、牡丹皮、赤芍各15 g，桔梗10 g，荆芥12 g，鱼腥草40 g，大黄5 g，水煎取汁灌肠，每天1～3次。

临床上还可结合辨证分别选用麻杏苡甘汤、射干麻黄汤、沙参麦冬汤等保留灌肠。尤其适用于中药口服困难者。

三、西医治疗

肺炎治疗的最主要环节是抗感染。细菌性肺炎的治疗包括针对病原体治疗和经验性治疗。前者根据痰培养和药物敏感试验结果，选择体外试验敏感的抗菌药物；后者主要根据本地区肺炎病原体流行病学资料，选择可能覆盖病原体的抗菌药物。此外，还需考虑患者的年龄、基础疾病、疾病严重程度、是否有误吸等因素。由于临床上很难快速确定病原体，故大多先行经验性治疗，然后再根据药敏结果调整。

（一）青壮年和无基础疾病的 CAP

青壮年和无基础疾病的 CAP 选用青霉素类、第一代头孢菌素类等抗生素，因我国肺炎链球菌对大环内酯类抗菌药物耐药率高，故对该菌所致的肺炎不单独使用大环内酯类抗菌药物治疗，对耐药肺炎链球菌可使用对呼吸道感染有特效的氟喹诺酮类（莫西沙星、吉米沙星和左氧氟沙星）。

（二）老年人、有基础疾病或需要住院的 CAP

老年人、有基础疾病或需要住院的 CAP 选用氟喹诺酮类、第二/三代头孢菌素、β-内酰胺类/β-内酰胺酶抑制剂，或厄他培南，可联合大环内酯类抗生素。

（三）HAP

HAP 选用第二/三代头孢菌素、β-内酰胺类/β-内酰胺酶抑制剂、氟喹诺酮类或碳青霉烯类抗生素。

（四）重症肺炎

重症肺炎首选广谱的强力抗菌药物，足量、联合用药。初始经验性治疗不足或不合理，而后根据病原学结果调整抗菌药物，其病死率均高于初始治疗正确者。重症社区获得性肺炎选用 β-内酰胺类联合大环内酯类或氟喹诺酮类；青霉素过敏者用氟喹诺酮类和氨曲南。医院获得性肺炎可用氟喹诺酮类或氨基糖苷类联合抗假单胞菌 β-内酰胺类、广谱青霉素/β-内酰胺酶抑制剂、碳青霉烯类的任何一种，必要时可联合万古霉素、替考拉宁或利奈唑胺。

肺炎抗菌药物疗程至少 5 天，大多数患者需要 7～10 天或更长疗程，如体温正常 48～72 小时，无肺炎任何一项临床不稳定征象可停用抗菌药物。肺炎临床稳定标准：①体温≤37.8 ℃；②心率≤100 次/分；③呼吸频率≤24 次/分；④血压：收缩压≥12.0 kPa（90 mmHg）；⑤呼吸室内空气条件下动脉血氧饱和度

≥90%或动脉氧分压≥8.0 kPa(60 mmHg);⑥能够口服进食;⑦精神状态正常。

抗菌药物治疗后48～72小时应对病情进行评价,如72小时后症状无改善,其原因可能有如下5种情况。①药物未能覆盖致病菌,或细菌耐药。②特殊病原体感染如结核分枝杆菌、真菌、病毒等。③出现并发症或存在影响疗效的宿主因素(如免疫抑制)。④非感染性疾病误诊为肺炎。⑤药物热。需仔细分析,做必要的检查,进行相应处理。

四、疗效评价

由于肺炎发病较高,严重地影响着人类的身心健康。近半个世纪以来,西医药得到了迅猛的发展。无论是发病机制的研究,诊断的研究以及发作时药物和医疗器械的应用均达到了前所未有的水平。先进的医疗技术治愈了大多数肺炎患者。然而病毒性肺炎的治疗仍处于比较混乱状态,奥司他韦、扎那米韦的出现使得流感肺炎有了较好的治疗,但其他病毒性肺炎的治疗至今仍处于比较被动的局面。这主要来自对病毒性肺炎的诊断技术不能普及,还与药物的针对性不够,其疗效不佳有关。近几年来中医药在诊治病毒性肺炎方面取得了较好的进展,有一些病毒性肺炎的治疗已超越了现有西医技术并呈现较好的发展势头。

有学者提出“化除最后一口痰”的理念很适合于肺炎的后期治疗。肺炎疾病中有一部分患者在应用抗炎、平喘、化痰、止咳药物治疗后仍有黏痰或脓痰缠绵不去,而“化除最后一口痰”理念的应用会使患者减少复发性,加快疾病痊愈。该治疗理念有学者倡导了十余年,它有3点好处。①痰是致病微生物的病理产物,具体说它是细菌、霉菌、病毒的聚集物,它可以使疾病复发,还可以传染他人。所以,消灭了最后一口痰就是消除了致病微生物,就是消灭了病邪。②没有病邪就可以补益身体,就不会出现虚不受补的尴尬局面。为增强抵抗力,防止病邪侵袭打下良好的基础。

第六节 医案选录

张某,女,45岁。

病史:患者近两周来出现咳嗽、发热、胸痛等症状,自行服用抗生素后症状未缓解,遂来就诊。患者平素体健,无特殊病史。

症状：患者咳嗽频繁，咳声重浊，痰黄黏稠，不易咳出；发热，体温最高达39 ℃，伴寒战；胸痛明显，活动后加剧，深呼吸时尤为显著；口唇轻度发绀，舌质暗红，苔薄黄腻，脉涩。

体征：患者体温偏高，呼吸急促，肺部听诊可闻及湿性啰音及支气管呼吸音；心率偏快，律齐；腹部无异常体征。

辅助检查：血常规检查示白细胞计数及中性粒细胞比例升高。胸部X线检查示肺部有片状阴影，边缘模糊。痰培养结果为肺炎链球菌阳性。

西医诊断：肺炎(肺炎链球菌感染)。

中医诊断：风温肺热病。

证型：肺瘀热毒证。

辨证分析：患者外感风热之邪，邪热壅肺，肺失宣降，故见咳嗽、发热等症状；邪热煎熬津液，化为痰浊，阻塞气道，故见痰黄黏稠，不易咳出；邪热阻滞肺络，气血运行不畅，渐成瘀滞，故见胸痛、口唇发绀、舌质暗红、脉涩等肺瘀之象；苔黄腻、脉涩，均为热毒瘀滞之表现。

处方：治以活血化瘀，清热解毒。桃仁10 g，红花6 g，丹参15 g，赤芍12 g，金银花20 g，连翘15 g，鱼腥草15 g，浙贝母10 g，瓜蒌皮10 g，甘草6 g。共5剂，每天1剂，水煎2次，早晚分服。

方解：方中以桃仁、红花、丹参、赤芍活血化瘀，通利肺络；金银花、连翘、鱼腥草清热解毒，消散肺中热毒；浙贝母、瓜蒌皮化痰止咳，助痰液排出；甘草调和诸药。诸药合用，共奏活血化瘀、清热解毒之功。

※ 肺瘀理论及活血化瘀法治疗肺炎分析 ※

在中医理论中，肺炎属于风温肺热病范畴，其发病机制多与外感风热之邪，邪热壅肺，肺失宣降有关。然而，在疾病的发展过程中，邪热不仅损伤肺气，还可煎熬津液，化为痰浊，阻塞气道。更为关键的是，邪热及痰浊可阻滞肺络，导致气血运行不畅，形成肺瘀。肺瘀进一步加重气道阻塞，影响肺的宣发肃降功能，使病情缠绵难愈。

在本案例中，患者肺炎链球菌感染，邪热壅肺，肺瘀热毒明显。采用活血化瘀法，选用桃仁、红花等活血化瘀药物，配合金银花、连翘等清热解毒药物，共奏活血化瘀、清热解毒之功。通过治疗，患者的咳嗽症状显著减轻，发热消退，胸痛也得到了缓解，标志着其病情得到了有效控制。

综上所述，以肺瘀理论为基础、采用活血化瘀法治疗肺炎，是中医治疗该类疾病的一种有效方法。通过活血化瘀药物的运用，可以改善肺部血液循环，促进炎症消散，从而达到治疗目的。

第八章　肺瘀与肺癌

第一节　疾病概述

一、定义

原发性支气管肺癌（以下简称肺癌）为起源于支气管黏膜或腺体的恶性肿瘤。其临床表现主要以咳嗽、胸痛、气急为主，咳痰或稀或稠，甚则咳痰带血或为血痰，其发病率和病死率都有明显增高的趋势；有调查研究显示肺癌无论是发病率还是病死率，均居全球癌症首位；我国有研究调查显示肺癌病死率占我国恶性肿瘤病死率的第一位。

根据本病的临床表现，其属于中医学的“肺积”“息贲”“肺痿”“肺痈”“咳嗽”“咯血”“胸痛”“悬饮”等范畴。《黄帝八十一难经》曰：“肺之积，名曰息贲，在右胁下，覆大如杯。久不已，令人洒淅寒热，喘咳，发肺壅。以春甲乙日得之……”。《素问・咳论》说：“肺咳之状，而喘息有音，甚则唾血。心咳之状，则心痛，喉中介介如梗状，甚则咽肿喉痹。肝咳之状，咳则两胁下痛，甚则不可以转，转则两胠下满……”这些症状在肺癌中均可见到。《金匮要略・肺痿肺痈咳嗽上气病脉证治》中的“寸口脉数，其人咳，口中反有浊唾涎沫”的肺痿，“咳即胸中隐隐痛，脉反滑数……咳唾脓血”的肺痈，在肺癌患者也可见到。《素问・玉机真藏论》：“大骨枯槁、大肉陷下，胸中气满，喘息不便，内痛引肩项，身热，脱肉破䐃……”等症状，颇似肺癌晚期之表现，并明确指出预后不良。

近年来，随着中医药治疗肺癌研究的深入，在对肺癌的病因、病机认识、中医辨证论治、专方专药、中成药、实验研究等方面均取得了一定的进展。中医药辅助西医治疗肿瘤具有鲜明的特点和优势，已成为流行趋势。

二、病理组织学分型

(一)鳞状细胞癌

鳞状细胞癌是出现角化和(或)细胞间桥或表达鳞状细胞分化标志的上皮性恶性肿瘤。鳞状细胞癌分为鳞状细胞癌、非特指(包括角化型、非角化型和基底样鳞癌)和淋巴上皮癌。淋巴上皮癌为低分化的鳞状细胞癌伴有数量不等的淋巴细胞、浆细胞浸润,EB病毒常常阳性,需注意与鼻咽癌鉴别。鳞状非典型增生和原位鳞状细胞癌为鳞状前体病变。

(二)腺癌

腺癌包括微浸润性腺癌(minimally invasive adenocarcinoma,MIA)、浸润性非黏液腺癌、浸润性黏液腺癌、胶样腺癌、胎儿型腺癌和肠型腺癌。MIA是指肿瘤以贴壁型成分为主,且浸润成分最大径≤5 mm。MIA肿瘤大小≤30 mm且均无胸膜、支气管、脉管侵犯、肿瘤性坏死以及气腔内播散。肺浸润性非黏液腺癌为形态学或免疫组织化学具有腺样分化的证据。常见亚型包括贴壁型、腺泡型、乳头型、微乳头型和实体型,常为多个亚型混合存在。病理诊断按照各亚型所占比例从高至低依次列出,各种亚型所占比例以5%为增量。长径>30 mm的非黏液型纯贴壁生长的肺腺癌应诊断为贴壁型浸润性非黏液腺癌。早期浸润性非黏液性腺癌分级方案由国际肺癌研究协会病理委员会提出。根据腺癌中占优势的组织学类型以及高级别结构的占比分成3级,1级为高分化,2级为中分化,3级为低分化。高分化为贴壁为主型无高级别成分,或者伴有<20%高级别成分;中分化为腺泡或乳头为主型无高级别成分,或者伴有<20%高级别成分;低分化为任何组织学类型腺癌伴有≥20%的高级别成分。高级别结构包括实体型、微乳头型、筛孔、复杂腺体结构(即融合腺体或单个细胞在促结缔组织增生的间质中浸润)。原位腺癌(adenocarcinoma *in situ*,AIS)指单纯贴壁生长模式的腺癌,AIS和肺不典型腺瘤样增生被归入腺体前驱病变。

(三)腺鳞癌

腺鳞癌指含有腺癌和鳞状细胞癌2种成分,每种成分占全部肿瘤占比≥10%。

(四)神经内分泌肿瘤

神经内分泌肿瘤包括神经内分泌瘤(neuroendocrine tumors,NETs)和神经内分泌癌(neuroendocrine carcinomas,NECs);其中NETs包括典型类癌(typical carcinoid,TC)、不典型类癌(atypical carcinoid,AC),NECs包括小细胞肺癌(small cell lung cancer,SCLC)、大细胞神经内分泌癌(large cell neuroendocrine carcinoma,LCNEC)。SCLC转化也可以是表皮生长因子受体突变或其他非小细胞肺癌(non-small cell lung cancer,NSCLC)驱动基因突变酪氨酸激酶抑

制剂治疗后的耐药机制之一。复合型 SCLC 是指 SCLC 合并 NSCLC 的任何一种组织学类型。合并大细胞并且大细胞成分占比≥10%时，诊断为复合型 SCLC/LCNEC 等，合并其他 NSCLC 无比例要求。复合型 LCNEC 指 LCNEC 伴其他 NSCLC 成分。核分裂及坏死指标是区分 4 种神经内分泌肿瘤类型的主要病理指标。Ki-67 指数在小活检标本中鉴别 NETs 和 NECs 有帮助。神经内分泌标志物仅用于形态学怀疑神经内分泌肿瘤的病例。类癌非特指适用于 TC 和 AC 不易区分的情况，建议标注核分裂数、有无坏死以及 Ki-67 指数。类癌非特指主要应用于以下情况：一些小活检或细胞学标本由于组织有限难以区分 TC 或 AC；肺转移性类癌；一些手术标本没有提供肿瘤组织全部切片。类癌具有高核分裂数和（或）Ki-67 增殖指数，指具有 AC 形态特点，但具有更高的核分裂数（每 2 mm^2＞10 个）和（或）Ki-67 增殖指数高于预期（＞30%），通常被归类到 LCNEC，对应胰腺 NET-G3，但该类肿瘤的预后不同于经典 LCNEC。建议对于具有上述特点的类癌诊断时加以备注核分裂数，和（或）Ki-67 增殖指数。

（五）大细胞癌

大细胞癌为一种未分化 NSCLC，在细胞形态、组织结构、免疫组织化学方面缺乏小细胞癌、鳞癌、腺癌，以及巨细胞癌、梭形细胞癌、多形性癌的特点，是排除性诊断。

（六）肉瘤样癌

肉瘤样癌包括多形性癌、癌肉瘤和肺母细胞瘤等，多形性癌是包含至少 10%梭形或巨细胞成分的 NSCLC，或完全为梭形细胞癌或巨细胞癌成分。癌肉瘤是混合肉瘤成分的 NSCLC。肺母细胞瘤包含低级别胎儿型腺癌及原始间充质成分的双向分化性肿瘤。

（七）其他上皮源性肿瘤

胸部 SMARCA4 缺失未分化肿瘤（SMARCA4-deficient undifferentiated tumor，SMARCA4-UT）是一种高级别恶性肿瘤，主要累及成年人胸部，具有显著男性倾向，多发生在重度吸烟者，并且具有吸烟相关基因改变，组织学表现为未分化或横纹肌样表型并伴有 SMARCA4 缺失。SMARCA4-UT 多呈侵袭性生长，预后差，通常对细胞毒性化疗无效。有 5%～10%的经典 NSCLC 以及部分甲状腺转录因子 1（thyriod transcription factor-1，TTF-1）阴性的 NECs（SCLC 和 LCNEC）存在 SMARCA4 表达缺失，其临床意义有待进一步研究。睾丸核蛋白（nuclear protein in testis，NUT）癌为一种低分化癌，组织学表现为单一形态的小-中等大小未分化细胞，伴有突然角化。肿瘤有 15q14 的 *NUTM1* 基因重排，表达 NUT。NUT 癌极具侵袭性，临床易误诊，通常对细胞毒性药物化疗疗效欠佳，部分研究支持免疫治疗联合化疗存在一定价值，靶向 BRD4 的小分子抑制剂治疗 NUT 癌的临床研究正在进行中。

(八)转移性肿瘤

肺是全身肿瘤的常见转移部位,应注意排除转移性肿瘤。免疫组织化学有助于鉴别组织来源,如肺(TTF-1 和 Napsin A)、乳腺(GCDFP15、Mammaglobin 和 GATA-3)、肾细胞癌(PAX8 和 RCC)、胃肠道(CDX2 和 Villin)、前列腺(NKX3.1 和前列腺特异性抗原)和间皮(WT-1、Calretinin、D2-40 和 GATA-3)等。

三、分期

国际肺癌研究会和国际抗癌联盟依据不同临床和病理 TNM 肺癌分期系统第 8 版见表 8-1、表 8-2。

表 8-1　国际肺癌研究会/国际抗癌联盟肺癌 TNM 定义

肿瘤项目	分期
原发肿瘤(T)	TX:原发肿瘤大小无法测量;或痰脱落细胞、支气管灌洗液中找到癌细胞,但影像学检查和支气管镜检查未发现肿瘤
	T0:无原发肿瘤证据
	Tis:原位癌
	T1:肿瘤最大直径≤3 cm,局限于肺和脏层胸膜内;支气管镜见肿瘤可侵及叶支气管,未侵及主支气管
	T1a:肿瘤最大径≤1 cm;任何大小的表浅扩散型肿瘤,但局限于气管壁或近端主支气管壁
	T1b:肿瘤最大径>1 cm,≤2 cm
	T1c:肿瘤最大径>2 cm,≤3 cm
	T2:肿瘤最大径>3 cm,≤5 cm;侵犯主支气管(不常见的表浅扩散型肿瘤,不论体积大小,侵犯限于支气管壁时,虽可能侵犯主支气管,仍为 T1),但未侵及隆突;侵及脏胸膜;有阻塞性肺炎或者部分肺不张。符合以上任何一个条件即归为 T2
	T2a:具有以下任何一种情况:①肿瘤最大径>3 cm,≤4 cm;②侵及主支气管但未侵犯隆突;③累及脏层胸膜;④伴有部分或全肺阻塞性肺炎或肺不张
	T2b:肿瘤最大径>4 cm,≤5 cm
	T3:肿瘤最大径>5 cm,≤7 cm;或直接侵犯以下任何一个器官:胸壁、心包、膈神经;原发肿瘤同一肺叶转移性结节
	T4:肿瘤最大径>7 cm;或侵犯以下任何一个器官:纵隔、膈肌、心脏、大血管、喉返神经、隆突、气管、食管、椎体;原发肿瘤同侧不同肺叶转移性结节

续表

肿瘤项目	分期
区域淋巴结(N)	NX:区域淋巴结不能评估 N0:无区域淋巴结转移 N1:同侧支气管周围和(或)同侧肺门淋巴结以及肺内淋巴结转移,包括原发肿瘤直接侵犯累及 N2:同侧纵隔和(或)隆突下淋巴结转移 N3:对侧纵隔和(或)对侧肺门、同侧或对侧前斜角肌及锁骨上淋巴结转移
远处转移(M)	MX:远处转移无法评估 M0:无远处转移 M1:远处转移 M1a:对侧肺叶出现转移性结节;胸膜播散(恶性胸腔积液、心包积液或胸膜结节) M1b:远处单个器官单发转移 M1c:远处单个或多个器官多发转移

表 8-2 肺癌的 TNM 分期

分期	T	N	M
ⅠA1	T1a	N0	M0
ⅠA2	T1b	N0	M0
ⅠA3	T1c	N0	M0
ⅠB	T2a	N0	M0
ⅡA	T2b	N0	M0
ⅡB	T3	N0	M0
ⅡB	T1-2	N0	M0
ⅢA	T4	N0	M0
ⅢA	T3-4	N1	M0
ⅢA	T1-2	N2	M0
ⅢB	T3-4	N2	M0
ⅢB	T1-2	N3	M0
ⅢC	T3-4	N3	M0
ⅣA	AnyT	AnyN	M1a-1b
ⅣB	AnyT	AnyN	M1c

第二节 病因、病机

一、痰

中医对痰的认识记载于古医籍中,如《仁斋直指方》曰:“夫痰者,津液之异名”,指出痰是津液转化过程中的病理产物,是人体津液输布障碍所生,质浊而黏,随气流窜,致病广泛,见症多端。因而有“百病皆生于痰”“怪病多痰”之说。《青囊秘诀》中提到:“也有膏粱子弟,多食浓厚气味,燔炙煎炒之物,时时吞嚼,或美酝香醪,乘兴酣饮,遂至咽干舌燥,吐痰吐血,喘息膈痛,不得安眠者,人以为肺经火热也,谁知是肺痿以成疮乎?”可见中医早就认识到痰在肺癌发病中的作用。

在肺癌发生过程中,痰因流动性小而难以消散,常凝积聚于某些局部而形成圆滑包块,与肺癌最初发病于某一局部,细胞异常增殖后形成肿块并进行性增大的特点相近。而在疾病发展过程中痰这一病理产物因其流注广泛,随气升降,内至五脏六腑,外至四肢百骸、肌肤腠理的特点;在肺癌的侵袭、转移过程中也发挥了作用。与西医学认为肺癌通过局部浸润、淋巴转移、血行转移等途径损及其他脏腑,出现淋巴结、脑、肾上腺等处转移的特点很相似。

另外,痰邪性质多变,易与其他病性兼并,往往造成很多证候。与肺癌复杂的病情变化相似:或侵犯血管引起咯血;或侵犯神经、包膜引起疼痛;或出现头痛、失眠,甚至精神症状。

二、瘀

血瘀是指血液运行不畅或瘀滞不通的病理状态,可以为全身性病变,亦可瘀阻于脏腑、经络、形体、官窍的某一局部,产生不同的临床表现。可由多种病因引起,又能继发新的病变,是癥瘕积聚的发病机制之一。《杂病源流犀烛》曰:“邪积胸中,阻塞气道,气不得通,为痰……为血,皆邪正相搏,邪既胜,正不得制之,遂结成形而有块”。与肺癌发生的情况颇为相似。

若肺主行气功能失调,心主血脉亦会因气无力推动而阻滞,终致心肺两虚,血行瘀滞而形成瘀血,成为肺癌发生的机制之一。肺癌发生后会造成对周围组织器官的压迫和血管、神经的侵犯,阻滞气血的运行,临床上表现为局部的疼痛、肿块、皮色发绀、出血、舌紫瘀斑、脉沉涩等瘀证。血瘀为病可见出血之象,通常表现为量少不畅,或夹血块。与肺癌侵犯支气管黏膜或临近血管可引起的咯血颇为类似；血瘀为病，局部经络凝滞不通，不通则痛。一般表现为刺痛，痛处固定，夜间尤甚。与肺癌中晚期常出现局部压迫、骨转移引起的疼痛，痛处固定不移相似。

另有瘀血阻滞气血运行，影响新血生成，使机体缺失濡养滋润的作用，出现营养状态差等临床表现，与肺癌晚期恶病质状态相似。

三、痰瘀互结致病

痰瘀交结有形成癌病的病理特点。津液输布失司而成痰浊，血行被遏而为瘀血，痰浊瘀血彼此互为影响，凝聚成块，日以积大，形成癥瘕。痰邪为病，阻碍气机，血不得生，又不得畅，脉络阻滞或胶结为瘕积。因此，痰瘀可以互相致病，痰可致瘀，瘀可生痰。正如《血证论》曰："血积既久，变能化为痰水"。

四、气血不足

肺癌是一个全身性疾病，内在原因主要是气血不足，进而导致脏腑阴阳失调。肺部肿瘤虽属于实证，但病因是正气内虚，邪毒侵肺，痰湿聚肺，气阴两虚为根源，久病之下，气滞血凝，气血津液耗竭。癌作为一种外邪，会迅速消耗机体的精血，外邪留滞于肺脏，气机不畅，导致血行瘀滞，结成肿块。气血不足也会导致脏腑功能减退，两者相互作用，相互影响。肺癌患者大多是年老体衰、患有多种慢性疾病、肺部疾病，肺气耗损过甚，脏腑阴阳失调，这是发生肺癌的基础。当机体受到各种刺激，如七情所伤、劳累过度、免疫力下降等诱因，机体肺气、肺阴亏损，外邪乘虚而入，气机不畅，血亏气衰，终致肺部血行瘀滞，毒瘀互结，进展为肺积。肺积之下，肺气的宣发与肃降失调，气机不利，血行瘀滞，进而津液运行失调，津液滞留聚积为痰，痰湿内蕴，痰凝气滞，瘀阻络脉，长期之下形成肺部积块。气血亏虚之下，则形体失养，久病伤气耗血，而致气血双亏、气虚血瘀。因此，肺癌全身为虚证，局部为实证，因虚而致实。肺癌虚证以阴虚、气阴两虚、肺气虚为多见，实证主要是气滞、血瘀、阴虚肺热、痰凝、痰瘀互结、毒聚等病理变化。

五、脾胃失调

肺癌病位在肺，但与脾胃密切相关。①脾主运化，胃为水谷之海，脾主升清，胃主降浊，脾胃表里相合，两脏一运一纳，一升一降，使水谷化为精微，以生气血津液，供养全身。故脾气充足才能使肺健气旺。脾胃失调之下，升清降浊不行，气血津液供给不足，人体得不到水谷滋养，脾胃气血两虚。②肺为贮痰之器，脾为生痰之源。当脾胃虚弱之时，脾主运化失调，影响肺的宣发与肃降，津液代谢障碍,津液滞留聚积为痰。痰是由于人体脏腑器官功能失调,气血津液在病理变化过程中产生的病理产物,并可形成积聚肿块。痰湿内蕴,痰凝气滞,水湿痰浊内聚,痰贮肺络,进而导致气血瘀阻。其主要原因在于脾失健运,水液运行无度,痰饮生成,痰阻气道,损伤阳气,痰瘀互结于肺;脾失健运,气血运行不畅,气机郁滞,气血化生无度,气滞则血滞,进而气血两亏。

肺癌的形成虽有上述多种因素,但其基本病理变化为正气内虚,气滞、血瘀、痰结、热毒等相互纠结,日久积滞而成有形之肿块。病理属性总属本虚标实。多是因虚而得病;因虚而致实,是一种全身属虚,局部属实的疾病。初期邪盛而正虚不显,故以气滞、血瘀、痰结、热毒等实证为主。中晚期由于癌瘤耗伤人体气血津液,故多出现气血亏虚、阴阳两虚等病机转变,由于邪愈盛而正愈虚,本虚标实,病变错综复杂,病势日益深重。肺为娇脏,喜润而恶燥,邪毒郁肺,久而化热,最易耗气伤阴,故肺癌的虚以阴虚、气阴两虚为多,实则不外乎气滞,血瘀,痰凝,毒聚的病理变化。病位在肺,其发生发展,与肝、脾、肾的关系也较为密切。

第三节　发病机制

一、吸烟和被动吸烟

大量研究表明,吸烟是肺癌发病率和死亡率进行性增加的首要原因。烟雾中的尼古丁、苯并芘、亚硝胺和少量放射性元素钋等均有致癌作用,尤其易致鳞状上皮细胞癌和未分化小细胞癌。与不吸烟者相比,吸烟者发生肺癌的危险性平均高9～10倍,重度吸烟者可达10～25倍。吸烟量与肺癌之间存在着显著的量-效关系,开始吸烟年龄越小,吸烟时间越长,吸烟量越大,肺癌的发病率和死亡率越高。被动吸烟或环境吸烟也是肺癌的病因之一,其风险增加20%～30%。戒烟1～5年后,肺癌的发病危险性可减半。美国相关研究结果表明,戒烟2～15年期间,肺癌发生的危险性进行性减少,此后的发病率与终身不吸烟者相当。

二、大气污染

无论是发达国家还是发展中国家,城市居民的肺癌死亡率均高于乡村,且随城市化的程度而升高。大气污染包括室内小环境和室外大环境污染。室内被动吸烟、燃料燃烧和烹饪过程中均可能产生致癌物。有研究表明，室内用煤、接触煤烟或不完全燃烧物为肺癌的危险因素，特别是对女性腺癌的影响较大。烹饪时释放出的油烟雾也是不可忽视的致癌因素。在重工业城市大气中，存在氧化亚砷、放射性物质、镍、铬化合物、不燃的脂肪族碳氢化合物等致癌物质。污染严重的城市居民每天吸入空气中的苯并芘量可超过 20 支纸烟的含量。大气中苯并芘含量每增加 1.0～6.2 μg/1 000 m^3，肺癌的死亡率可增加 1%～15%。另外，大剂量电离辐射可引起肺癌，不同射线产生的效应也不同。

三、职业因素

已被确认的致人类肺癌的职业因素包括石棉、砷、铬、镍、铍、煤焦油、芥子气、三氯甲醚、氯甲甲醚、烟草的加热产物以及铀、镭等放射性物质衰变时产生的氡和氡子气、电离辐射和微波辐射等。这些因素可使肺癌发生危险性增加 3～30 倍。从接触到发生肺癌的时间与保留的程度有关，通常超过 10 年，平均为 16～17 年。其中石棉是公认的致癌物质，接触者肺癌、胸膜和腹膜间皮瘤的发病率平均较高，接触石棉吸烟者的肺癌死亡率为非接触吸烟者的 8 倍，潜伏期可达 20 年或更久。另外，铀暴露和肺癌发生之间也有密切关系，尤其是 SCLC。

四、饮食

血清中 β 胡萝卜素水平低的人，肺癌发生的危险性也高。流行病学调查也表明，较多地食用含 β 胡萝卜素的绿色、黄色和橘黄色的蔬菜和水果及含维生素 A的食物，可减少肺癌发生的危险性，这一保护作用对正在吸烟或既往吸烟的人特别显著。

五、遗传及基因改变

(一)遗传因素

肺癌的许多特征提示肺癌的发生可能与家族相关。经过长期的探索和研究，如*Rb* 基因和*p53* 基因遗传突变可能会发生肺癌。肺癌患者的一级亲属患肺癌或其他肿瘤的危险性增加 2～3 倍，且其发生可能与吸烟无关。

(二)基因改变

随着分子生物学的不断发展，大量研究表明，某些原癌基因的过度表达或突变可导致癌变。虽然许多基因发生癌变的机制还不清楚，但这些改变最终涉及细胞关键性生理功能的调控，包括增殖、凋亡、分化、信号传导及运动等。与肺癌关系密切的癌基因主要有*ras*癌基因家族编码区的点突变;*myc*基因家族的扩增、重组和(或)转录控制丧失;*Bcl-2*、*Her-2/neu*和端粒酶基因的过度表达;*c-erb-2*、*c-fos*以及*c-jun*基因等。与肺癌发生、发展相关的分子改变还包括错配修复基因*Hmsh2*及*hPMS1*的异常,*Akt2*、*Raf1*及*p70S6K*的过表达等。其中,肺腺癌的驱动基因主要包括*KRAS*、*EGFR*、*ALK*、*MEK1*、*BRAF*等;肺鳞癌的驱动基因主要包括*TP53*、*CDKN2A*、*PIK3CA*等。另外,基因流行病学研究也提出了P450酶或染色体脆性(致突变物敏感性)基因型与肺癌发生相关。而肺癌的抑癌基因包括*p53*、*Rb*、*CDKN2*、*FHIT*基因等。NSCLC有*ras*基因突变者预后差,SCLC出现*c-mye*扩增者预后差。

六、其他

肺结核作为肺癌发生的危险因素,其相关的发病机制较为复杂,可能与其引起的慢性炎症刺激、免疫异常、瘢痕及钙化灶、基因突变和药物等方面有关。有学者认为,外泌体可促进肿瘤血管形成和肿瘤细胞侵袭与转移,调节肿瘤微环境中的免疫应答和上皮间质转化。

第四节　诊断与鉴别诊断

一、诊断

(一)诊断要点

1.病理学诊断

(1)肺手术标本经病理、组织学证实者。

(2)行开胸探查、细针穿刺或经支气管镜所得肺或支气管活检组织标本,经组织学诊断为肺癌者。

(3)锁骨上、颈和腋下淋巴结、胸壁或皮下结节等转移灶活检,组织学符合肺癌,且肺或支气管壁内疑有肺癌存在,临床上又能排除其他器官原发癌者。

2.细胞学诊断

痰液、刷检、抽吸、冲洗及刮匙等获得的细胞学标本,显微镜下所见符合肺癌细胞学标准,诊断即可确立。但须注意排除呼吸道及食管癌。

3.临床诊断

符合下列各项之一者,可以确立临床诊断。

(1)胸部X线检查或CT见肺部有孤立性结节或肿块阴影,有周围性肺癌特殊征象,如分叶、细毛刺状、胸膜牵拉和小空泡征,并在短期内(2～3个月)逐渐增大,尤其经过短期药物治疗,可排除特异性炎性病变,临床上无结核病特征;正电子发射计算机体层显像检查证实者。

(2)节段性肺炎在短期内(2～3个月)发展为肺叶不张;或肺叶不张短期内发展为全肺不张者;或在其相应部位的肺根部出现肿块,特别是呈生长性肿块。

(3)上述肺部病灶伴远处转移、邻近器官受侵犯或压迫症状出现者。如邻近骨破坏、肺门和(或)纵隔淋巴结肿大明显增大、短期内发展的腔静脉压迫症、同侧喉返神经麻痹(排除手术创伤后)、臂丛神经、膈神经侵犯等。

组织学和细胞学是确诊肺癌及分型的最确切标准。

(二)临床表现

1.由原发肿瘤引起的症状

(1)咳嗽:为常见的早期症状,多为刺激性干咳。中央气道肿物引起气道狭窄,可出现持续性、高调金属音咳嗽。肺泡癌患者常有的特点是大量黏液痰。

(2)咯血:21%以上的患者有咯血,多为痰中带血或间断血痰;少数因侵蚀大血管出现大咯血。

(3)其他:肿瘤导致较大气道阻塞,或合并感染;患者可出现胸闷、气短、胸痛和发热等。

2.肿瘤在胸腔内扩展所致的症状

(1)胸痛:肿瘤直接侵犯胸膜、肋骨或胸壁,导致胸痛。如肿瘤侵犯胸膜,则产生不规则的钝痛或隐痛;肿瘤压迫肋间神经,胸痛可累及其分布区。

(2)上腔静脉综合征:肿瘤压迫上腔静脉或出现的腔内瘤栓阻塞,表现为颜面、颈部、上肢水肿,颈静脉怒张,胸前部瘀血及静脉曲张,可伴头晕、头痛。

(3)吞咽困难:肿瘤侵犯或压迫食管,引起吞咽困难。

(4)呛咳:气管食管瘘或喉返神经麻痹引起饮水或进食流质食物时呛咳。

(5)声音嘶哑:肿瘤直接压迫或转移致淋巴结压迫喉返神经(多为左侧)时出现。

(6)霍纳综合征:位于肺上尖部的肺癌称为肺尖癌,当压迫 C_8、T_1 交感神经干时,出现典型的霍纳综合征,患侧眼睑下垂、瞳孔缩小、眼球内陷、同侧颜面部与胸壁无汗或少汗;侵犯臂丛神经时出现局部疼痛、肩关节活动受限,称为肺尖肿瘤综合征。

(7)肺部感染:由于肿瘤阻塞气道,导致在肺内同一部位反复发生的炎症,亦称为阻塞性肺炎。

3.肿瘤肺外转移引起的症状

(1)转移至淋巴结锁骨上、颈部淋巴结转移,质地坚硬,逐渐增大、增多、融合,多无痛感。

(2)转移至胸膜引起胸痛、胸腔积液,胸腔积液多为血性。

(3)转移至骨较隐匿,仅 1/3 有局部症状,如疼痛、病理性骨折。当转移至脊柱压迫脊髓神经根时,疼痛为持续性且夜间加重。脊髓内转移可于短时间内迅速出现不可逆的截瘫综合征。

(4)转移至脑可造成颅内高压,出现头痛、恶心、呕吐的症状;或因占位效应导致复视、共济失调、脑神经麻痹、一侧肢体无力甚至偏瘫。

(5)转移至心包可出现心包积液,甚至出现心脏压塞的表现,如呼吸困难、平卧时明显、颈静脉怒张、血压降低、脉压差缩小、体循环淤血、尿量减少等。

(6)转移至肾上腺、肝脏等部位,引起局部周围脏器功能紊乱并出现相应症状。

4.肿瘤肺外表现及全身症状

肿瘤肺外表现包括非特异性全身症状,如气短、乏力、厌食、体重下降。还包括副肿瘤综合征,常见的为以下几种。

(1)类癌综合征:因 5-羟色胺分泌过多导致哮喘样呼吸困难、阵发性心动过速、水样腹泻、皮肤潮红。

(2)兰伯特-伊顿综合征:即肿瘤引起的肌无力综合征。

(3)抗利尿激素分泌异常综合征:表现为稀释性低钠血症、食欲缺乏、恶心、呕吐、乏力、嗜睡,甚至定向力障碍。

(4)肺性肥大性骨关节病:多侵犯上、下肢长骨远端,杵状指(趾),指(趾)端疼痛。

(5)皮质醇增多症:肿瘤分泌促肾上腺皮质激素样物质,脂肪重新分布等。

多数肺癌患者无明显相关阳性体征。患者出现原因不明,久治不愈的肺外征象,如杵状指(趾)、非游走性肺性关节疼痛、男性乳腺增生、皮肤黝黑或皮肌炎、共济失调、静脉炎等,要考虑肺癌的可能。临床表现高度可疑肺癌的患者,体检发现声带麻痹、上腔静脉梗阻综合征、霍纳综合征、肺尖肿瘤综合征等提示局部侵犯及转移的可能。临床表现高度可疑肺癌的患者,体检发现肝大伴有结节、皮下结节、锁骨上窝淋巴结肿大等提示远处转移的可能。

(三)辅助检查

1.胸部影像学检查

胸部影像学检查是发现肿瘤最重要的方法之一。可通过透视或正侧位胸部X线检查和CT发现肺部阴影。

(1)中央型肺癌:胸部影像学检查表现为向管腔内生长,可引起支气管阻塞征象。阻塞不完全时呈现段、叶局限性气肿;完全阻塞时,表现为段、叶不张。肺不张伴有肺门淋巴结肿大时,下缘可表现为倒S状影像,是中央型肺癌,特别是右上叶中央型肺癌的典型征象。引流支气管被阻塞后可导致远端肺组织继发性感染,发生肺炎或肺脓肿。炎症常呈段、叶分布,近肺门部阴影较浓。抗生素治疗后吸收多不完全,易多次复发。若肿瘤向管腔外生长,可产生单侧性、不规则的肺门肿块。肿块亦可能由肺癌与转移性肺门或纵隔淋巴结融合而成。CT可明显提高分辨率,CT支气管三维重建技术还可发现段支气管以上管腔内的肿瘤或狭窄。

(2)周围型肺癌:胸部影像学检查表现为早期多呈局限性小斑片状阴影、边缘不清、密度较淡,易误诊为炎症或结核。随着肿瘤增大,阴影渐增大,密度增高,呈圆形或类圆形,边缘常呈分叶状,伴有脐凹或细毛刺。高分辨CT可清晰地显示肿瘤的分叶、边缘的毛刺、胸膜凹陷征、支气管充气征和空泡征,甚至钙质分布类型。如肿瘤向肺门淋巴结蔓延,可见其间引流淋巴管增粗形成条索状阴影伴肺门淋巴结增大。癌组织坏死与支气管相通后,表现为厚壁、偏心、内缘凹凸不平的癌性空洞。继发感染时,洞内可出现液平。腺癌经支气管播散后,可表现类似支气管肺炎的斑片状浸润阴影。易侵犯胸膜,引起胸腔积液;也易侵犯肋骨,引起骨质破坏。

(3)细支气管-肺泡细胞癌:胸部影像学检查表现有结节型与弥漫型两种。结节型与周围型肺癌的圆形病灶的影像学表现不易区别。弥漫型为两肺大小不等的结节状播散病灶,边界清楚,密度较高,随病情发展逐渐增多、增大,甚至融合成肺炎样片状阴影。病灶间常有增深的网状阴影,有时可见支气管充气征。CT的优点在于能够显示一些普通X线检查所不能发现的病变,包括小病灶和位于心脏后、脊柱旁、肺尖、近膈面及肋骨头部位的病灶。CT还可显示早期肺门和纵隔淋巴结肿大;CT更易识别肿瘤有无侵犯邻近器官。

2.磁共振成像

磁共振成像与CT相比,在明确肿瘤与大血管之间的关系上有优越性,而在发现小病灶(<5 mm)方面则不如CT敏感。

3.单光子发射计算机断层显像

单光子发射计算机断层显像方法简便、无创,利用肿瘤细胞摄取放射性核素与正常细胞之间的差异,进行肿瘤定位、定性和骨转移诊断。目前应用的方法为放射性核素肿瘤阳性显像和放射免疫肿瘤显像。前者以亲肿瘤的标记化合物作为显像剂,虽性能稳定,但特异性差。后者以放射性核素标记的肿瘤抗原或其相关抗原制备的特异抗体为显像剂进行肿瘤定位诊断,特异性高,但制备过程复杂,影响因素多,稳定性不如前者。

4.正电子发射计算机体层显像

与正常细胞相比,肺癌细胞的代谢及增殖加快,对葡萄糖的摄取增加,注入体内的2-脱氧D-葡萄糖可相应地在肿瘤细胞内大量积聚,其相对摄入量可以反映肿瘤细胞的侵袭性及生长速度,故可用于肺癌及淋巴结转移的定性诊断,诊断肺癌骨转移的价值也优于单光子发射计算机断层显像。正电子发射计算机体层显像扫描对肺癌的敏感性可达95%,特异性可达90%,对发现转移病灶也很敏感,但对肺泡细胞癌的敏感性较差,评价时应予考虑。

5.痰脱落细胞检查

如果痰标本收集方法得当,3次以上的系列痰标本可使中央型肺癌的诊断率提高到80%,周围型肺癌的诊断率达50%。其他影响准确性的因素有痰中混有脓性分泌物可引起恶性细胞液化、细胞病理学家识别恶性细胞的能力。

6.纤维支气管镜检查和电子支气管镜检查

纤维支气管镜检查和电子支气管镜检查对诊断、确定病变范围、明确手术指征与方式有帮助。纤维支气管镜可见的支气管内病变,刷检的诊断率可达92%,活检诊断率可达93%。经支气管镜肺活检可提高周围型肺癌的诊断率。对于直径>4 cm的病变,诊断率可达到50%~80%。但对于直径<2 cm的病变,诊断率仅20%左右。纤维支气管镜检查时的灌洗物、刷检物的细胞学检查也可对诊断提供重要帮助。纤维支气管镜检查的并发症很少,但检查中可出现喉痉挛、气胸、低氧血症和出血。有肺动脉高压、低氧血症伴二氧化碳潴留和出血体质者,应列为肺活检的禁忌证。

7.针吸细胞学检查

可经皮或经纤维支气管镜进行针吸细胞学检查。还可在超声、X线或CT引导下进行,目前常用的主要为浅表淋巴结和经超声引导针吸细胞学检查。

(1)浅表淋巴结针吸细胞学检查:可在局麻甚至不麻醉时对锁骨上或腋下肿

大的浅表淋巴结做针吸细胞学检查。对于质地较硬,活动度差的淋巴结可得到很高的诊断率。

(2)经纤支镜针吸细胞学检查:对于周围型病变和气管、支气管旁肿大的淋巴结或肿块,可经纤维支气管镜针吸细胞学检查。与经支气管镜肺活检合用时,可将中央型肺癌的诊断率提高到95%,弥补活检钳夹不到黏膜下病变时所造成的漏诊。

(3)经皮针吸细胞学检查:病变靠近胸壁者可在超声引导下针吸活检;病变不紧贴胸壁时,可在透视或CT引导下穿刺针吸或活检。由于针刺吸取的细胞数量有限,可出现假阴性结果。为提高诊断率,可重复检查。约29%的病变最初细胞学检查为阴性,重复检查几次后发现恶性细胞。经皮针吸细胞学检查的常见并发症是气胸,发生率为25%～30%。

8.纵隔镜检查

纵隔镜检查是一种对纵隔转移淋巴结进行评价和取活检的创伤性检查手段。它有利于肿瘤的诊断及TNM分期。

9.胸腔镜检查

胸腔镜检查主要用于确定胸腔积液或胸膜肿块的性质。

10.其他细胞或病理检查

胸腔积液细胞学检查,胸膜、淋巴结、肝或骨髓活检。

11.开胸肺活检

若经痰细胞学检查、支气管镜检查和针刺活检等检查均未能确立细胞学诊断,则考虑开胸肺活检,但必须根据患者的年龄、肺功能等仔细权衡利弊后决定。

12.血液免疫生化检查

(1)血液生化检查:对于原发性肺癌,目前无特异性血液生化检查。肺癌患者血浆碱性磷酸酶或血钙升高考虑骨转移的可能,血浆碱性磷酸酶、谷草转氨酶、乳酸脱氢酶或胆红素升高考虑肝转移的可能。

(2)血液肿瘤标志物检查:目前尚并无特异性肺癌标志物应用于临床诊断,故不作为常规检查项目,但有条件的医院可以酌情进行如下检查,作为肺癌评估的参考。①癌胚抗原:目前血清中癌胚抗原的检查主要用于判断肺癌预后以及对治疗过程的监测。②神经特异性烯醇化酶:是SCLC首选标志物,用于SCLC的诊断和治疗反应监测。③细胞角蛋白片段19:对肺鳞癌诊断的敏感性、特异性有一定参考意义。④鳞状细胞癌抗原:对肺鳞状细胞癌疗效监测和预后判断有一定价值。

二、鉴别诊断

(一)肺结核

1.肺结核球与周围型肺癌

结核球多见于年轻患者,病灶多位于结核好发部位,如肺上叶尖后段和下叶背段。一般无症状,病灶边界清楚,密度高,可有包膜,时含钙化点,周围有纤维结节状病灶,多年不变。

2.血行播散性肺结核与弥漫型细支气管肺泡癌

通常血行播散性肺结核患者年龄较轻,有发热、盗汗等全身中毒症状,呼吸道症状不明显。影像学表现为细小、分布均匀、密度较淡的粟粒样结节。经支气管镜肺活检有助于明确诊断。

3.肺门淋巴结结核与中央型肺癌

肺门淋巴结结核多见于儿童、青年,患者多有发热、盗汗等结核中毒症状。结核菌素试验常阳性,抗结核治疗有效。

(二)肺炎

约 1/4 的早期肺癌以肺炎形式表现。若无毒性症状,抗生素治疗后炎症吸收缓慢,或同一部位反复发生肺炎时,应警惕肺癌的可能,尤其是段、叶性病灶,伴有体积缩小者。

肺部慢性炎症机化后形成团块状炎性假瘤,也易与肺癌相混淆。但炎性假瘤往往形态不规则,边缘不光滑,有密度较高核心,易伴有胸膜增厚,病灶长期无明显变化。

(三)肺脓肿

癌性空洞继发感染,应与原发性肺脓肿鉴别。原发性肺脓肿起病急,中毒症状严重,多有寒战、高热、咳嗽、咳大量脓臭痰等症状。影像学表现为均匀的大片状炎性阴影,空洞内常见较深液平。血常规可发现白细胞和中性粒细胞计数增多。癌性空洞继发感染,常为刺激性咳嗽、反复血痰,后出现感染、咳嗽加剧。影像学可见癌性肿块影有偏心空洞,壁厚,内壁凹凸不平。结合支气管镜检查和痰脱落细胞检查可助于明确诊断。

(四)结核性胸腔积液

结核性胸膜炎的胸腔积液多为透明、草黄色,有时为血性。癌性胸腔积液则多为血性,但肿瘤阻塞淋巴管时,可有漏出性胸腔积液。胸腔积液常规、结核分枝杆菌和病理检查有助于明确诊断。

(五)结节病

典型的结节病为双侧肺门及纵隔淋巴结对称性肿大,可伴有胸内网状、结节状阴影。组织活检病理证实或符合结节病。

(六)纵隔淋巴瘤

纵隔淋巴瘤颇似中央型肺癌,常为双侧性,可有发热等全身症状,支气管刺激症状不明显,痰脱落细胞检查阴性。

第五节 治 疗

一、中医治疗

中医治疗肺癌,重在提高非特异性免疫功能,改善机体内环境,调动体内各种积极因素,从而抑制或不利于肿瘤生长或转移。对于那些失去了手术、放射治疗(简称放疗)机会,而对化学治疗(简称化疗)疗效较差的晚期肺鳞癌和肺腺癌者,特别是由于多种原因而不能耐受化疗、放疗者,可使多数患者症状改善、食欲增强。并可达到延长生存时间,甚至有的还可以使癌灶控制或缩小。肺癌患者手术后,可以抑制体内残存的癌细胞,从而防止或延缓癌瘤复发转移。应用中医药配合化疗、放疗可以减轻其不良反应,包括胃肠道反应及骨髓抑制等,为顺利完成化疗、放疗而创造条件。中药抗肿瘤药物具有毒副作用小,患者依从性好,可以长期使用等优点。

扶正祛邪、标本兼治是治疗肺癌的基本原则。本病整体属虚,局部属实,正虚为本,邪实为标。肺癌早期,以邪实为主,治当行气活血、化瘀软坚和清热化痰、利湿解毒;肺癌晚期,以正虚为主,治宜扶正祛邪,分别采用养阴清热、解毒散结及益气养阴、清化痰热等法。临床还应根据虚实的不同、每个患者的具体情况,按标本缓急恰当处理。由于肺癌患者正气内虚,抗癌能力低下,虚损情况突出,因此在治疗中要始终顾护正气、保护胃气、把扶正抗癌的原则贯穿肺癌治疗的全过程。应在辨证论治的基础上选加具有一定抗肺癌作用的中药。

(一)辨证论治

1.气血瘀滞

(1)主症:咳嗽不畅,胸闷气憋,胸痛有定处,如锥如刺,或痰血黯红,口唇紫黯,面色晦暗,舌质黯或有瘀斑、苔薄,脉细弦或细涩。

(2)治法:活血散瘀,行气化滞。

(3)方药:血府逐瘀汤。方用桃红四物汤活血化瘀;柴胡、枳壳疏肝理气;牛膝活血化瘀,引血下行;桔梗载药上行,直达病所;甘草调和诸药。胸痛明显者可配伍香附、延胡索、郁金以等理气通络,活血定痛;若反复咯血,血色黯红者,可减少桃仁、红花的用量,加蒲黄、三七、藕节、仙鹤草、茜草祛瘀止血;瘀滞化热,暗伤气津见口干、舌燥者,加沙参、天花粉、生地黄、玄参、知母等清热养阴生津;食少、乏力、气短者,加黄芪、党参、白术益气健脾。

2.痰湿蕴肺

(1)主症:咳嗽,咳痰,气憋,痰质黏稠,痰白或黄白相间,胸闷胸痛,食欲缺乏,便溏,神疲乏力,舌质淡、苔白腻,脉滑。

(2)治法:行气祛痰,健脾燥湿。

(3)方药:涤痰汤。方用二陈汤理气燥湿化痰;胆南星、石菖蒲、党参、竹茹、枳壳以助行气祛痰;加瓜蒌宽胸散结。若见胸脘胀闷、喘咳较甚者,可加用葶苈大枣泻肺汤以泻肺行水;痰郁化热、痰黄黏稠难出者,加海蛤壳、鱼腥草、金荞麦根、黄芩、栀子清化痰热;胸痛甚,且瘀象明显者,加川芎、郁金、延胡索行瘀止痛;神疲、食欲缺乏者,加党参、白术、鸡内金健运脾气。

3.阴虚毒热

(1)主症:咳嗽无痰或少痰,或痰中带血,甚则咯血不止,胸痛,心烦寐差,低热盗汗,或热势壮盛,久稽不退,口渴,大便干结,舌质红、少苔或舌苔薄黄,脉细数或数大。

(2)治法:养阴清热,解毒散结。

(3)方药:沙参麦冬汤合五味消毒饮。方中用沙参、玉竹、麦冬、甘草、桑叶、天花粉、生扁豆养阴清热;金银花、野菊花、蒲公英、紫花地丁、天葵子清热解毒散结。若见咯血不止,可选加白及、生地黄、仙鹤草、茜草根、三七凉血止血;低热盗汗加地骨皮、白薇、五味子育阴清热敛汗;大便干结加全瓜蒌、火麻仁润燥通便。

4.气阴两虚

(1)主症:咳嗽痰少,或痰液黏稠,咳声低弱,气短喘促,神疲乏力,面色㿠白,形瘦恶风,自汗或盗汗,口干少饮,舌质红或淡,脉细弱。

(2)治法：益气养阴。

(3)方药：生脉饮合百合固金汤。生脉饮中人参大补元气、麦冬养阴生津、五味子敛补肺津，三药合用，共奏益气养阴生津之功。百合固金汤用生地黄、熟地黄、玄参滋阴补肾；当归、芍药养血平肝；百合、麦冬、甘草润肺止咳；桔梗止咳祛痰。气虚征象明显者加生黄芪、太子参、白术等益气补肺健脾；咳痰不利，痰少而黏者加贝母、瓜蒌、杏仁等利肺化痰；若肺肾同病、由阴损阳，出现以阳气虚衰为突出的临床表现时，可选用右归丸温补肾阳。

上述证候中，如合并有上腔静脉压迫综合征，出现颜面、胸上部发绀水肿，声音嘶哑，头痛眩晕，呼吸困难，甚至昏迷的严重症状，严重者可在短期内死亡。中医治疗从瘀血、水肿论治，活血化瘀、利水消肿可使部分患者缓解；常用方剂如通窍活血汤、五苓散、五皮饮、真武汤等；压迫症状较轻者，可在辨证施治方药中，酌加葶苈子、猪苓、生麻黄、益母草等泻肺除壅，活血利水。

在肺癌长期临床研究过程中，已筛选出一些较常用的抗肺癌的中药，如清热解毒类的白花蛇舌草、半边莲、半枝莲、拳参、龙葵、猫爪草、蛇莓、马鞭草、凤尾草、重楼、山豆根、蒲公英、野菊花、金荞麦、蝉蜕、黄芩、苦参、马勃、射干等；化痰散结类的瓜蒌、贝母、天南星、半夏、杏仁、百部、马兜铃、海蛤壳、牡蛎、海藻等；活血化瘀类的桃仁、大黄、三棱、莪术、鬼箭羽、威灵仙、紫草、石见穿、延胡索、郁金、三七、虎杖、丹参等；攻逐水饮类的猪苓、泽泻、防己、大戟、芫花等。上述这些具有一定抗肺癌作用的药物，可在辨证论治的基础上，结合肺癌的具体情况，酌情选用。

(二)特色方剂

1.益肺消积汤

生黄芪 30 g、生白术 12 g、北沙参 30 g、天冬 12 g、石上柏 30 g、石见穿 30 g、白花蛇舌草 30 g、金银花 15 g、山豆根 15 g、夏枯草 15 g、海藻 15 g、昆布 12 g、生天南星 30 g、瓜蒌皮 15 g、生牡蛎 30 g，水煎服，3 个月为 1 个疗程。阴虚去黄芪、白术，加南沙参、麦冬、玄参、百合、生地黄；气虚去北沙参、天冬，加党参、人参、茯苓；肾阳虚加补骨脂、淫羊藿、菟丝子、肉苁蓉、锁阳。

2.肺金生汤

泽漆 30 g、桂枝 6 g、黄芩 10 g、石见穿 30 g、生晒人参 9 g、白前 10 g、制天南星 6 g、甘草 6 g、蜂房 15 g、红豆杉 8 g、生姜 7 片。本方可化痰散结，益气宣肺。主治肺部肿瘤。水煎服，每天 1 剂，先煎泽漆，加水 5 000 mL，武火煮开，文火煮至 1 500 mL，加诸药，再武火后改文火，煎 2 次药汁合之，人参另炖兑入，分温2～

3次服。渣加水煎煮洗脚，按摩涌泉穴300次。肺阴亏虚者加百合15 g、沙参30 g；食欲缺乏者加鸡内金10 g、焦三仙各15～30 g；少气懒言者加黄芪30 g、白术10 g；血虚者可加当归补血汤；脾土不足加四君子或另处参苓白术散以培土生金；痰热壅结加胆南星6 g、鱼腥草30 g、薏苡仁30 g；胸腔积液加葶苈子12 g；骨转移加自然铜20 g、杜仲10 g；胸痛加延胡索15 g、瓜蒌20 g。

3.消岩汤

人参30 g、白术60 g、黄芪30 g、当归30 g、忍冬藤30 g、茜草根9 g、白芥子6 g、茯苓9 g，每天1剂，水煎分2次服用。28天为1个疗程。本方解毒祛瘀，扶正抗癌，适合于肺癌化疗出现耐药患者。

4.益津助阳方

生地黄、熟地黄各30 g，麦冬15 g，北沙参30 g，当归10 g，白芍30 g，山茱萸15 g，淫羊藿15 g，补骨脂15 g，枸杞子15 g，女贞子15 g，菟丝子30 g，壁虎10 g，蛤蚧10 g，冬虫夏草2 g，灵芝30 g。本方功效益气养阴，补肾助阳。肺热痰瘀致咳嗽不畅、胸闷气急、痰中带血，加鱼腥草、黄芩、仙鹤草、金荞麦、白花蛇舌草、三七、莪术、桃仁；阴虚痰热致咳嗽少痰而黏、或干咳无痰、心烦失眠、口干、大便秘结、潮热盗汗者，加浙贝母、冬虫夏草、龟甲、鳖甲、蜂房、前胡、天花粉；气阴两虚致咳声低微、神疲乏力、自汗、五心烦热者，加生黄芪、五味子、西洋参、黄精、百合、芦根；胸背疼痛加瓜蒌、半夏、延胡索、枳壳、郁金；高热不退加生石膏、知母、白薇、青蒿；胸腔积液加桑白皮、葶苈子、大枣、猪苓、白术；咳嗽、咳黄色脓性痰液加冬瓜仁、生薏苡仁、瓜蒌、黄芩、半夏、桔梗。水煎服，每天1剂，分早晚2次服用。

(三)中成药

1.益肺抗瘤饮

(1)组成：太子参、党参、浙贝母、薏苡仁、天冬、百合、石上柏、夏枯草、鳖甲、地龙、蜈蚣、仙茅、白术、黄芪、女贞子、北沙参、七叶一枝花。每次30 mL。每天3次，30天为1个周期，2个周期为1个疗程。

(2)功效：益气养阴，清热解毒。适合于气阴两虚证兼热毒内蕴。

2.润肺消积胶囊

(1)组成：黄芪、女贞子等药物，口服，1次6粒，1天2次。

(2)功效：补气养阴，适用于久病虚损，气阴不足。配合手术、放疗、化疗，促进正常功能的恢复。每6粒相当于原生药12.5 g。

3.贞芪扶正胶囊

(1)组成：仙鹤草 450 g、干蟾皮 150 g、猫爪草 340 g、浙贝母 230 g、生半夏 230 g、鱼腥草 450 g、天冬 230 g、人参 30 g、葶苈子 180 g。口服，1 次 6 片，1 天 3 次。

(2)功效：解毒除痰，凉血祛瘀，消癥散结。用于肺癌、肺部转移癌，能够改善患者的症状体征，提高患者体质。

4.益肺清化颗粒

(1)组成：黄芪、党参、沙参、麦冬、川贝、杏仁、白花蛇舌草、败酱草、仙鹤草、紫菀、桔梗、甘草。1 次 2 袋，1 天 3 次。2 个月为 1 个疗程。

(2)功效：益气养阴、化痰止咳、清热解毒、凉血止血之功效。适用于气阴两虚、阴虚内热型晚期肺癌的辅助治疗。

5.复方红豆杉胶囊

(1)组成：红豆杉皮、红参、甘草等。

(2)功效：祛邪散结。1 次 2 粒，1 天 3 次，21 天为 1 个疗程。用于气虚痰瘀所致的中晚期肺癌及化疗的辅助治疗。

(四)中药静脉制剂

1.紫杉醇注射液

紫杉醇注射液是一线治疗晚期非小细胞肺癌药物。本品是新型抗微管药物，通过促进微管蛋白聚合，抑制解聚，保持微管蛋白稳定，抑制细胞有丝分裂。体外试验证明具有显著的放射增敏作用。单药剂量为 135～200 mg/m^2，在粒细胞集落刺激因子支持下，剂量可达 250 mg/m^2。将紫杉醇用生理盐水或 5%葡萄糖盐水稀释，静脉滴注 3 小时。联合用药剂量为 135～175 mg/m^2，3～4 周重复。

2.蟾酥注射液

蟾酥注射液为抗肿瘤、抗放射辅助用药，有改善全身状况，恢复细胞免疫功能，提升白细胞等作用，1 次 10～20 mL(1 次 5～10 支)，用 5%葡萄糖注射液 500 mL 稀释后缓慢静脉滴注，1 天 1 次，抗肿瘤，30 天为 1 个疗程，或遵医嘱。

3.复方苦参注射液

复方苦参注射液通过降低对基质金属蛋白酶、血管内皮生长因子的表达来抑制肺癌细胞的生长和转移。用法为静脉滴注，1 次 12 mL，用氯化钠注射液 200 mL，稀释后应用，1 天 1 次，儿童酌减，全身用药总量 200 mL 为 1 个疗程，一般可连续使用 2～3 个疗程。

4.鸦胆子油乳注射液

鸦胆子油乳在体内有定向分布作用，使抗肿瘤药物在该处有较高的浓度，对抗肿瘤药物有增敏作用，从而增强了抗肿瘤效果；还可增强人体免疫功能和骨髓造血功能，配合化疗及放疗有增效减毒作用。用法为静脉滴注，1 次 10～30 mL，1 天 1 次(本品须加灭菌生理盐水 250 mL，稀释后立即使用)。

(五)针灸疗法

针灸主要是通过调节人体免疫功能，达到防治肿瘤的目的，针灸同时还可以达到辅助性治疗肿瘤的目的。主穴取风门、肺俞、心俞、天泉、膏肓、中府、尺泽、膻中以及癌痛压痛点。配穴取列缺、内关、足三里。耳穴取上肺、下肺、心、大肠、肾上腺、内分泌、鼻、咽部、胸等。补泻兼施，每天 1 次，每次留针 20～30 分钟。适用于各期肺癌者；针刺治疗时可配合汤药同时治疗。

(六)自血疗法

自血疗法选择肺俞、脾俞、肾俞、丰隆、足三里等穴位，每次选取 2 组穴位，抽取静脉血 4 mL，分注于 2 组共 4 个穴位。每周 2 次，疗程 12 周。提高体液免疫和细胞免疫功能，延长患者带瘤生存时间。

(七)穴位敷贴法

山柰、乳香、没药、大黄、姜黄、栀子、白芷、黄芩各 20 g，小茴香、公丁香、赤芍、木香、黄柏各 15 g，蓖麻子 20 粒。上药共研细末，取鸡蛋清(或蜂蜜)适量，混合拌匀成糊状。肺癌敷乳根穴。痛剧者 6 小时换药 1 次，痛轻者 12 小时更换 1 次。可持续使用至疼痛缓解或消失。

(八)穴位封闭法

在用止痛药无效时可使用本方法。取穴为足三里(双侧)，让患者正坐垂足，从外膝眼下量 3 寸，胫骨外侧 1 寸处取穴。在无菌操作下用 5 mL 注射器，7 号针头抽吸维生素 K_3 注射液 8 mg，山莨菪碱 10 mg，让患者取坐位(或仰卧位)，选准穴位，局部皮肤常规用碘酒、乙醇消毒后，直刺进针，待患者有酸、麻、胀感时，快速将药液注入，两侧穴各一半，每天 1 次，3 次为 1 个疗程。间隔 2 天，再进行下 1 个疗程。能有效缓解肺癌引起的疼痛。

(九)饮食疗法

1.手术后饮食

手术后肺气大伤，宜以补气养血为主。选用杏仁露、山药粉、鲜白菜、白萝卜、冬瓜皮、冬瓜子、山梨、莲藕等食品。

2.放疗时饮食

放疗期间肺阴大伤，宜滋阴养血为主。选用鲜蔬菜、鲜水果，如菠菜、杏仁、核桃仁、枇杷果、枸杞子。

3.化疗时饮食

化疗期间气血两伤，宜以大补气血为主。饮食选用鳖、龟、鲜鲤鱼、白木耳、香菇、燕窝、向日葵、山梨、银杏等。

（十）中药雾化吸入

选用半夏、川陈皮、川细辛、石菖蒲、生大黄、生栀子、薏苡仁、白茅根、浙贝母、皂角刺、丹参、川芎、半枝莲、白花蛇舌草等浓煎后予雾化吸入，每天 2 次。适用于肺癌喘促者。

二、西医治疗

西医治疗应当采取综合治疗的原则，即根据患者的机体状况，肿瘤的细胞学、病理学类型，侵及范围（临床分期）和发展趋向，采取多学科综合治疗模式，有计划且合理地应用手术、化疗、放疗和生物靶向等治疗手段，以期达到根治或最大程度控制肿瘤，提高治愈率，改善患者的生活质量、延长患者生存期的目的。目前肺癌的治疗仍以手术治疗、放疗和药物治疗为主。此外，还有靶向治疗和生物治疗等。

（一）外科手术治疗

解剖性肺切除术是肺癌的主要治疗手段，也是目前临床治愈肺癌的重要方法。电视辅助胸腔镜手术（video-assisted thoracic surgery，VATS）已经是成熟的胸部微创手术技术，可以完成肺叶切除、肺段切除、袖式切除等各种手术方式。肺切除术分为完全性切除、不完全性切除和不确定性切除。应力争完全性切除，以期达到完整地切除肿瘤，减少肿瘤转移和复发，并且进行精准的病理 TNM 分期，力争分子病理分型，指导术后综合治疗。手术适应证：①Ⅰ、Ⅱ期和部分ⅢA 期NSCLC 和局限期 SCLC；②部分Ⅳ期 NSCLC，主要指孤立性转移瘤，如单发对侧肺转移，单发脑或肾上腺转移者；③临床难以与肺癌鉴别的情况，包括肺部的结节、肿块、实变、空洞和浸润性阴影等。

（二）化疗

化疗分为姑息化疗、辅助化疗和新辅助化疗，应当严格掌握治疗的适应证，在肿瘤内科医师主导下进行。化疗应当充分考虑患者的病情、体力状况，评估患者可能的获益和对治疗的承受能力，及时评估疗效，密切监测并有效防治不良反应。

化疗的适应证：①失去手术机会的晚期肺癌患者，体力状况（performance status，PS）评分≤2分，重要脏器功能可耐受化疗，对于SCLC的化疗，PS评分可放宽到3分。②具有高危险因素的ⅠB期患者可以考虑选择性地进行术后辅助治疗。高危因素：分化差、神经内分泌癌（除外分化好的神经内分泌癌）、脉管受侵、楔形切除、肿瘤直径＞4 cm、脏层胸膜受累和淋巴结清扫不充分等。完全切除的Ⅰ～Ⅲ期NSCLC患者，推荐含铂两药方案术后辅助化疗4个周期。③对可切除的Ⅲ期NSCLC患者可选择2个周期的含铂两药方案行术前短程新辅助化疗。手术一般在化疗结束后2～4周进行。④局限期SCLC患者推荐化疗、手术和放疗为主的综合治疗。

（三）放疗

肺癌放疗包括根治性放疗、姑息放疗、辅助放疗、预防性放疗等。放疗的适应证：放疗可用于因身体原因不能手术治疗的早期NSCLC患者的根治性治疗、可手术患者的术前及术后辅助治疗、局部晚期病灶无法切除患者的局部治疗和晚期不可治愈患者的重要姑息治疗手段。Ⅰ期NSCLC患者不适合手术或拒绝手术时，大分割放射治疗是有效的根治性治疗手段，推荐立体定向放射治疗。对于接受手术治疗的NSCLC患者，如果术后病理手术切缘阴性而纵隔淋巴结阳性，除了常规接受术后辅助化疗外，建议加用术后放疗，建议采用先化疗后序贯放疗的顺序。对于切缘阳性的肿瘤，如果患者身体许可，建议采用术后同步放化疗。对切缘阳性的患者，放疗应当尽早开始。对于因身体原因不能接受手术的Ⅱ～Ⅲ期NSCLC患者，如果身体条件许可，应当给予适形放疗结合同步化疗。

（四）靶向治疗

靶向治疗是在细胞分子水平上，明确肿瘤细胞具有的特异性分子靶点（致癌位点），并设计相应的治疗药物，药物进入体内会特异地选择致癌位点来相结合发生作用，使肿瘤细胞特异性死亡，而不会波及肿瘤周围的正常组织细胞，从而达到抑制肿瘤生长甚至肿瘤消退的目的。

（五）生物治疗

利用天然物质治疗人类的疾病或达到某种医疗效果一直是医学上的一个重

要研究领域。生物治疗包括细胞素治疗、抗细胞素治疗、免疫保护治疗、毒素导向治疗、基因转录因子作为药物治疗、单克隆抗体治疗、寡核苷酸药物治疗、基因治疗及基因疫苗9个方面。

第六节　医案选录

李某，男，68岁。

病史：患者近一年来出现咳嗽、咳痰，痰中带血，伴有胸闷、胸痛。初时症状较轻，未予重视，后症状逐渐加重，遂至医院检查。经西医诊断为肺癌晚期，建议放化疗治疗，患者因年老体弱，拒绝接受，遂寻求中医治疗。

症状：患者咳嗽频繁，痰中带血，血色暗红；胸闷胸痛，痛处固定，夜间加重；面色晦暗，口唇发绀；舌质紫暗，有瘀点瘀斑，苔薄白，脉涩。

体征：患者面色晦暗，形体消瘦；胸部叩诊可闻及浊音；肺部听诊可闻及呼吸音减弱及少量湿啰音；心率偏快，律齐；腹部无异常体征。

辅助检查：胸部CT检查示肺部占位性病变，伴有周围肺组织浸润。血常规、生化检查无明显异常。肿瘤标志物检查示相关指标升高。

西医诊断：肺癌晚期。

中医诊断：肺积。

证型：肺瘀痰毒证。

辨证分析：患者年老体弱，正气亏虚，邪毒乘虚而入，瘀阻肺络，形成肺积；邪毒煎熬津液，化为痰浊，阻塞气道，故见咳嗽、咳痰；痰浊、瘀血阻滞肺络，气血运行不畅，不通则痛，故见胸闷胸痛，痛处固定；面色晦暗，口唇发绀，舌质紫暗，有瘀点瘀斑，脉涩，均为肺瘀之表现。苔薄白，提示病性尚属虚实夹杂，以邪实为主。

处方：治以活血化瘀，解毒散结。桃仁12 g，红花9 g，丹参15 g，赤芍12 g，三棱10 g，莪术10 g，全蝎6 g，蜈蚣2条，白花蛇舌草20 g，半枝莲15 g，甘草6 g。共7剂，每天1剂，水煎2次，早晚分服。

方解：方中以桃仁、红花、丹参、赤芍活血化瘀，通利肺络；三棱、莪术破血行气，消积止痛；全蝎、蜈蚣、白花蛇舌草、半枝莲解毒散结，攻逐癌毒；甘草调和诸药，缓急止痛。诸药合用，共奏活血化瘀、解毒散结之功。

※ 肺瘀理论及活血化瘀法治疗肺癌分析 ※

在中医理论中，肺癌属于肺积范畴，其发病机理多与正气亏虚、邪毒内蕴、瘀阻肺络有关。肺瘀是肺癌发病过程中的重要病理环节，它既是邪毒内蕴、痰浊阻滞的结果，又是导致病情进一步恶化、癌肿扩散转移的关键因素。

活血化瘀法在治疗肺癌中的应用，主要是通过改善肺部血液循环，抑制癌肿的生长和扩散。活血化瘀药物能够扩张血管，增加血流量，改善肺部微循环，为肺部组织提供更多的营养和氧气，有助于抑制癌细胞的生长。同时，活血化瘀药物还能促进机体对癌细胞的识别和清除，增强机体的抗癌能力。

在本案中，患者肺癌晚期，肺瘀痰毒明显。采用活血化瘀法，选用桃仁、红花等活血化瘀药物，配合三棱、莪术等破血行气药物，以及全蝎、蜈蚣等解毒散结药物，共奏活血化瘀、解毒散结之功。通过治疗，患者咳嗽、咳痰、胸闷胸痛等症状得到缓解，生活质量得到提高。

需要注意的是，肺癌是一种复杂的疾病，单纯依靠活血化瘀法往往难以取得满意的疗效。在实际治疗中，应根据患者的具体情况，结合其他中医治法如益气养阴、清热解毒等，以及西医的放、化疗等手段，进行综合治疗，以期达到更好的治疗效果。

第九章　肺瘀与特发性肺纤维化

第一节　疾病概述

一、定义

特发性肺纤维化(idiopathic pulmonary fibrosis,IPF)作为一种病因不清的、缓慢进展的、纤维化性的间质性肺炎,好发于中老年人,影像学表现、组织病理学表现特征与普通型间质性肺炎(usual interstitial pneumonia,UIP)相一致,临床症状以劳力性的呼吸困难、通气功能与弥散功能降低、肺部影像学检查示网格状及蜂窝状阴影,常伴支气管牵拉样扩张、病程呈持续进展性,晚期常因呼吸衰竭或右心衰竭导致死亡,IPF确诊后的中位生存期仅2.5～3.5年,严重威胁患者生命健康。在临床上,IPF的概念需要与间质性肺疾病、特发性间质性肺炎概念区分。

中医古籍中,没有与IPF完全对应的病名,由于该病临床主要表现为咳嗽、咯白色泡沫痰,后期进行性呼吸困难等,同时又具有迁延反复发作的特点,故一般列为"喘证""肺胀""肺痿""肺痹"等范畴,其中以"肺痿"最为常见。

肺痿指肺气萎弱不振,是由于肺脏津气亏虚,失于濡养,以致肺叶枯槁而萎弱,以咳唾涎沫、短气、反复发作为主要特征。张仲景在《金匮要略》中就有对肺痿症状较全面的描述,《金匮要略·肺痿肺痈咳嗽上气病脉证治》:"问曰:热在上焦者,因咳为肺痿。""寸口脉数,其人咳,口中反有浊唾涎沫者何?师曰:为肺痿之病"。《金匮要略·脏腑经络先后病脉证》曰:"息张口短气者,肺痿唾沫"。肺痿以咳、喘、唾涎沫为主要临床症状,可兼见发绀、心悸、汗出等他症。咳嗽为最早出现的症状,初起多为干咳,随病情进展伴见咳唾浊痰涎沫。喘息症状出现隐匿，呈进行性加重，初起为劳力后感气促，可逐渐发展为喘促、喘脱、张口抬肩等重症。病情危重时可出现喘促不解、短气不足以息、肢冷汗出、昏不识人等喘脱危候。

肺痿病因与先天禀赋不足有关，肺痿者素体阴虚，阴虚则热，消灼肺津，肺燥津伤，发为肺痿，正如《素问・痿论》所述“肺热叶焦”。先天肺气不足，肺气耗伤损及肺阳，或肺阴不足，阴损及阳，皆可导致肺气虚冷，津液不蒸化，聚而为涎，发为肺痿，正如张仲景《金匮要略》中所谓“肺中冷”。气虚血行不畅，聚而为瘀，阴虚生热，热灼津液为痰，瘀血内阻、痰浊热毒蕴结进一步加重病情。

失治误治、七情所伤、饮食劳倦、气候变化均可成为肺痿发病的诱因。隋代巢元方在《诸病源候论・脾胃病诸候》中谓“肺主气，为五脏上盖，气主皮毛，故易伤于风邪，风邪伤于脏腑，而血气虚弱，又因劳役，大汗之后，或经大下，而亡津液，津液竭绝，肺气壅塞，不能宣通诸脏之气，因成肺萎也。”明确指出肺痿成因是风邪犯肺，或劳役过度，或大汗经大下之后，津液亏耗，肺气壅塞而成。

二、IPF 的自然病程与急性加重

（一）自然病程

IPF 是一类慢性进行性加重的疾病，肺功能逐渐恶化，因呼吸衰竭或合并症而死亡。IPF 患者的自然病程呈现异质性，大多数患者表现为缓慢渐进性病程，几年内病情稳定。部分患者病情进展较为迅速，少部分患者经历一次或几次急性加重，进展为呼吸衰竭或死亡。这些不同自然病程的 IPF 患者是否代表着不同的临床表型以及影响自然病程的危险因素尚不清楚。合并肺动脉高压和肺气肿可能影响 IPF 病程。

（二）IPF 急性加重

IPF 急性加重是指在无明确诱因时出现的病情急剧恶化、呼吸困难加重和肺功能下降，导致呼吸衰竭甚至死亡。急性加重能够使 IPF 患者的肺功能加剧恶化，缩短生存时间，治疗效果差，病死率高。

三、病理

从本病的发生、发展和症状表现不难看出，本病的发生是由肺、脾、肾三脏俱虚导致人体元气大虚，津液亏损、气血不足为特点的疾病，气虚血少，肺叶缺乏营养，日久枯萎呈纤维化状态。人的一身之气是由先天之气与后天之气相结合而成，先天之气是受父母之精气化生而成，与肾的功能密切相关。后天之气是靠肺的呼吸功能和肾的纳气功能将清气吸入体内，和脾、胃对饮食消化吸收产生的水谷之气相结合而成。所以后天之气的生成与脾、胃、肺、肾的生理功能密切相关，若脾、胃、肺、肾的生理功能任何一个环节异常或失调，都会影响气的生成及其功能的发挥，其中尤以脾、胃的功能更加重要。胃主受纳，脾主运化，共同对水谷发挥消化与吸收的作用，脾的运化功能可以把饮食水谷化成精微转递至他脏，化为精、气、血、津液内养五脏六腑，外养四肢百骸、皮毛肉筋。脾胃功能的衰退，自然影响食物的消化吸收而出现食欲缺乏、便溏、倦怠、消瘦及一些气血不足，津液亏损的表现，肺叶缺乏气血津液滋养濡润导致枯萎成纤维化的状态。

第二节 病因、病机

一、肺肾气虚是内在病因

中医认为邪盛正衰、慢性消耗是 IPF 的起始原因。先天禀赋不足是其发病的基础。正如《医门法律·肺痿肺痈门》所言："肺痿者……总由胃中真液不输于肺，肺失所养，转枯转燥，然后成之。"先天肺气不足，肺气耗损伤及肺阳；或虚热伤阴，阴损及阳，致肺虚有寒，气不化津，津液不得输布，津反为涎，肺失濡养，萎废不用。即所谓"上虚不能制下，此为肺中冷"者。正如尤在泾在《金匮要略心典·肺痿肺痈咳嗽上气病》中所总结的那样："盖肺为娇脏，热则气灼，故不用而痿；冷则气沮，故亦不用而痿也。"该病有遗传因素，中医认为遗传与肾密切相关，故随着病情发展，肺病及肾，致肺肾气虚，而痰蕴久化热，热伤阴津，且血瘀更加明显，渐成肺肾气虚夹痰浊、瘀血蕴肺。

二、慢性消耗，气阴亏虚，痰瘀互结

病久耗气，肺气虚甚，子盗母气，脾气受损，脾虚不能化生水谷精微，聚津成痰，痰瘀交阻，瘀阻更甚。肺气郁闭，气机不畅，郁而化火，火热伤津，阴液亏耗；或气虚及阳，阳气虚甚，肺气清冷，不能化生津液，亦可导致阴虚。正如《金匮要略·肺痿肺痈咳嗽上气篇》所云："热在上焦，因咳为肺痿"和"肺痿吐涎沫而不咳者……此为肺中冷"的论述。阴津不足，气阴亏虚，痰瘀互结，以致病势更加缠绵难愈。

三、久病及肾，虚喘更甚，阴损及阳

疾病日久，累及肾气。肾者气之根，与肺同司气体之出纳，肾气虚不能纳摄，气浮于上，以至虚喘动甚。阴阳互根，阴损及阳；或气虚渐甚，阳气受累。阳虚不能制水，水液泛滥，溢于肌肤，上凌心肺，病情危重。王焘《外台秘要》认为，肺痿为肺气衰、久嗽而成，并可见于骨蒸、传尸。“肺气嗽者，不限老少，宿多上热，后因饮食将息伤热，则常嗽不断，积年累岁，肺气衰便成气嗽，此嗽不早疗，遂成肺痿，若此将成，多不救矣”指出疾病后期病情危重，预后不良。

IPF的发生，多因久病肺虚，痰浊毒聚，闭阻气道，肺不敛降，气还肺间，每于复感外邪诱发病情加重，反复发作，久病及肾，肾精亏虚，肾气摄纳失司，导致呼吸浅促难续，喘咳日益加重。久之气行不畅，津聚为痰、血停为瘀，痰瘀毒邪闭损脉络，则见憋喘、咳嗽进行性加重，进而肺津大亏、肺失濡养，肺叶枯萎，常在胸部胀满憋闷、喘息上气活动后加重的同时，出现咳吐浊唾涎沫及喘促等症状。

总之，IPF病位在肺，与脾、肾关系密切，多种慢性肺系疾病后期损伤肺脏，致肺脏本虚，气虚及阳、阴血暗耗，终致肺之气血阴阳俱虚，气还肺间、肺络闭阻、肺叶枯萎。脾虚气弱，转输失常，清者不升、浊者不降，津液不布，痰浊内生，“脾为生痰之源，肺为贮痰之器”，痰浊之邪上贮于肺；而脾气亏虚，运化失司，水谷之精不能上输濡养肺脏，肺之清肃失司、通调水道及朝百脉功能下降，无力主治节，则亦可出现津停痰聚、血停瘀结的情况，痰瘀互结闭阻肺气及肺络，终致肺失所养而叶枯络闭。肾为元气之本，生命之源，肾气亏虚，禀赋不足，肺气自虚，邪扰于肺，易发为本病。肾气不足，摄纳失司，纳气无力，不能协助肺维持吸气深度，则会出现呼吸表浅或者呼多吸少等“肾不纳气”的病理表现。肾阴为元阴之根，疾病发展到后期，元阴受损，肾水亏虚，肺阴难复，阴损及阳，肺阳虚衰，便出现《黄帝内经》中的“肺寒”，《金匮要略》中“肺中冷”的症状，如咳吐浊唾涎沫，质稀量多，形寒肢冷。其基本病机为肺肾亏虚，痰瘀阻络，络闭肺萎，至疾病后期肾虚血瘀表现尤为突出。由此可见，在该病的发病及演变的过程中，正气不足为本病之本，兼夹实邪乃病机关键，“虚”“痰”“瘀”贯穿于疾病的始终。

第三节 发病机制

一、细胞因子

(一)转化生长因子-β

转化生长因子-β(transforming growth factor-β,TGF-β)是一种多功能的细胞因子,在炎症损伤修复及纤维化中起重要作用。TGF-β可诱导肺泡上皮-间充质转化(epithelial-mesenchymal transformation,EMT)。TGF-β在IPF中被激活,TGF-β/Smad信号通路是IPF中研究较多的信号通路,TGF-β受体属于具有内在Ser/Thr激酶活性的跨膜受体,与其Ⅰ型、Ⅱ型受体结合形成复合物,导致Smad2和Smad3磷酸化,磷酸化的Smad2/Smad3与Smad4形成复合体后发生核转位,激活上皮间质转化(epithelial-mesenchymal transition,EMT)下游转录因子的表达,促进EMT的发生,这是经典的TGF-β/Smad信号通路。但TGF-β诱导Smad1和Smad5磷酸化的过程需要Ⅰ型TGF-β受体和Ⅰ型激活素A受体的参与,其中Ⅰ型TGF-β受体磷酸化并激活Ⅰ型激活素A受体,Ⅰ型激活素A受体诱导Smad1和Smad5磷酸化,Smad1和Smad5通路对TGF-β诱导的EMT具有重要作用。在IPF中,TGF-β_1调节成纤维细胞向组织损伤部位募集,通过抑制肺泡上皮细胞的增殖和凋亡或通过刺激成纤维细胞向肌成纤维细胞分化、合成细胞外基质(extracellular matrix,ECM)蛋白和通过基质金属蛋白酶(matrix metalloproteinase,MMP)抑制ECM降解进而介导纤维化生成。

(二)结缔组织生长因子

结缔组织生长因子(connective tissue growth factor,CTGF)是人脐静脉内皮细胞中分离出的一种富含半胱氨酸的分泌蛋白。CTGF属于即刻早期基因家族,在细胞黏附、迁移、增殖和分化以及血管生成、ECM沉积等生物学过程中发挥重要作用。CTCF的过表达与纤维化有关。在IPF中,CTGF诱导成纤维细胞增殖和ECM沉积。CTGF启动子区存在TGF-β调控元件,故认为CTGF是TGF-β的下游靶基因,CTGF激活后,可协同加强TGF-β的作用,促进ECM沉积和纤维化。

(三)成纤维细胞生长因子

成纤维细胞生长因子(fibroblast growth factor,FGF)对调控发育过程中细胞的增殖、存活、迁移和分化行为起重要作用。有研究报道，FGF 与 IPF 的发病机制有关，在 IPF 患者的肺中检测到 FGF1 和 FGF2 高表达，但是 FGF2 并不直接促进纤维化生成，而 FGF1 通过降解Ⅰ型 TGF-β 受体抑制肌成纤维细胞分化以及 EMT 而发挥抗纤维化作用。FGF9 和 FGF18 促进肺成纤维细胞存活和迁移，并抑制体外肌成纤维细胞分化。

(四)其他因子

血小板衍生生长因子(platelet-derived growth factor，PDGF)和血管内皮生长因子(vascular endothelial growth factor，VEGF)被认为是促进肺纤维化的原因之一。PDCF 在纤维化疾病发病过程中对肌成纤维细胞的复制、存活和迁移起重要作用，可诱导促进成纤维细胞增殖，导致 ECM 沉积，并将纤维细胞招募至肺组织，促进肺的纤维化进展。VEGF 是一种血管生成因子，在纤维化肺中由肺泡Ⅱ型上皮细胞和肌成纤维细胞大量产生，血管生成的增加是缺氧条件刺激 IPF 进展的重要标志。VEGF 的生物学功能主要通过 VEGF 与 VEGF 受体 1 以及 VEGF 受体 2 结合进行调控。VEGF 受体 2 被认为是内皮细胞中 VEGF 的主要信号传导物，其通过激活黏着斑激酶直接激活磷脂酰肌醇-3-激酶/蛋白激酶 B 信号通路以及黏着斑激酶信号通路。激活的黏着斑激酶作为纤维化发生的关键分子通过与 TGF-β 等促纤维化因子结合而发挥作用。VEGF 通过诱导单核细胞趋化蛋白-1 和 IL-8 间接促进白细胞的迁移，从而直接影响 ECM 沉积。对博来霉素动物模型的研究发现，模型肺组织的 VEGF 表达增加，使用抗 VEGF 抗体抑制剂可减轻肺纤维化程度。因此，VEGF 可通过提高血管通透性以及炎症细胞趋化性诱导肺纤维化。

二、信号通路

(一)Wnt 信号通路

Wnt 信号通路在物种进化过程中高度保守，在胚胎发育早期、器官形成、组织再生等生理过程中均具有重要作用。Wnt 信号通路分为经典信号通路和非经典信号通路，Wnt/β 联蛋白信号通路是经典 Wnt 信号通路，包括 Wnt 家族分泌蛋白、跨膜受体 Frizzled 家族、糖原合成酶激酶 3、结肠腺瘤性息肉病蛋白、轴抑制蛋白、β 联蛋白、转录因子 TCF/LEF 家族等。IPF 患者肺组织 Wnt/β 联蛋白信号通路被过度激活，Wnt1、Wnt7b、Wnt10b、Frizzled2、Frizzled3 和淋巴细胞增强因子 1 的表达显著增加。对博来霉素诱导的肺纤维化模型的研究发现，抑制 Wnt/β 联蛋白信号通路可减弱肺纤维化的程度。

Wnt 信号通路可能通过多种机制参与 IPF 形成。文献表明，Wnt/β 联蛋白通路可抑制肺成纤维细胞凋亡，促进细胞增殖和分化，也可通过抑制糖原合成酶激酶 3 介导的磷酸化作用和 β 联蛋白的降解作用促进 ECM 沉积。Wnt/β 联蛋白信号通路与 TGF-β_1 协同诱导 ECM 沉积，TGF-β_1 可诱导细胞外 MMP 诱导剂的产生，在肺泡Ⅱ型上皮细胞中表达，进一步刺激成纤维细胞通过 Wnt/β 联蛋白信号通路产生某些 MMP。MMP 的主要生物学功能是降解细胞外基质蛋白质，缓解 IPF。有研究表明，MMP-2/MMP-9 可减缓肺纤维化的发展。

(二)Shh 信号通路

Hedgehog 信号通路是调控胚胎发育的经典信号转导通路，哺乳动物中存在 Shh、Ihh 和 Dhh 这 3 个 Hedgehog 同源基因，Shh 是表达最丰富的 Hedgehog 配体，在脊椎动物器官形态发生的过程中发挥重要作用。有研究表明，急性肺损伤中 Shh 信号通路的表达下调，并诱导间充质扩增，对上皮细胞修复产生负面影响，导致肺组织异常修复与再生。研究证实，IPF 中 Shh 信号通路激活，且纤维化重塑区域可检测到 Shh 及其效应分子的高表达。Shh 治疗可增加成纤维细胞增殖、存活、迁移和 ECM 生成，在博来霉素诱导的肺纤维化动物模型的气道和肺泡上皮细胞中检测到 Shh 高表达，另有实验表明，抑制 Hedgehog 信号通路不能防止肺纤维化，但是在纤维化阶段 Shh 过度表达会导致肺纤维化恶化。

(三)Notch 信号通路

Notch 信号通路是介导相邻细胞间相互作用的信号通路，进化呈高度保守，参与细胞增殖、分化、凋亡等多种生理过程，对器官组织的正常发育和维持体内稳态具有重要作用。Notch 信号通路异常与组织纤维化有关，IPF 中 Notch 通路被激活，肌成纤维细胞的凋亡抵抗在肺纤维化过程中发挥重要作用。博来霉素诱导的肺纤维化模型中，抑制间充质细胞 Jagged1/Notch1 信号通路可减弱肺纤维化程度。

三、表观遗传学

表观遗传调控机制可能参与 IPF 的发病机制，尤其是 DNA 甲基化、组蛋白修饰和微 RNA 的变化可能是引发 IPF 的重要因素。胸腺细胞分化抗原-1 一种在多种组织器官成纤维细胞表达的糖基磷脂酰基醇锚定的膜蛋白，参与神经再生、细胞凋亡、增殖和纤维化反应等。胸腺细胞分化抗原-1 在正常成纤维细胞中表达，在 IPF 病灶内不表达。IPF 患者中胸腺细胞分化抗原-1 启动子甲基化，使成纤维细胞胸腺细胞分化抗原-1 表达降低，导致 ECM 沉积，纤维化程度加重。

过氧化物酶体增殖物激活受体 γ 共激活因子 1α（peroxisome proliferator activated receptor gamma co-activator-1α，PGC-1α）是一种调控线粒体生物合成的转录共激活因子，其表达异常与多种慢性疾病有关。线粒体功能障碍是发生肺纤维化的重要因素，线粒体稳态失衡可导致肺上皮细胞功能异常，影响肺损伤和修复。IPF 患者和博来霉素纤维化小鼠模型 PGC-1α 表达均降低，PGC-1α 敲除小鼠更易受博来霉素诱导的肺纤维化的影响。研究表明，干扰肺成纤维细胞 PGC-1α 的表达可影响细胞代谢、ECM 沉积等。另有研究发现，腺苷酸活化蛋白激酶介导 DNA 甲基转移酶 1 磷酸化可降低 PGC-1α 启动子 DNA 甲基化，从而影响线粒体功能。

四、其他因素

（一）遗传因素

IPF 与遗传相关，大多数家族性 IPF 患者的编码表面活性剂蛋白 C、表面活性剂蛋白 A2、端粒酶组件（端粒酶逆转录酶和端粒酶 RNA 组分）和与端粒生物学相关的基因发生突变。散发性 IPF 最重要的遗传风险因素是 *MUC5B* 基因启动子区的常见变异 rs35705950，杂合子患病风险增加 6 倍，纯合子患病风险增加 20 倍。负荷分析发现，*CSF3R*、*DSP* 和 *LAMA3* 的罕见错义突变在 IPF 患者中的变异负荷更高；等位基因关联分析发现，rs3737002、rs2296160、rs1800470 和 rs35705950 单核苷酸多态性位点可增加 IPF 的发病风险。

（二）吸烟

针对 IPF 的 Meta 分析表明，IPF 发病率增加与吸烟有关。既往研究发现，主动吸烟或曾吸烟者 IPF 的患病风险是非吸烟者的 1.6 倍。另有研究表明，在 IPF 患者中，戒烟者的生存时间较非吸烟者和吸烟者更短，诊断 IPF 的吸烟者明显较非吸烟者和戒烟者年轻。但有学者研究发现，在 IPF 患者中，戒烟者的比例较高，吸烟者的生存时间较戒烟者或非吸烟者更长，吸烟者可能因吸烟而较早注意到相关症状，但往往到无法吸烟时才重视。

研究显示，吸烟可加重博来霉素诱导小鼠的肺纤维化程度，香烟烟雾提取物通过 TGF-β_1-Smad2/3 和蛋白激酶 B 信号通路诱导肺成纤维细胞和胸膜间皮细胞中磷酸化-Smad2/3、磷酸化-蛋白激酶 B 的活化以及 Ⅰ 型胶原合成和细胞增殖。

（三）年龄

IPF 主要见于老年人群，且发病率随年龄增加而显著升高，故年龄被认为是

IPF 发生的高风险因素之一。既往研究证明,65 岁以上人群 IPF 的发病率和患病率较高。分离培养 IPF 患者人肺成纤维细胞的研究发现,人肺成纤维细胞衰老增强与衰老相关的分泌表型和 β-半乳糖苷酶等的表达上调以及增殖/凋亡减少有关;同时检测到端粒变短和线粒体功能障碍,TGF-β 处理细胞后,内质网应激标志物表达上调;端粒随年龄增长而变短,IPF 患者人肺成纤维细胞的端粒最短。另有研究发现,IPF 患者的端粒相对长度较短,随年龄增长而呈下降趋势。随着年龄的增长,DNA 修复系统的活性逐渐降低,导致 DNA 错误累积,基因组稳定性受到破坏,有研究称,IPF 患者的基因组出现不稳定性。

(四)环境、职业暴露

职业和环境因素与 IPF 亦相关,包括有机粉尘(畜牧、农业)、金属和矿物粉尘、木屑、石棉和环境颗粒物等。一项意大利的调查研究发现,农民、兽医、园丁和冶金、钢铁工人以及暴露于金属粉尘、烟雾和有机粉尘人群 IPF 的患病风险随职业暴露时间的增加而升高,即高风险工作时间与 IPF 的风险存在剂量-反应关系,高风险工作时间越长,IPF 的患病风险越大。美国多中心病例对照研究发现,农业、畜牧、美发、饲养鸟类、石材切割抛光以及接触金属粉尘和植物粉尘或动物粉尘等职业与 IPF 相关,其中饲养鸟类和接触植物或动物粉尘的工作与 IPF 关系最密切。韩国对 1 311 例 IPF 患者的调查研究发现,接触粉尘工人较未接触粉尘工人更早出现 IPF,且诊断时患者症状持续时间更长,病死率更高,表明职业性粉尘暴露也可能会影响 IPF 患者的预后。由此可见,环境、职业暴露可能与 IPF 的发病及病情进展有关。

第四节　诊断与鉴别诊断

一、诊断

(一)诊断要点

1.有外科肺活检资料者

患者有外科肺活检资料,具有下列 4 项可诊断为 IPF。

(1)组织病理表现普通型间质性肺炎特点。

(2)排除已知病因如药物毒性、环境污染或结缔组织疾病所致的间质性肺病。

(3)肺功能显示限制性通气功能障碍和(或)气体交换障碍。

(4)胸部 X 线检查和高分辨率 CT(high resolution CT,HRCT)可见典型异常影像。

2.缺乏肺活检资料者

缺乏肺活检资料原则上不能确诊 IPF,但如患者免疫功能正常,且符合以下所有主要诊断标准和至少 3/4 的次要标准,可临床确诊 IPF。

(1)主要标准:①排除已知病因如药物毒性、环境污染或结缔组织疾病所致的间质性肺病;②肺功能显示限制性通气功能障碍和(或)气体交换障碍;③胸部 HRCT 表现为双肺网状改变,晚期出现蜂窝肺,可伴有极少量磨玻璃状影;④经支气管镜肺活检或支气管肺泡灌洗检查不支持其他疾病诊断。

(2)次要标准:①年龄>50 岁;②隐匿起病,不能解释的活动后呼吸困难;③病程持续时间>3 个月;④两肺底部可闻及 Velcro 啰音(爆裂音)。

(二)临床表现

IPF 多发生于老年人群,发病年龄为 40~70 岁,约 2/3 患者年龄>60 岁,男性多于女性。起病隐匿,临床表现为干咳、渐进性呼吸困难或活动后气喘等。80%以上的患者可闻及吸气性爆裂音,以双肺底部最为明显,50%~80%的患者可见杵状指。此外,在疾病晚期也可出现发绀、肺源性心脏病、右心室肥大和下肢水肿等。

(三)辅助检查

1.肺功能检查

典型肺功能改变为限制性通气障碍,主要表现为肺活量及用力肺活量减少,第 1 秒用力呼出气量与用力肺活量比例正常或增加;弥散功能障碍,单次呼吸法肺一氧化碳弥散量降低,即使在通气功能和肺容积正常时,一氧化碳弥散量也可降低。通气/血流比例失调,PaO_2、$PaCO_2$下降,休息或活动时肺泡动脉血氧分压差增加。

2.实验室检查

IPF 患者可出现红细胞沉降率加快,丙球蛋白血症,血清乳酸脱氢酶和血管紧张素转换酶升高。10%~25%患者可出现某些血清抗体,如抗核抗体和类风湿因子阳性,如滴度>1∶160,常提示结缔组织病,以上检查对 IPF 的诊断无意义,但对排除其他原因引起的间质性肺疾病有一定帮助。

3.胸部 X 线检查

95%的患者出现症状时均有胸部 X 线检查的异常,主要表现是在两肺基底部和周边部的网状阴影,常为双侧,不对称性,伴有肺容积减少。疾病晚期可见蜂窝肺改变,胸部 X 线检查出现 3～5 mm 的透光区(蜂窝肺)。蜂窝肺通常提示肺泡结构的破坏,对治疗的反应差。正常胸部 X 线检查并不能排除肺活检有微小异常的 UIP 患者。胸部 X 线检查在显示 IPF 病变的特点、分布及范围等方面远逊色于 CT,也难以做出确定的影像学诊断。对怀疑 IPF 患者,胸部 X 线检查临床意义不大。

4.胸部 HRCT 检查

胸部 HRCT 检查不仅对 IPF/UIP 有重要的诊断意义,还能对疾病的严重程度、治疗的效果和预后进行评价。IPF 指南不仅将 HRCT 的 UIP 型表现列入 IPF 定义,而且将 HRCT 的 UIP 型作为 IPF 独立的诊断标准之一。

以往文献报道 IPF/UIP 的多种 HRCT 表现:①磨玻璃影;②网状阴影(肺小叶间隔增厚和小叶内间质增厚);③蜂窝影;④肺结构变形及容积减少;⑤交界面不规则;⑥胸膜增厚;⑦支气管血管束增粗;⑧纵隔淋巴结肿大等。但仅仅依靠以上单一的 HRCT 表现,并不能准确诊断 UIP,但通过对以上不同病变和分布特点进行综合分析,可依靠 HRCT 准确诊断 50%以上 UIP,并可以避免开胸肺活检。HRCT 对 UIP 的诊断有重要的意义。多项大样本病理与 HRCT 对比的研究证实,HRCT 诊断 UIP 阳性预计值 90%～100%;准确率 90%以上。

UIP 典型 HRCT 表现为双侧和下肺基底部为主,胸膜下分布的网状影,蜂窝影,牵拉性支气管和细支气管扩张,肺结构变形,无或少量的磨玻璃影,据此典型 HRCT 表现可以做出确定的 UIP 诊断,不需要外科肺活检,结合临床背景,HRCT 诊断 IPF 的敏感性为 87%,特异性为 95%。

当 HRCT 表现为双侧、下肺基底部、胸膜下分布为主的网状影,牵拉性支气管和细支气管扩张,但无蜂窝样改变,HRCT 诊断为可能 UIP,但外科肺活检病理仍然可能为 UIP。

当 HRCT 表现为以下任一条,为不符合 UIP 表现:磨玻璃样改变多于网状影;弥散性微小结节;多发远离蜂窝区囊性病变;气体陷闭;支气管肺段实变;中上肺叶为主;支气管血管周围为主。

当 HRCT 表现不符合 UIP,更应注意提示其他疾病的可能性如非特异性间质性肺炎及慢性过敏性肺泡炎等。

5.肺组织活检

对HRCT表现为可能UIP型和不符合UIP型,可考虑进行病理诊断。支气管镜肺活检和经皮穿刺肺活检所取得的组织量少,并且有不同程度的挤压,不能用于IPF的病理诊断,主要用来除外肿瘤、感染、肺泡蛋白沉着症、嗜酸性粒细胞性肺炎及其他类型的特发性间质性肺炎。

对不典型的IPF/UIP,HRCT表现不符合UIP,应考虑电视辅助胸腔镜手术或小开胸肺活检进行病理诊断。为了提高对不典型UIP的病理诊断,活检时应在不同肺叶或同一肺叶多部位取组织,主要选取具有炎症而纤维化轻的部位,甚至肉眼观察是正常的肺组织,应避免在纤维化终末期病变部位取材。

外科肺活检无论是胸腔镜下肺活检还是小开胸肺活检,都是创伤较大的操作,有一定的手术风险,应充分考虑到。注意有无与外科肺活检死亡有关潜在高危险因素:年龄>70岁,肺功能严重障碍、凝血功能障碍、肺动脉高压、肥胖、合并心脏病等基础疾病、肺活检前依赖机械通气、急性加重等。文献报道,IPF的外科肺活检30天的死亡率为7.1%,90天死亡率为9.5%,并发症发生率为10%~20%。因此,在行外科肺活检前,注意权衡利弊,应充分考虑肺活检病理诊断对治疗和疗效的影响,即特异的病理诊断能在多大程度上改变患者的治疗和治疗结果。若患者病情过重、高龄、体弱或合并其他疾病,估计难耐受手术风险则不必行该项操作。

二、鉴别诊断

IPF应注意与其他间质性肺病相鉴别,如特发性间质性肺炎中的非特异性间质性肺炎、脱屑性间质性肺炎、呼吸性细支气管炎伴间质性肺疾病、隐源性机化性肺炎;已知病因如药物、环境因素和结缔组织病等所致的间质性肺病,其病理表现为UIP,其HRCT表现与IPF类似,需要综合临床、影像学和病理资料对其进行鉴别诊断。

(一)与其他的特发性间质性肺炎鉴别诊断

IPF通常可依据急性、亚急性起病的临床特点和HRCT表现以磨玻璃样和气腔样实变影为主等与隐源性机化性肺炎、急性间质性肺炎进行鉴别诊断。与脱屑性间质性肺炎的鉴别,虽然两者的分布两肺基底部,外周分布,但病变形态明显不同,几乎脱屑性间质性肺炎患者以磨玻璃阴影表现为主,磨玻璃阴影中出现囊状阴影,而网状阴影、牵拉性支气管扩张、蜂窝影即使出现,范围小。

IPF与非特异性间质性肺炎进行鉴别是比较困难的,特别是纤维化型非特异性间质性肺炎与IPF依靠临床和HRCT鉴别诊断困难。IPF和非特异性间质性肺炎患者的病变以中下肺为主，IPF 更多位于胸膜下，非特异性间质性肺炎患者的病变沿支气管血管束分布，胸膜下相对较少。小部分 IPF 患者的 HRCT 表现以磨玻璃样影和网状影为主，可无蜂窝影，与非特异性间质性肺炎类似；尤其当部分纤维化型非特异性间质性肺炎患者出现蜂窝影时，也导致鉴别诊断困难。因此，考虑到非特异性间质性肺炎预后不同于 IPF，需要外科性肺活检来区别非典型的 IPF 与非特异性间质性肺炎。

（二）与已知病因所致 UIP 的鉴别诊断

结缔组织病、环境因素和某些药物等所致的间质性肺病，当病理表现为 UIP 型，其 HRCT 表现与 IPF 类似，在鉴别诊断时，应注意通过临床表现、个人史、职业史、实验室检查及 HRCT 等综合分析进行鉴别诊断。如石棉肺患者的 HRCT 除肺纤维化的表现外，有胸膜钙化斑及胸膜肥厚，更多肺内带状实变影，胸膜下线等。通过仔细询问患者的职业史及活检标本内见石棉小体可以帮助正确诊断石棉肺。

结缔组织病中的类风湿关节炎、皮肌炎、干燥综合征及显微镜下多血管炎等，可引起病理表现为 UIP 型的间质性肺病，其 HRCT 表现与 IPF/UIP 类似，这种 UIP 型纤维化病变如网状影较 IPF/UIP 细小，但其区别也不容易把握。正确的诊断需要临床、血清学和组织病理相结合。注意到食管异常扩张，胸膜、心包的积液及肥厚，肺动脉扩张等 HRCT 影像学表现，可为 IPF 与结缔组织病的诊断及鉴别诊断提供线索。

慢性过敏性肺泡炎、某些药物性肺损伤的病理也偶尔表现为 UIP 型。鉴别诊断中，应注意慢性过敏性肺泡炎的 HRCT 病变以上、中肺野分布为主，磨玻璃影范围相对较广，境界不清的微小结节影，空气潴留或马赛克样灌注等。职业史、药物使用史的收集，对正确的诊断有帮助。

第五节 治 疗

一、中医治疗

（一）辨证论治

1.寒邪闭肺型

（1）主症：活动后气喘，胸闷，咳嗽，痰多稀薄色白，伴头痛，恶寒，舌质紫或有瘀点，苔白，脉浮紧。

(2)治法：治以活血祛瘀，佐以散寒宣肺。

(3)方药：川芎 15 g，姜黄 9 g，丹参 20 g，鸡血藤 20 g，麻黄 6 g，桂枝 9 g，杏仁 15 g，化橘红 20 g，苏子 20 g，甘草 6 g。

除上方外，临床中成药如通宣理肺口服液等也可辨证选用。

2.痰热遏肺型

(1)主症：喘促，动则尤甚，胸部胀痛，痰多黏稠色黄或夹血色，或色白量少难以咯出，伴胸中烦热，汗出，渴喜冷饮，舌质紫或有瘀点，舌薄黄，脉浮数或弦滑。

(2)治法：治以活血祛瘀，佐以清泄痰热。

(3)方药：赤芍 15 g，丹参 20 g，郁金 12 g，桑白皮 20 g，黄芩 12 g，黄连 9 g，杏仁 20 g，苏子 15 g，清半夏 9 g。

中药注射液可选用血必净注射液、痰热清注射液等。

3.痰浊壅肺型

(1)主症：动喘，咳嗽痰多而黏，咯出不爽，胸中窒闷，甚则胸盈仰息，伴呕恶纳呆，口黏不渴，舌质紫，苔白腻，脉滑数。

(2)治法：治以活血祛瘀，佐以化痰降逆。

(3)方药：赤芍 15 g，丹参 20 g，桃仁 20 g，生地黄 10 g，半夏 12 g，陈皮 15 g，茯苓 15 g，苏子 15 g，白芥子 15 g，莱菔子 15 g，葶苈子 15 g，厚朴 12 g，瓜蒌20 g，鱼腥草 12 g，泽漆 10 g，金荞麦 15 g。

4.心肺气虚型

(1)主症：动喘，久病之后，咳嗽频频，痰液清稀量少，有泡沫，气短乏力，心悸，动则尤甚，面色㿠白，头晕神疲，自汗声怯，口唇淡紫，杵状指，舌淡黯，苔白，脉细数或结代。

(2)治法：治以活血祛瘀，佐以补益心肺。

(3)方药：当归 12 g，赤芍 15 g，丹参 20 g，川芎 9 g，麦冬 15 g，人参 9 g，百合 15 g，白术 12 g，茯苓 15 g，五味子 9 g，川贝母 9 g，化橘红 20 g，甘草 6 g。

中药注射液可选用丹参注射液、血塞通注射液、银杏达莫注射液等活血化瘀针剂。

5.气阴两亏型

(1)主症：动喘，久咳不愈，咳嗽无痰，或咳吐少量涎沫，甚则痰中带血，气短乏力，五心烦热，心悸怔忡，口燥咽干，自汗盗汗，舌红少津，口唇发绀，杵状指，舌红少苔，脉细数或结代。

(2)治法:治以活血祛瘀,佐以益气养阴。

(3)方药:丹参 20 g,红花 9 g,三棱 6 g,莪术 6 g,天冬 12 g,麦冬 12 g,阿胶 15 g,生地黄 15 g,山药 20 g,沙参 15 g,贝母 9 g,甘草 6 g。

6.脾肾阳虚型

(1)主症:动喘,病程日久,咳喘乏力,动则尤甚,甚则端坐呼吸,呼多吸少,咳少量白沫痰,形寒肢冷,纳呆,便溏,尿少,舌质紫黯,苔白腻,脉沉细数无力或结代。

(2)治法:治以活血祛瘀,佐以温阳利水。

(3)方药:赤芍 20 g,川芎 15 g,丹参 20 g,泽兰 9 g,益母草 12 g,红花 9 g,制附子 6 g,白术 12 g,茯苓 15 g,桔梗 12 g,生姜 6 g,炙甘草 6 g。

7.肺肾两虚型

(1)主症:不动亦时有喘息,呼吸浅短,咳声低怯,胸闷气短,甚则张口抬肩,不能平卧,咳嗽,痰白如沫,咯吐不利,心慌汗出,面色晦暗,舌淡或暗紫,苔白,脉沉细无力或结代。

(2)治法:治以活血祛瘀,佐以补肺纳肾。

(3)方药:桃仁 30 g,三七粉 3 g 分冲,水蛭 3 g,地龙 10 g,人参 9 g,黄芪 30 g,茯苓 20 g,蛤蚧 1 对,五味子 9 g,黄精 30 g。

中成药可选用补肺活血胶囊。

8.阴阳两虚型

(1)主症:喘促日久,气不接续,端坐呼吸,汗出肢冷面青,全身水肿,嗜睡或神昏,舌质紫黯,少苔或无苔,脉细数或脉微欲绝。

(2)治法:治以益气活血祛瘀,佐以回阳救逆。

(3)方药:丹参 20 g,赤芍 20 g,人参 9 g,白术 15 g,麦冬 20 g,炙附子 9 g,干姜 6 g,黄芪 30 g,五味子 9 g。

中药针剂可选用参附或参麦注射液等。

(二)单味中药

现代药理研究表明,多种单味中药具有 IPF 治疗作用。

1.抗肺纤维化

丹参、川芎、当归、雷公藤等。

2.养肺阴

玉竹、麦冬、石斛、南沙参、天花粉等。

3.益肺气

黄芪、党参、甘草、白术、山药等。

4.活血通络

丹参、当归、桃仁、水蛭等。

(三)针灸治疗

1.刺灸

针灸对肺间质纤维化具有较好的保护与治疗作用,可能通过改变肺部血液循环,抗自由基损伤,抑制炎症因子的释放而发挥抗炎性作用等,在一定程度上能够抑制肺间质纤维化的形成。

(1)治法:扶正祛邪,护津润燥。

(2)针灸处方:肺俞、气海、肾俞、足三里、太渊、定喘。

(3)随证配穴:咳嗽气促者,加刺膻中;痰多者,加丰隆。

(4)刺灸方法:毫针刺法,用补法,留针 30 分钟。

2.耳针疗法

选肺、支气管、肾上腺、前列腺、皮质下、交感、神门等穴,常规消毒,毫针中等强度刺激,留针 15～20 分钟。

3.穴位敷贴

用细辛、甘遂各 15 g,白芥子 30 g,共研细末,生姜汁调成糊,敷于直径 3 cm 的油纸上,贴于双侧肺俞、脾俞、肾俞穴,外用胶布覆盖。

4.耳穴疗法

取耳穴支气管、肾上腺、前列腺。双耳同时取穴,贴上王不留行子,每 5 天更换 1 次。

(四)推拿治疗

分推胸胁 10 余次;从肩背部到腰骶部,往返两三遍;斜擦两肋 1 分钟;捏拿上肢往返 3～5 遍;直擦上肢 2 分钟;振百会、大椎、命门穴各 1 分钟;按揉心俞、肺俞、脾俞、肾俞、命门各 1 分钟;点按丰隆、足三里 2 分钟。每天 1 次。

二、西医治疗

(一)药物治疗

1.吡非尼酮

吡非尼酮是一种具有抗纤维化、抗炎和抗氧化特性的吡啶化合物,其可以延缓 IPF 患者用力肺活量的下降,增加 6 分钟步行距离,减缓肺纤维化的进展,并可能延长患者的生存期,是治疗轻-中度 IPF 患者的批准用药,并且可降低 IPF 患者在一年内呼吸相关住院的风险。虽然吡非尼酮是 IPF 患者的推荐治疗药物,但应注意其不良反应,包括恶心、呕吐、食欲缺乏、转氨酶增加和光毒性反应等。

2.尼达尼布

尼达尼布是一种酪氨酸酶抑制剂,可干扰成纤维细胞的增殖、迁移和分化,以及肺中细胞外基质成分的分泌,并显示出抗纤维化特性。与吡非尼酮相似,在大型随机临床试验中,尼达尼布可以显著降低用力肺活量的下降率,改善患者症状以提高患者的生活质量。尼达尼布的不良反应主要表现在胃肠道方面,主要包括腹泻、恶心、呕吐和转氨酶异常。

目前关于两者联合用药的研究提示共同给药时效果较单用一种药物有效,并且尼达尼布和吡非尼酮之间没有相关的药代动力学药物-药物相互作用,耐受性良好,故联合疗法的作用评估是未来关注的重点。

(二)非药物治疗

1.肺移植

目前 IPF 仍然不能完全被治愈,因此肺移植是 IPF 治疗的可行选择。由于肺移植的相对禁忌证,例如在 IPF 的老龄化人群中存在多种合并症,肺移植仅适用于少数 IPF 患者,但是考虑到 IPF 及其合并症的预后极差,如 IPF 急性发作,对于符合条件的患者,必须尽早转诊进行肺移植评估。肺移植可以是单侧的,也可以是双侧的。单侧移植的优点是等待时间更短,手术过程更简单,围术期并发症发生率更低,以及有可能改善一个供体的两例患者的健康状况。即使未来 IPF 药物治疗可以阻止肺功能下降,或者部分恢复肺功能,但肺移植对 IPF 患者来说,在充分评估后尽早转诊可以优化生存机会,是一个有效的选择。

2.肺康复

肺康复是针对有日常症状或者肺功能下降的慢性肺疾病患者的一项干预手段,旨在改善患者的临床症状,减缓疾病进展,是 IPF 患者管理不可分割和必不可少的组成部分。肺康复包括患者评估,定期参加运动培训计划、教育和心理干预等,一项数据综合分析研究提示肺康复在改善 6 分钟步行距离和呼吸困难方面具有有效的辅助作用,并且在间质性肺病患者中是安全的。

3.合并症治疗

虽然 IPF 是该慢性病患者死亡的主要原因,但部分患者的死因与合并症有关。常见的合并症包括肺动脉高压、肺气肿、肺癌、静脉血栓栓塞、冠状动脉疾病、充血性心力衰竭、睡眠呼吸障碍、胃食管反流病，以及焦虑或抑郁等。这些疾病会对IPF患者的功能状态、生活质量和生存率产生负面影响，使其预后恶化，因此积极治疗合并症对于IPF患者的生活质量及其预后有积极影响。

4.姑息治疗

姑息治疗是对患者和照护者的教育和支持。早期管理症状以改善或维持患者的生活质量，以及针对总是进行性和限制生命的疾病进行临终规划，是旨在改善和优化受进行性疾病影响的患者生命质量的所有干预措施。咳嗽、呼吸困难、焦虑和抑郁等是IPF患者的常见症状，对患者的生活质量有重大影响。针对IPF的姑息性和支持性干预措施，以及非药物和药物干预措施旨在改善这些主要症状。

第六节　医案选录

赵某，男，55岁。

病史：患者近半年来出现进行性加重的呼吸困难，伴有干咳、胸闷等症状。既往体健，无特殊病史。曾在西医处就诊，诊断为特发性肺纤维化，经西药治疗，效果不佳，故转求中医治疗。

症状：患者呼吸困难，进行性加重，活动时尤甚；干咳少痰，痰中偶带血丝；胸闷胸痛，呼吸浅快；面色晦暗，口唇发绀；舌质紫暗，有瘀斑，苔薄白，脉涩。

体征：患者呈端坐呼吸，呼吸浅快，肺部听诊可闻及爆裂音（Velcro啰音）；杵状指明显，心率偏快，律齐；腹部无异常体征。

辅助检查：胸部高分辨率CT检查示双肺弥漫性网格状及蜂窝状阴影，提示肺间质纤维化。肺功能检测示限制性通气功能障碍。血常规、生化检查无明显异常。

西医诊断：特发性肺纤维化。

中医诊断：肺痹。

证型：肺瘀痰阻证。

辨证分析：患者肺痹日久，肺络瘀阻，气血运行不畅，形成肺瘀；肺瘀则气机不畅，肺失宣降，故见呼吸困难、干咳少痰等症状；痰瘀互结，阻塞气道，血络受损，故见痰中偶带血丝；胸闷胸痛、呼吸浅快、面色晦暗、口唇发绀、舌质紫暗有瘀斑、脉涩等，均为肺瘀之征。苔薄白，提示病性尚属虚实夹杂，以邪实为主。

处方：治以活血化瘀，化痰通络。桃仁 12 g，红花 9 g，丹参 15 g，赤芍 12 g，川芎 9 g，当归 10 g，浙贝母 10 g，瓜蒌皮 10 g，桔梗 6 g，甘草 6 g。共 7 剂，每天 1 剂，水煎 2 次，早晚分服。

方解：方中以桃仁、红花、丹参、赤芍、川芎活血化瘀，通利肺络；当归养血活血，以防化瘀伤血；浙贝母、瓜蒌皮化痰止咳，助痰液排出；桔梗开宣肺气，祛痰排脓；甘草调和诸药，兼能止咳。诸药合用，共奏活血化瘀、化痰通络之功。

※ 肺瘀理论及活血化瘀法治疗特发性肺纤维化分析 ※

特发性肺纤维化是一种慢性进行性肺疾病，以肺间质炎症和纤维化为特征。在中医理论中，该病可归属于“肺痹”范畴，其发病机理多与肺络瘀阻、气血运行不畅有关。肺瘀作为特发性肺纤维化发病过程中的重要病理环节，既是病情发展的结果，又是导致病情进一步恶化的关键因素。

活血化瘀法在治疗特发性肺纤维化中的应用，主要是通过改善肺部血液循环，促进炎症的吸收和消散，同时缓解肺纤维化的进程。活血化瘀药物有助于修复受损的肺间质组织，减轻肺间质的炎症反应，从而延缓肺纤维化的进展。

在本案例中，患者特发性肺纤维化，肺瘀痰阻明显。采用活血化瘀法，选用桃仁、红花等活血化瘀药物，配合浙贝母、瓜蒌皮等化痰药物，共奏活血化瘀、化痰通络之功。通过治疗，患者呼吸困难、干咳少痰等症状得到缓解，生活质量得到提高。

需要注意的是，特发性肺纤维化是一种难以根治的疾病，治疗过程需要长期坚持。在运用活血化瘀法的同时，还应结合患者的具体情况，进行个体化的治疗方案的制订和调整，以期达到更好的治疗效果。

第十章　肺瘀与肺栓塞

第一节　疾病概述

一、定义

肺栓塞是以各种栓子阻塞肺动脉或其分支为其发病原因的一组疾病或临床综合征的总称，包括肺血栓栓塞症、脂肪栓塞综合征、羊水栓塞、空气栓塞、肿瘤栓塞等，其中肺血栓栓塞症为肺栓塞的最常见类型。引起肺血栓栓塞症的血栓主要来源于下肢的深静脉血栓形成。肺血栓栓塞症和深静脉血栓形成合称为静脉血栓栓塞症，两者具有相同易患因素，是静脉血栓栓塞症在不同部位、不同阶段的两种临床表现形式。血栓栓塞肺动脉后，血栓不溶、机化、肺血管重构致血管狭窄或闭塞，导致肺血管阻力增加，肺动脉压力进行性增高，最终可引起右心室肥厚和右心衰竭，称为慢性血栓栓塞性肺动脉高压。

中医古籍无肺栓塞病名记载。现代中医医家根据肺栓塞的临床症状表现，将其归属于中医“胸痹”“厥证”“胸痛”“喘证”等范畴。临床大量研究显示肺栓塞常继发于创伤、术后、长期卧床等诱因引起的深静脉血栓形成。中医学认为，久卧伤气，金刃损伤耗气伤血，气虚则血瘀，瘀血阻络，气血津液运行不畅，留津为痰为饮，痰浊瘀血随经而行，闭阻心肺，心不主血脉，肺治节失调，气血运行不畅而发为本病，故气虚、血瘀、痰浊为肺栓塞主要病机。

二、分类

（一）肺栓塞

肺栓塞是指内源性或外源性栓子阻塞肺动脉主干或分支引起肺循环障碍的

临床和病理生理综合征，包括肺血栓栓塞症、脂肪栓塞综合征、羊水栓塞、空气栓塞、肿瘤栓塞等，其中大多数肺栓塞由血栓引起。

（二）肺血栓栓塞症

肺血栓栓塞症是指来自静脉系统或右心的血栓阻塞肺动脉或其分支所致疾病，以肺循环、右心和呼吸功能障碍为主要表现的临床和病理生理特征，占肺栓塞的绝大多数，通常所称的肺栓塞即指肺血栓栓塞症。

（三）肺梗死

肺梗死是由于肺外的栓子引起肺动脉栓塞，进而引起肺组织出血和坏死。因肺组织存在双重血供，大部分肺栓塞不会发生肺梗死。

（四）大面积肺栓塞

大面积肺栓塞是指急性肺栓塞伴有持续低血压[收缩压＜12.0 kPa（90 mmHg）]，持续15分钟以上，并排除心律失常、低血容量、败血症、左室功能不全、心动过缓（心率＜40次/分，伴有休克）等。

（五）次大面积肺栓塞

次大面积肺栓塞是指急性肺栓塞不伴有全身性低血压[收缩压≥12.0 kPa（90 mmHg）]而合并右心室功能障碍或心肌损伤。右心室功能障碍见下述情况之一者：①右心室扩张，心脏超声心动图提示心尖四腔面显示右心室内径与左心室内径比值＞0.9或右心室收缩功能障碍；②右心室扩张，CT示右心室与左心室内径比值＞0.9；③脑钠肽＞90 pg/mL或N末端脑钠肽前体＞500 pg/mL；④心电图改变，新发完全性或不完全性右束支传导阻滞，胸前导联ST段抬高或压低、T波倒置。心肌损伤是指下述情况之一者：肌钙蛋白I＞0.4 ng/mL；肌钙蛋白T＞0.1 ng/mL。

（六）低风险性肺栓塞

低风险性肺栓塞是指排除大面积、次大面积肺栓塞，无临床预后不良指标者。

（七）深静脉血栓形成

深静脉血栓形成是引起肺血栓栓塞症的主要血栓来源，深静脉血栓形成多发于下肢或者骨盆深静脉，脱落后随血液循环进入肺动脉及其分支，肺血栓栓塞症常为深静脉血栓形成的合并症。

（八）静脉血栓栓塞症

静脉血栓栓塞症是深静脉血栓和肺血栓栓塞症二者总称，是同一疾病病程的两个不同阶段。

(九)经济舱综合征

经济舱综合征是指由于长时间空中飞行，静坐在狭窄而活动受限的空间内，双下肢静脉回流减慢、血流淤滞，从而发生深静脉血栓形成和(或)肺血栓栓塞症，又称为机舱性血栓形成。长时间坐车(火车、汽车、马车等)旅行也可以引起深静脉血栓形成和(或)肺血栓栓塞症，所以广义的经济舱综合征又称为旅行者血栓形成。可以通过以下措施预防：①“水分补充”，尤其长处于空调环境中，首先最重要的是努力补充水分，每小时最好补充 200 mL 的水，避免酒精及含有咖啡因的饮料(咖啡因利尿)，同时通过补充水分的行为改变坐姿；②“脚的运动”，每小时要做 3～5 分钟的脚部运动包括脚尖、脚趾及膝盖运动；③登上交通工具后切勿只顾坐着和睡觉，自行开车时应 2～3 小时下车活动肢体，乘机时则定时起身活动。

三、病理

急性肺栓塞导致肺动脉管腔阻塞，血流减少或中断，引起不同程度的血流动力学和气体交换障碍。轻者几无任何症状，重者因肺血管阻力突然增加，肺动脉压升高，压力超负荷导致右心室衰竭，是急性肺栓塞死亡的主要原因。

(一)血流动力学改变

急性肺栓塞可导致肺循环阻力增加，肺动脉压升高。肺血管床面积减少 25%～30%时肺动脉平均压轻度升高；肺血管床面积减少 30%～40%时肺动脉平均压可达 4.0 kPa(30 mmHg)以上，右心室平均压可升高；肺血管床面积减少 40%～50%时肺动脉平均压可达 5.3 kPa(40 mmHg)，右心室充盈压升高，心脏指数下降；肺血管床面积减少 50%～70%时可出现持续性肺动脉高压；肺血管床面积减少＞85%时可导致猝死。

此外，急性肺栓塞时血栓素 A_2 等物质释放可诱发血管收缩。解剖学阻塞和血管收缩导致肺血管阻力增加，动脉顺应性下降。

(二)右心功能改变

肺血管阻力突然增加导致右心室压力和容量增加、右心室扩张，使室壁张力增加、肌纤维拉伸，通过 Frank-Starling 机制影响了右心室的收缩性，使右心室收缩时间延长。神经体液激活引起右心室变力和变时效应。上述代偿机制与体循环血管收缩共同增加了肺动脉压力，以维持阻塞肺血管床的血流，暂时稳定体循环血压。但这种即刻的代偿程度有限，未预适应的薄壁右心室无法产生5.3 kPa(40 mmHg)以上的压力以抵抗增高的肺动脉阻力，最终可发生右心功能不全。右心室壁张力增加使右冠状动脉相对供血不足，同时右心室心肌氧耗增多，可导致心肌缺血，进一步加重右心功能不全。

(三)心室间相互作用

右心室收缩时间延长，室间隔在左心室舒张早期突向左侧，右束支传导阻滞可加重心室间不同步，致左心室舒张早期充盈受损，加之右心功能不全导致左心回心血量减少，使心排血量降低，造成体循环低血压和血流动力学不稳定。

(四)呼吸功能改变

急性肺栓塞时呼吸衰竭主要为血流动力学紊乱的结果。心排血量降低引起混合静脉血氧饱和度降低。此外，阻塞血管和非阻塞血管毛细血管床的通气/血流比例失调，导致低氧血症。由于右心房与左心房之间压差倒转，约 1/3 的患者超声可检测到经卵圆孔的右向左分流，引起严重的低氧血症，并增加反常栓塞和卒中的风险。

第二节　病因、病机

一、病因

(一)感受外邪，寒湿为患

寒主收引，既可暴寒折阳，抑遏阳气，又可使血行瘀滞。湿性黏滞、重浊，可使气血运行不畅。寒湿之邪郁久化热，壅于经络，痹阻气血经脉，发而为病。《重订广温热论·温热兼症医案》曰："寒遏伏热，肺为邪侵，气不通利，肺痹喘咳上逆，一身气化不行"。刘一仁《医学传心录》曰："风寒湿气侵入肌肤，流注经络，则津液为之不清，或变痰饮，或成瘀血，闭塞隧道。"

(二)大病久病，失于调理

大病为患，则邪气过盛，脏气损伤，耗伤气血阴阳，正气短时难以恢复；大病之后，失于调摄，久病迁延失治，日久不愈，则病情传变日深，耗伤人体的气血阴阳；产后失于调理，正虚难复；年老体弱，脏腑功能失调，气虚推动无力、血行不畅，故而发病。

(三)饮食不节

《素问·痹论》："饮食自倍，肠胃乃伤。"暴饮暴食，或过食肥甘，长期饮食不节，使水谷精微聚为膏脂。脾胃损伤，不能布散水谷精微及运化水湿，致使痰湿内生，酝酿成痰，痰湿聚集体内，阳气不展，气机痹阻，脉络阻滞，发而为病。

(四)劳逸失调

《素问·宣明五气》："久卧伤气，久坐伤肉。"妇女在妊娠或产后缺乏运动，加之营养过多，或外伤、术后，气血运行不畅，脾胃呆滞，运化失司，则饮食水谷化为膏脂痰浊，聚于肌肤、脏腑、经络，阻滞气血运行。

二、病机

本病多为本虚标实之证，病位在心、肺，与脾、肾相关。患者素体多正气亏虚，脏腑气血功能失调，兼之金刃跌仆损伤、创伤、术后、久坐久卧、药毒等耗气伤血，正虚则血行不畅而成瘀，瘀血阻络；气血津液运行不畅，聚湿、留津而为痰，痰浊瘀血随经而行，闭阻心肺，血脉不通，肺治节失调，气血运行不畅而发为本病。阴阳气血之虚，尤其心肺肾阳气之虚，推动和温煦功能下降是病之本，瘀血、痰浊、水饮痹阻肺脉是病之标。阳气虚则寒，寒则血液凝滞，瘀血、痰浊、水饮上乘心肺，闭塞肺脉则成本病。肺主气，司呼吸主宣发肃降，痰瘀痹肺，肺失肃降则咳嗽气喘，呼吸困难；痰瘀阻滞胸中血脉，不通则痛；邪阻肺络，血不循常道则咯血；饮邪凌心射肺则心悸气短；湿浊下注则下肢水肿；阳气进一步虚衰、外脱，阴阳气不相顺接则出现厥脱。

诸代医家对肺栓塞病因病机的认识不同。明代《景岳全书》载："产后瘀血流注……气凝血聚为患也"，认识到产后妇女易发静脉血栓。唐代孙思邈所著的《备急千金要方》记载："气血壅滞则痛，脉道阻塞则肿，久瘀而生热"，认为血瘀、脉阻、久瘀致脉痹。《灵枢》云："营卫稽留于经脉之中，则血泣而不行，不行则卫气从之而不通，壅遏而不得行，气血不行，肢端失于温养，而遂发本病"，认为营卫失调是主要病机。《素问·举痛论》曰："经脉流行不止，环周不休。寒气入经而稽迟，泣而不行，客于脉外则血少，客于脉中则气不通，故卒然而痛"，认为寒气客于脉中而胸痛。肺栓塞病位在肺、心、肾，常因气虚血瘀、气滞痰瘀互阻、气闭阳脱而发病。

综合现代医家与古籍所述，本病多为年老体弱者气虚血行不畅；或久卧、久坐、产后、腹部或盆腔手术、外伤制动后，气血运行滞缓；或外伤手术、骨折等原因损伤筋脉，气血运行不畅，以致瘀血阻于络道，脉络滞塞不通，营血回流受阻溢于脉外，瘀、毒、痰等互结。瘀、毒、痰等痹阻心脉而见胸痛；肺络受损，肺气不降而见喘促，甚则咯血；气机逆乱，升降失常，阴阳气不相顺接而致厥证；或因气机闭塞，阳气暴脱于外，而致阳脱。因此，急性肺栓塞以瘀、毒、痰互结，阳气痹阻为主要病机，病位在心、肺，常因气虚血瘀痰阻或气滞痰瘀互结于心肺或气闭阳脱而致病。慢性肺栓塞则因阳气亏虚，气血瘀滞，久病入络，病情缠绵难愈。

第三节 发病机制

一、外科疾病

(一)下肢深静脉血栓形成

肺栓塞栓子通常源于静脉血栓，而静脉血栓的发病机制错综复杂，涉及多因素间的相互影响和作用。Hattab 等把 Virchow 提出的静脉血栓形成 3 个主要条件重新总结为下肢血液流通不畅、部分血管内血液高度凝集化、外界因素损伤血管内壁。当前国内外普遍认为，深静脉血栓形成是造成肺栓塞的基础发病原因，而手术创伤、心脏病、恶性肿瘤等因素充当了“催化剂”，当源于下肢深静脉和盆腔的栓子通过肺循环进入肺部血管，从而出现血液瘀滞不畅，增加了血液自身凝固性，加之手术创伤及深静脉血栓形成治疗过程中不可避免损伤血管内壁及出现血管内皮修复障碍，导致肺血栓栓塞症出现和患病率升高。Wang 等研究指出：下肢深静脉血栓形成、心脏病、恶性肿瘤、手术治疗等为肺血栓栓塞症的独立危险因素。而 Cannon 等再次印证了，外科手术和恶性肿瘤是引发下肢深静脉血栓形成合并肺栓塞的独立危险因素。

(二)骨科大手术

中华医学会骨科分会把人工全髋关节置换术、人工全膝关节置换术和髋部骨折手术等定义为骨科大手术，并强调下肢深静脉血栓形成和伴肺栓塞是骨科大手术后常见的并发症及死亡原因。骨科大手术时间长、需要输血等会导致术后肺栓塞的发生。有学者对 750 例人工全膝关节置换术及髋部骨折手术术后并发症进行荟萃分析得出：人工全膝关节置换术术后出现肺栓塞的比例约为

1.87%，髋部骨折手术术后出现肺栓塞的比例约为1.54%。

有学者对亚洲2 545例骨科大手术术后并发症的Meta研究表明：人工全膝关节置换术患者术后出现急性肺栓塞的比例低于人工全髋关节置换术或髋部骨折手术术后。Zhang等通过对963例人工全膝关节置换术和人工全髋关节置换术患者手术时间和术后静脉血栓形成情况进行分析发现，手术时间＞2小时是静脉血栓形成的高危因素，其中手术时间＞75分钟的患者术后出现肺栓塞的比例约为33.5%。Frisch等通过对1 573例人工全膝关节置换术和人工全髋关节置换术患者手术输血情况进行荟萃分析发现，术中输血和非输血患者的肺血栓栓塞症发生率分别为2.20%和1.02%，认为输血有可能会增加肺血栓栓塞症的发生。骨科手术会让患者出现应激状态，使机体氧化型低密度脂蛋白、高密度脂蛋白、脂蛋白A等水平有所提升，可能会加速静脉血栓的形成。

骨科大手术术后出现肺栓塞的可能原因为骨科大手术部位往往在肢体较深的部位，而且通常手术时间较长并需要输血，手术过程中下肢深静脉会受到严重的牵引拉伸，长时间的手术也会导致静脉血管内壁出现创伤，同时手术创伤也会使蛋白S和蛋白C发生变化，这两种遗传物质的缺失与静脉血栓形成密切相关。此外，输血还会导致肌体外来血液中的一些细胞碎片和颗粒进入，并激发自身的凝血系统诱发血栓。术后包扎会使关节腔和周围肌肉组织出现局部渗血和水肿，导致静脉组织受压、血流减慢、回流淤滞、炎性反应发生，均会增加静脉血栓出现的可能，从而升高肺栓塞的发病率。

二、内科疾病

肿瘤与血栓性疾病有一定的关联，肿瘤患者发生血栓性疾病的概率为正常人的1～9倍。肺癌是临床最为常见的恶性肿瘤，相较于其他系统肿瘤，更容易并发肺栓塞。癌细胞可以产生一种促癌因子，这种半胱氨酸蛋白酶类物质与血小板及单核细胞相互作用激活凝血系统，从而加重患者体内血液高凝状态，癌细胞侵害和损伤血管壁，压迫静脉血管，使血液流动滞缓，提高了血栓的出现率。此外，癌细胞产生的黏液类蛋白会刺激炎症因子分泌导致变态反应的发生，促使血管内壁纤维化效应，内皮细胞脱落形成血栓。

三、产科疾病

妊娠妇女血栓性疾病发病率较高，妊娠期间血栓栓塞性疾病发生率为0.05%～0.20%，是正常非妊娠妇女的4倍。在孕产妇血栓性疾病中，静脉血栓形成患病比例高达80%，已成为孕产妇死亡的主要病因，美国孕产妇血栓性疾病病死率约为9.3%。急性肺栓塞在孕产妇中的发生率较高，特殊的身体环境造成孕产妇难以接受相关治疗，也是病死率较高的原因。妊娠期和产褥期妇女均会出现肺栓塞，发生的高危期是妊娠期前3个月及产后1周内。孕产妇在整个妊娠和产褥期的活动量相对较小，子宫增大会压迫下腔静脉和盆腔静脉，使卵巢血管扩张增粗、下肢静脉压升高，妊娠期血液成分变化致血液高凝状态，这些变化均会增加孕产妇出现血栓性疾病的风险；妊娠期腹腔内压会较正常人升高，同时激素水平发生变化，致血管内平滑肌松弛、盆腔静脉血管受压迫，加快静脉血栓的出现。

一项关于催乳素水平与静脉血栓形成发生率的研究提到，催乳素水平不同的人生静脉血栓形成的风险不一，静脉血栓形成发生率与催乳素成水平呈正比。有研究显示，男性催乳素浓度与凝血酶-抗凝血酶复合体及纤维蛋白/纤维蛋白原降解物浓度显著相关，但具体机制还有待进一步研究，可能是因催乳素可作为辅助催化因子，诱导ADP加快血小板活化效应有关。目前国外很多科研机构应用基因微阵列分析静脉血栓栓塞症的相关发病基因，如对蛋白C和蛋白S功能障碍的研究、血栓调节蛋白基因C变异的研究，有助于拓宽肺栓塞发病机制的研究视野。Tapson的一项研究表明：高同型半胱氨酸血症患者肺栓塞的发病风险较高；2017年，Prandoni的研究再次印证Tapson的观点，高同型半胱氨酸血症不但可以增加肺栓塞的发病风险，而且还会促进静脉血栓的形成，可视为静脉血栓疾病的独立危险因素。同型半胱氨酸会参与血管内氧化和应激反应，造成血管内皮细胞的损伤和破坏；同型半胱氨酸还可在硫基内酯等媒介物的作用下，促进血栓素、前列腺素等促凝物质的形成，从而使血小板和凝血因子的活性增强，强化机体促凝血功能，有利于血栓栓塞的出现。血清三碘甲状腺原氨酸水平与肺栓塞也存在一定的关联，血清三碘甲状腺原氨酸水平降低，使血氧饱和度也随之降低，肺部换气功能降低和氧气供应不足导致血管收缩，可能促进肺栓塞的发生。

此外，甲状腺功能减退会影响肺血管舒张功能，引起血管炎性反应，从而降低肺部血管的稳定性，并有可能抑制血管舒张因子一氧化氮的产生，最终引起肺血管内壁功能障碍和血液流动阻力增加，改变机体凝血功能，致肺动脉高压和肺栓塞的发生。

第四节　诊断与鉴别诊断

一、诊断

(一)诊断要点

对存在危险因素，特别是并存多个危险因素的病例，需有较强的诊断意识，需注意：①临床症状、体征，特别是在高度可疑病例出现不明原因的呼吸困难、胸痛、咯血、晕厥或休克，或伴有单侧或双侧不对称性下肢肿胀、疼痛等，对诊断具有重要的提示意义；②结合心电图检查、胸部X线检查、动脉血气分析等基本检查，可以初步疑诊肺血栓栓塞症或排除其他疾病；③宜尽快常规行D-二聚体检测，据以做出排除诊断；④超声检查可以迅速得到结果并可在床旁进行，虽一般不能作为确诊方法，但对于提示肺血栓栓塞症诊断和排除其他疾病具有重要价值，宜列为疑诊肺血栓栓塞症时的一项优先检查项目；若同时发现下肢深静脉血栓形成的证据则更增加了诊断的可能性。

目前急性肺血栓栓塞症的诊断与处理主要基于疑诊、确诊、求因、危险分层（表10-1）的策略。

表10-1　肺血栓栓塞症危险分层

危险分层	休克或低血压	影像学（右心室功能不全）	实验室指标（心脏生物学标志物升高）
高危	+	+	+/−
中高危	−	+	+
中低危	−	+/−[a]	−/+[a]
低危	−	−	−

注：a影像学和实验室指标两者之一阳性。

(二)临床表现

1.肺血栓栓塞症

肺血栓栓塞症的临床症状多不典型，一般来说存在肺通气和换气功能障碍综合征、肺动脉高压和右心功能不全综合征以及体循环低灌注综合征。具体如下。

(1)症状。①不明原因的呼吸困难及气促：为肺血栓栓塞症最常见的临床症状，常在活动后出现或加重，静息时缓解，可伴发绀。呼吸困难的程度和持续时间的长短与栓子的大小有关。②胸痛：可见于大多数肺血栓栓塞者，包括胸膜炎性胸痛和心绞痛样疼痛或胸骨后压迫性痛。③晕厥：可作为肺血栓栓塞的唯一或首发症状，往往提示有大的肺血栓栓塞症存在。④咯血：咯血症状可见于约1/3 患者，提示肺梗死，多为小咯血，大咯血甚少见。⑤咳嗽：咳嗽症状见于约1/3患者，多为干咳，或有少量白痰。⑥烦躁不安、休克：出现烦躁不安、休克的患者均为巨大栓塞，常伴肺动脉反射性痉挛，可致心排血量急骤下降、血压下降。患者常有大汗淋漓、焦虑等，严重者可猝死。⑦心悸：患者可出现心悸，如室上性心动过速。⑧其他：充血性心力衰竭突然发作或加重，腹痛等。

(2)体征。①呼吸系统体征：呼吸急促最常见，发绀、肺部有时可及哮鸣音和(或)细湿啰音或闻及胸膜摩擦音，肺野偶可闻及血管杂音，合并肺不张和胸腔积液时出现相应体征。②循环系统体征：主要是急性肺动脉高压和右心功能不全的体征以及左心每搏输出量急剧减少的体征。常见窦性心动过速，并可见心律失常。听诊常可及胸骨左缘第 2、3 肋间收缩期搏动，半数以上患者闻及肺动脉瓣区第 2 心音亢进或分裂，少数患者可闻及收缩期喷射性杂音。如为大块肺栓塞可产生颈静脉充盈或异常搏动。③其他：可伴有发热，多为低热。可由肺梗死、肺出血、肺不张继发肺部感染等引起，也可由下肢血栓性静脉炎引起。

2.深静脉血栓形成

深静脉血栓形成是血液在深静脉内不正常凝结引起的静脉回流障碍性疾病，多发生于下肢，血栓脱落可引起肺栓塞，两者合称为静脉血栓栓塞症。深静脉血栓形成常导致肺栓塞和血栓后综合征，严重者显著影响生活质量甚至导致患者死亡。

(1)典型的深静脉血栓形成急性期临床表现。①患肢突然肿胀：是下肢静脉血栓形成最常见的症状。患肢软组织张力增高，呈非凹陷性水肿，皮色泛红，皮温较健侧高，肿胀严重时皮肤可出现水疱。随血栓部位的不同，肿胀部位也有差别。消退时先表现为组织张力减弱，再表现为患肢周径逐渐缩小，但很难转为正常，除非局限性血栓早期被完全消除。②疼痛、压痛和发热：血栓在静脉内引起炎症反应，以及血栓堵塞静脉引起的下肢静脉回流受阻均可使患肢局部产生持续性疼痛，并且直立或活动时疼痛加重，抬高患者疼痛减轻。压痛主要局限在静脉血栓产生的炎症反应部位。急性期因局部炎症反应和血栓吸收可出现低热。③浅静脉显露或扩张：常于发病 1～2 周后出现。当主干静脉堵塞后，下肢静脉血液通过浅静脉回流，浅静脉代偿性扩张。因此浅静脉扩张在急性期一般不明显，是下肢静脉血栓后遗症的表现。

(2)深静脉血栓形成严重时临床表现。①股白肿：全下肢明显肿胀、剧痛，股三角区、腘窝、小腿后方均有压痛，皮肤苍白，伴体温升高和心率加快。②股青肿：股青肿是下肢深静脉血栓形成最严重的情况，由于髂股静脉及其侧支全部被血栓堵塞，静脉回流严重受阻，组织张力极高，导致下肢动脉痉挛，肢体缺血。临床表现为患肢剧痛、皮肤发亮呈青紫色、皮温低伴有水疱、足背动脉搏动消失、全身反应强烈、体温升高，如不及时处理，可发生休克和静脉性坏疽。③静脉血栓脱落：静脉血栓一旦脱落，可随血流进入并堵塞肺动脉，引起肺栓塞的临床表现。

(3)深静脉血栓形成慢性期临床表现：深静脉血栓形成慢性期可发生下肢深静脉血栓形成后综合征，为最严重的远期并发症，发生率为20%～50%，表现为阻塞为主所造成的血液回流障碍和再通后由于瓣膜破坏血液逆流，导致下肢静脉高压的临床表现。下肢深静脉血栓形成后综合征是由深静脉阻塞造成肢体回流障碍，经过修复达到再通，逐渐演变到血液逆流导致小腿深静脉高压淤血，其不仅引起腓肠肌泵功能不全，而且引起交通支瓣膜破坏，血液逆流入浅静脉，下肢水肿，淤血组织缺氧、代谢产物堆积、组织营养不良、导致皮肤营养性改变。其表现为肢体沉重不适，久站或活动多后加重，患肢胀痛明显，且伴有间歇性静脉跛行，肢体肿胀、肌张力增大、浅静脉扩张、小腿足靴区色素沉着、皮肤增厚粗糙、瘙痒、湿疹样皮炎，形成经久不愈的或反复发作的慢性溃疡。

(4)体征：血栓位于小腿肌肉静脉丛时，Homans 征和 Neuhof 征呈阳性：患肢伸直，足突然背屈时，引起小腿深部肌肉疼痛，为 Homans 征阳性；压迫小腿后方，引起局部疼痛，为 Neuhof 征阳性。

(三)辅助检查

1.疑诊相关检查

(1)血浆D-二聚体：D-二聚体是交联纤维蛋白在纤溶系统作用下产生的可溶性降解产物，为特异性继发性纤溶标志物。血栓形成时因血栓纤维蛋白溶解导致D-二聚体浓度升高。D-二聚体分子量的异质性很大，基于不同原理的试验方法对D-二聚体检测的敏感性差异显著。因此，临床医师应了解本医疗机构所使用D-二聚体检测方法的诊断效能。采用酶联免疫吸附分析、酶联免疫荧光分析、高敏感度定量微粒凝集法和化学发光法等D-二聚体检测，敏感性高，其阴性结果在低中度临床可能性患者中，能有效排除急性静脉血栓栓塞症。

D-二聚体对急性肺血栓栓塞症的诊断敏感度在92%～100%，对于低度或中度临床可能性患者具有较高的阴性预测价值，若D-二聚体含量$<500\ \mu g/L$，

可基本排除急性肺血栓栓塞症。恶性肿瘤、炎症、出血、创伤、手术和坏死等情况可引起血浆D-二聚体水平升高，因此D-二聚体对于诊断肺血栓栓塞症的阳性预测价值较低，不能用于确诊。

D-二聚体的诊断特异性随着年龄的升高而逐渐下降，以年龄调整临界值可以提高D-二聚体对老年患者的诊断特异性。证据显示，随年龄调整的D-二聚体临界值[＞50 岁患者为年龄（岁）×10 μg/L]可使特异度增加到 34%～46%，敏感度＞97%。

(2)动脉血气分析：急性肺血栓栓塞症常表现为低氧血症、低碳酸血症和肺泡-动脉血氧分压差增大。但部分患者的结果可以正常，40%肺血栓栓塞症患者动脉血氧饱和度正常，20%肺血栓栓塞症患者肺泡-动脉氧分压差正常。

(3)血浆肌钙蛋白：血浆肌钙蛋白包括肌钙蛋白 I 及肌钙蛋白 T，是评价心肌损伤的指标。急性肺血栓栓塞症并发右心功能不全可引起肌钙蛋白升高，水平越高，提示心肌损伤程度越严重。目前认为肌钙蛋白升高提示急性肺血栓栓塞症患者预后不良。

(4)脑钠肽和 N-末端脑钠肽前体：脑钠肽和 N-末端脑钠肽前体是心室肌细胞在心室扩张或压力负荷增加时合成和分泌的心源性激素，急性肺血栓栓塞症患者右心室后负荷增加，室壁张力增高，血脑钠肽和 N-末端脑钠肽前体水平升高，升高水平可反映右心功能不全及血流动力学紊乱严重程度，无明确心脏基础疾病者如果脑钠肽或 N-末端脑钠肽前体增高，需考虑肺血栓栓塞症可能；同时该指标也可用于评估急性肺血栓栓塞症的预后。

(5)心电图检查：大多数病例表现有非特异性的心电图异常。较为多见的表现包括 V_1～V_4的 T 波改变和 ST 段异常；部分病例可出现 $S_I Q_{III} T_{III}$ 征（即Ⅰ导 S 波加深，Ⅲ导出现 Q/q 波及 T 波倒置)；其他心电图改变包括完全或不完全右束支传导阻滞；肺型 P 波；电轴右偏，顺钟向转位等。心电图改变多在发病后即刻开始出现，以后随病程的发展演变而呈动态变化。观察到心电图的动态改变较之静态异常对于提示肺血栓栓塞症具有更大意义。

心电图表现有助于预测急性肺血栓栓塞症不良预后，与不良预后相关的表现包括：窦性心动过速、新发的心房颤动、新发的完全或不完全性右束支传导阻滞、$S_I Q_{III} T_{III}$ 征、V_1～V_4导联 T 波倒置或 ST 段异常等。

(6)胸部 X 线检查：肺血栓栓塞症患者胸部 X 线检查常有异常表现：区域性肺血管纹理变细、稀疏或消失，肺野透亮度增加，肺野局部浸润性阴影，尖端指向肺门的楔形阴影，肺不张或膨胀不全，右下肺动脉干增宽或伴截断征，肺动脉段膨隆以及右心室扩大征，患侧横膈抬高，少至中量胸腔积液征等。但这些表现均缺乏特异性，仅凭胸部X线检查不能确诊或排除肺血栓栓塞症。

(7)超声心动图：超声心动图在提示肺血栓栓塞症诊断和排除其他心血管疾病方面有重要价值。超声心动图检查可发现右心室后负荷过重征象，包括出现右心室扩大、右心室游离壁运动减低、室间隔平直、三尖瓣反流速度增快、三尖瓣收缩期位移减低。超声心动图可作为危险分层重要依据。在少数患者，若超声发现右心系统(包括右心房、右心室及肺动脉)血栓，同时临床表现符合肺血栓栓塞症，即可诊断肺血栓栓塞症。

超声心动图检查可床旁进行，在血流动力学不稳定的疑似肺血栓栓塞症中有诊断及排除诊断价值。如果超声心动图检查显示无右心室负荷过重或功能不全征象，应寻找其他导致血流动力学不稳定的原因。

2.确诊相关影像学检查

肺血栓栓塞症的确诊检查包括CT肺动脉造影、核素肺通气/灌注显像、磁共振肺动脉造影、肺动脉造影等，深静脉血栓形成确诊影像学检查包括加压静脉超声、CT静脉造影、核素静脉显像、静脉造影等。

(1)CT肺动脉造影：CT肺动脉造影可直观地显示肺动脉内血栓形态、部位及血管堵塞程度，对肺血栓栓塞症诊断的敏感性和特异性均较高，且无创、便捷，目前已成为确诊肺血栓栓塞症的首选检查方法。其直接征象为肺动脉内充盈缺损，部分或完全包围在不透光的血流之间(轨道征)，或呈完全充盈缺损，远端血管不显影；间接征象包括肺野楔形、条带状密度增高影或盘状肺不张，中心肺动脉扩张及远端血管分支减少或消失等。CT肺动脉造影可同时显示肺及肺外的其他胸部病变，具有重要的诊断和鉴别诊断价值。

(2)核素肺通气/灌注显像：核素肺通气/灌注显像是肺血栓栓塞症重要的诊断方法。典型征象是呈肺段分布的肺灌注缺损，并与通气显像不匹配。但是由于许多疾病可以同时影响患者的肺通气和血流状况，致使核素肺通气/灌注显像在结果判定上较为复杂，需密切结合临床进行判读。

核素肺通气/灌注平面显像结果分为3类：①高度可能，2个或2个以上肺段通气/灌注不匹配；②正常；③非诊断性异常，非肺段性灌注缺损或＜2个肺段范围的通气/灌注不匹配。核素肺通气/灌注断层显像发现1个或1个以上肺段核素肺通气/灌注不匹配即为阳性，此检查很少出现非诊断性异常，如果检查结果为阴性可基本除外肺栓塞。

核素肺通气/灌注显像辐射剂量低，示踪剂使用少，较少引起变态反应。因此，核素肺通气/灌注显像可优先应用于临床可能性低的门诊患者、年轻患者(尤其是女性患者)、妊娠、对造影剂过敏、严重的肾功能不全等。

如果患者胸部X线检查正常，可以仅行肺灌注显像。核素肺通气/灌注断层显像结合胸部低剂量CT平扫可有效鉴别引起肺血流或通气受损的其他因素(如肺部炎症、肺部肿瘤、慢性阻塞性肺疾病等)，避免单纯肺灌注显像造成的误诊。

(3)磁共振肺动脉造影：磁共振肺动脉造影可以直接显示肺动脉内的栓子及肺血栓栓塞症所致的低灌注区，从而确诊肺血栓栓塞症，但对肺段以下水平的肺血栓栓塞症诊断价值有限。磁共振肺动脉造影无X线辐射，不使用含碘造影剂，可以任意方位成像，但对仪器和技术要求高，检查时间长。肾功能严重受损、对碘造影剂过敏或妊娠患者可考虑选择磁共振肺动脉造影。

(4)肺动脉造影：选择性肺动脉造影为肺血栓栓塞症诊断的“金标准”。其敏感度约为98%，特异度为95%～98%。肺血栓栓塞症的直接征象有肺血管内造影剂充盈缺损，伴或不伴轨道征的血流阻断；间接征象有肺动脉造影剂流动缓慢，局部低灌注，静脉回流延迟等。如缺乏肺血栓栓塞症的直接征象，则不能诊断肺血栓栓塞症。肺动脉造影是一种有创性检查，发生致命性或严重并发症的可能性分别为0.1%和1.5%，随着CT肺动脉造影的发展和完善，肺动脉造影已很少用于急性肺血栓栓塞症的临床诊断，应严格掌握适应证。

3.深静脉血栓形成相关影像学检查

(1)加压静脉超声：加压静脉超声通过直接观察血栓、探头压迫观察或挤压远侧肢体试验和多普勒血流探测等技术，可发现95%以上的近端下肢静脉内血栓。静脉不能被压陷或静脉腔内无血流信号为深静脉血栓形成的特定征象和诊断依据。对腓静脉和无症状的下肢深静脉血栓形成，其检查阳性率较低。加压静脉超声具有无创及可重复性，基本已取代静脉造影成为深静脉血栓形成首选的诊断技术。

(2)CT静脉造影：CT静脉造影可显示静脉内充盈缺损，部分或完全包围在不透光的血流之间(轨道征)，或呈完全充盈缺损。CT肺动脉造影联合CT静脉造影可同时完成，仅需注射1次造影剂，为肺血栓栓塞症及深静脉血栓形成的诊断尤其是盆腔及髂静脉血栓的诊断提供依据。CT肺动脉造影联合CT静脉造影检查可提高CT对肺血栓栓塞症诊断的敏感性，但同时进行CT肺动脉造影和CT静脉造影检查的放射剂量明显增多，需权衡利弊。

(3)放射性核素下肢静脉显像：放射性核素下肢静脉显像适用于对碘造影剂

过敏的患者，属无创性深静脉血栓形成检查方法，常与核素肺通气/灌注显像联合进行。

(4)磁共振静脉造影：磁共振肺动脉造影联合磁共振静脉造影检查，可以提高 MRI 对肺血栓栓塞症诊断的敏感性，但同时进行磁共振肺动脉造影和磁共振静脉造影检查，增加了技术难度，仅推荐在技术成熟的研究中心进行。

(5)静脉造影：静脉造影为诊断深静脉血栓形成的“金标准”，可显示静脉堵塞的部位、范围、程度，同时可显示侧支循环和静脉功能状态，其诊断的敏感度和特异度接近 100%。在临床高度疑诊深静脉血栓形成而超声检查不能确诊时，应考虑行静脉造影。其属于有创性检查，应严格掌握其适应证。

4.求因相关检查

对于确诊的肺血栓栓塞症患者应进行求因相关检查，对于疑似遗传缺陷患者，应先做病史和家族史的初筛，主要评估指标包括(但不限于)血栓发生年龄＜50 岁、少见的栓塞部位、特发性静脉血栓栓塞症、妊娠相关静脉血栓栓塞症、口服避孕药相关静脉血栓栓塞症以及华法林治疗相关的血栓栓塞等；家族史包括(但不限于)≥2 个父系或母系的家族成员发生有(无)诱因的静脉血栓栓塞症。

(1)抗凝蛋白：抗凝血酶、蛋白 C 和蛋白 S 是血浆中重要的生理性抗凝血蛋白。抗凝血酶是凝血酶(FⅡa)的主要抑制物，此外还可中和其他多种活化的凝血因子(如 FⅨa、Ⅹa、Ⅺa 和Ⅻa 等)；蛋白 C 系统主要灭活 FⅤa 和 FⅧa，蛋白 S 是蛋白 C 的辅因子，可加速活化的蛋白 C 对 FⅤa 和 FⅧa 的灭活作用；抗凝蛋白缺陷患者易在合并其他风险因素或无明显诱因的情况下发生静脉血栓栓塞症。

抗凝药物可干扰抗凝蛋白检测的结果。抗凝血酶是普通肝素、低相对分子质量肝素(简称低分子量肝素)和磺达肝癸钠等药物的作用靶点，此类药物的使用可短暂影响抗凝血酶活性水平。蛋白 C 和蛋白 S 是依赖维生素 K 合成的抗凝血蛋白，在维生素 K 拮抗剂用药期间蛋白 C 和蛋白 S 水平降低。因此，建议在使用上述药物期间不应测定抗凝蛋白，以避免药物对测定结果的干扰，其中抗凝血酶活性检测需在停用肝素类药物至少 24 小时后进行；蛋白 C 和蛋白 S 活性检测在停维生素 K 拮抗剂至少 2～4 周后进行，并通过检测凝血酶原时间或国际标准化比值以评估患者维生素 K 拮抗剂停药后的残留抗凝效果。

(2)抗磷脂综合征相关检测：抗磷脂综合征实验室检查应包括狼疮抗凝物、抗心磷脂抗体和抗 β_2 糖蛋白 1 抗体。临床上需要对以下患者进行抗磷脂综合征相关检测：＜50 岁的无明显诱因的静脉血栓栓塞症和无法解释的动脉血栓栓塞、少见部位发生血栓形成、习惯性流产、血栓形成或病理妊娠合并自身免疫性疾病(包括系统性红斑狼疮、类风湿关节炎、免疫相关性血小板减少症和自身免疫性溶血性贫血)，部分患者可见活化部分凝血活酶时间延长。其他抗体检查包括抗核抗体、抗可溶性核抗原抗体和其他自身抗体等，主要用于排除其他结缔组织病。如果初次狼疮抗凝物、抗心磷脂抗体和 β_2 糖蛋白 1 抗体检测阳性，建议 3 个月之后再次复查。

(3)易栓症相关基因检测：基因检测是否有助于遗传性易栓症的筛查和诊断尚存争议，近年来少数针对相关基因外显子潜在突变位点的检测，也需建立在先期遗传背景调查和蛋白缺陷表型检测的基础上，作为临床诊断的辅助依据。

二、鉴别诊断

(一)肺动脉内原位血栓

肺栓塞是静脉系统或右心的血栓堵塞到肺动脉或其分支的疾病，而肺动脉内原位血栓形成则是指在肺动脉内形成的血栓。二者的形成原理不同，其临床表现也不尽相同。一般来讲，肺动脉内原位血栓形成往往起病缓慢，常发生于存在肺动脉异常或病变的部位，且多为单发病变，但也可呈多发。肺栓塞患者往往起病急，栓子分布特点为多发多于单发，位于肺下叶多于肺上叶。因而，在临床诊疗中如果遇到肺动脉内单发病变时，需要与原位血栓形成进行鉴别。

(二)肺动脉肉瘤

在肺栓塞与肿瘤的鉴别诊断中，有一种特殊肿瘤，即肺动脉肉瘤，患者的症状及影像学表现与急性或慢性肺栓塞非常相似，也需要进行仔细鉴别。肺动脉肉瘤是一种从肺动脉壁发生的恶性肿瘤，在肺动脉腔内生长，造成肺动脉的堵塞。由于肿瘤是逐渐生长的，因而在初期不会出现明显症状，只有当肺动脉被阻塞到一定程度后，才会表现为呼吸困难、胸痛等非特异性症状。一般肺动脉肉瘤多起源于一侧肺动脉或肺动脉主干，故当发现患者的一侧叶动脉以上或肺动脉主干出现充盈缺损时，要警惕肺动脉肉瘤的可能性。

临床上，对于疑诊肺栓塞的患者出现以下情况时，应考虑肺动脉肉瘤的可能性。①经充分抗凝、溶栓治疗后症状无缓解或恶化；②CT 肺动脉造影出现单侧肺动脉或肺动脉主干的充盈缺损或扩张。肺动脉内肿物呈分叶状。并累及肺动脉瓣、右心室流出道，或合并肺内肿块。MRI 或 PET-CT 检查有助于肺动脉肉瘤的诊断，也可进行肺动脉内占位活检，通过病理检查来进行鉴别诊断。

(三)肺动脉炎

肺动脉炎是 Takavasu 动脉炎累及肺部的一种类型。Takavasu 动脉炎是亚洲人常见的血管原发性疾病。多见于青年女性。发病年龄多为 20～30 岁,其病理特征是以中膜损害为主的非特异性全层动脉炎,血管壁内膜、外膜纤维化,营养血管闭塞,中膜萎缩、破坏。早期除管壁增厚外,管腔可以无变化;而随着病变发展,管腔出现狭窄、闭塞,可呈“串珠样”改变,也可继发原位血栓形成。

一般肺动脉炎多累及肺动脉主干或肺段以上的大中肺动脉,右侧多于左侧。临床上如果发现患者为单侧肺动脉病变,并伴有狭窄或闭塞时需考虑存在动脉炎的情况。应该仔细询问患者有无不明原因的发热、咯血等病史;查体时需注意患者是否存在一些特殊体征,如测量双侧肢体血压是否一致,体动脉或肺野区有无血管杂音等,若患者存在上述症状体征,对大动脉炎的诊断非常有帮助。临床疑诊肺动脉炎时可行增强 MRI 检查,如患者存在动脉壁增厚、延迟强化,则有助于肺动脉炎的诊断。PET-CT 检查可帮助判断是否存在肺动脉炎的活动,并可为制订和调整治疗方案提供必要的依据。

(四)白塞综合征

白塞综合征是一种原因不明的以血管炎为病理基础的慢性多系统疾病。白塞综合征的肺部受累可分为 3 种临床类型:肺动脉瘤形成(常伴有原位血栓形成)、肺实质改变、肺血管狭窄闭塞。除肺部受累外,白塞综合征患者的全身其他系统也会出现受累情况,以口腔、生殖器溃疡、皮肤及眼的病变最常见,也可累及关节、心血管、胃肠道、神经系统、肺、肾及附睾等。临床上需要仔细询问患者有无口腔溃疡、生殖器溃疡的病史,并仔细进行皮肤检查,以明确诊断。

第五节 治　　疗

一、中医治疗

肺栓塞均兼有血瘀症候,中医临床分型较多,多为痰瘀互结、气虚血瘀、阳气暴脱兼血瘀、气血瘀滞、血瘀湿热等。以下主要介绍临床较为常见的阳气暴脱兼血瘀、气虚血瘀、痰瘀互结 3 种主要证型。阳气暴脱兼血瘀型常提示肺栓塞面积大或伴明显的神经内分泌激活，病情危重，多见于急性广泛型肺栓塞；痰瘀互结型提示急性肺栓塞面积相对小，病情相对轻，多见于急性亚广泛型肺栓塞；气虚血瘀型多为肺栓塞经久不愈或反复发生小血管栓塞的结果，多见于慢性肺栓塞。

(一)阳气暴脱兼血瘀型

1.主症

胸痛剧烈，胸闷气短、畏寒肢冷，面色苍白，大汗淋漓，甚者晕厥，四肢厥冷，口唇面色发绀，咳吐血痰甚至咯血，舌质淡暗或发绀，脉细涩无力。

2.病机

气虚伤阳，阳虚不运，气机郁滞，又夹瘀血阻滞胸中，故胸痛剧烈；阳气虚弱，故胸闷气短；不能温煦肢体，故畏寒肢冷，面色苍白；不能固表则大汗淋漓；重则神随气散，故晕厥；阳气衰亡不能温煦肢体则四肢厥冷；无力推动血行，血不荣肌肤故口唇面色发绀；瘀血阻肺故咳吐血痰甚至咯血；舌质淡暗或瘀紫，脉细涩无力，均为阳气暴脱夹有瘀血之证。

3.治法

扶阳救逆，活血化瘀。

4.方药

参附汤合血府逐瘀汤化裁。人参、炮附子、当归、川芎、桃仁、红花、赤芍、生地黄、牛膝、柴胡、桔梗、枳壳、炙甘草。

5.方解

方中人参甘温大补元气；附子大辛大热，温壮元阳。二药相配，共奏回阳固脱之功。桃仁破血行滞而润燥，红花活血祛瘀以止痛，共为君药。赤芍、川芎助君药活血祛瘀；牛膝活血通经，祛瘀止痛，引血下行，共为臣药。生地黄、当归养血益阴，清热活血；桔梗、枳壳，一升一降，宽胸行气；柴胡疏肝解郁，升达清阳，与桔梗、枳壳同用，尤善理气行滞，使气行则血行，以上均为佐药。

(二)气虚血瘀

1.主症

胸痛为主，兼有心悸胸闷，身倦乏力，少气懒言，或有发热，咳嗽少痰，痰中带血丝，唇紫面黑，舌质淡暗、瘀点，脉细涩或紧。

2.病机

肺气亏虚，故心悸胸闷，身倦乏力，少气懒言；瘀血阻肺，不通则痛，故胸痛，拒按不移；气机不利，血行不畅，故咳嗽少痰，痰中带血丝；血行缓慢，瘀阻络脉，故可见唇紫面黑;舌淡有瘀斑,脉涩或紧,均为气虚血瘀之象。

3.治法

益气行气,活血化瘀。

4.方药

血府逐瘀汤加减。药用当归、川芎、桃仁、红花、赤芍、生地黄、牛膝、柴胡、丹参、桔梗、枳壳、炙甘草。

5.方解

方中桃仁破血行滞而润燥,红花活血祛瘀以止痛,共为君药。赤芍、川芎助君药活血祛瘀;牛膝活血通经,祛瘀止痛,引血下行,共为臣药。生地、当归养血益阴,清热活血;桔梗、枳壳,一升一降,宽胸行气;柴胡疏肝解郁,升达清阳,与桔梗、枳壳同用,尤善理气行滞,使气行则血行,以上均为佐药。

(三)痰瘀互结型

1.主症

咳嗽、黄痰量多,发热,或有胸痛、痰中带血,舌紫暗或有斑点,苔黄腻,脉滑数。

2.病机

痰浊与瘀血相互搏结于肺,故胸痛;肺为贮痰之器,痰浊阻肺,故咳嗽、黄痰量多,发热;兼有瘀血,故痰中带血;舌紫暗或有斑点,苔黄腻,脉滑数,均为痰瘀互结之证候。

3.治法

理气化痰,活血化瘀。

4.方药

千金苇茎汤合桃红四物汤化裁。药用苇茎、桃仁、生薏苡仁、冬瓜仁、红花、川芎、白芍、当归、熟地黄。

5.方解

方中苇茎甘寒轻浮,善清肺热;冬瓜仁清热化痰,利湿排脓,能清上彻下,肃降肺气,与苇茎配合则清肺宣壅,涤痰排脓;薏苡仁甘淡微寒,上清肺热而排脓,下利肠胃而渗湿;桃仁、红花、川芎活血逐瘀,熟地补血养阴,当归补血养肝,活血止痛,白芍敛阴养肝,缓急止痛。共具清热化痰、逐瘀排栓之效。

二、西医治疗

对高度疑诊或确诊急性肺血栓栓塞症的患者,应严密监测呼吸、心率、血压、心电图及血气的变化，并给予积极的呼吸与循环支持。

对于高危肺血栓栓塞症，如合并低氧血症，应使用经鼻导管或面罩吸氧；当合并呼吸衰竭时，可采用经鼻/面罩无创机械通气或经气管插管行机械通气；当进行机械通气时，应注意避免其对血流动力学的不利影响，机械通气造成的胸腔内正压可以减少静脉回流、加重右心功能不全，应该采用低潮气量（6～8 mL/kg）使吸气末平台压＜2.9 kPa（30 cmH_2O）；应尽量避免做气管切开，以免在抗凝或溶栓过程中发生局部大出血。

对于合并休克或低血压的急性肺血栓栓塞症患者，必须进行血流动力学监测，并予支持治疗。血管活性药物的应用对于维持有效的血流动力学至关重要。去甲肾上腺素仅限于急性肺血栓栓塞症合并低血压的患者，可以改善右心功能，提高体循环血压，改善右心冠脉的灌注。肾上腺素也可用于急性肺血栓栓塞症合并休克患者。多巴酚丁胺以及多巴胺可用于心指数较低的急性肺血栓栓塞症患者。

对于焦虑和有惊恐症状的患者应予安慰，可适当应用镇静剂；胸痛者可予止痛剂；对于有发热、咳嗽等症状的患者可予对症治疗以尽量降低耗氧量；对于合并高血压的患者，应尽快控制血压；另外应注意保持大便通畅，避免用力，以防止血栓脱落。

（一）抗凝治疗

抗凝治疗为肺血栓栓塞症的基础治疗手段，可以有效地防止血栓再形成和复发，同时促进机体自身纤溶机制溶解已形成的血栓。一旦明确急性肺血栓栓塞症，宜尽早启动抗凝治疗。目前应用的抗凝药物主要分为胃肠外抗凝药物和口服抗凝药物。

（二）偶然发现或亚段肺血栓栓塞症的处理

偶然发现的肺血栓栓塞症指因其他原因（而不是疑诊肺血栓栓塞症）行影像学检查时发现的肺血栓栓塞症，常见于恶性肿瘤住院患者等。偶然发现的肺血栓栓塞症大多无明显症状，但也有个别患者存在相关临床症状。

亚段肺血栓栓塞症指发生在亚段肺动脉的血栓栓塞，可以有症状或无症状。对于亚段肺血栓栓塞症，如果不合并近端深静脉血栓形成，且无血栓进展危险因素或静脉血栓栓塞症复发风险，可选择临床观察。

目前对于偶然发现的或亚段肺血栓栓塞症患者是否应进行抗凝治疗尚存争议，但大多数专家认为偶然发现的/亚段肺血栓栓塞症若合并肿瘤或其他静脉血栓栓塞症复发或进展的危险因素，则应该进行抗凝治疗。

（三）复发性肺血栓栓塞症或深静脉血栓形成的抗凝治疗

急性肺血栓栓塞症或深静脉血栓形成经过一段时间治疗后，如果出现新的深静脉血栓形成或血栓栓塞证据，称为复发。

复发的诊断标准：抗凝治疗过程中或停止抗凝后，通过影像学检查（包括静脉超声、CT 静脉造影、CT 肺动脉造影、核素肺通气/灌注显像、磁共振肺动脉造影、肺动脉造影、超声心动图等）在原先无栓塞的深静脉或肺动脉检测到新的血栓，或发现血栓在原有基础上有所延展，可诊断静脉血栓栓塞症复发。复发的患者可伴有或不伴有静脉血栓栓塞症相关的症状。

抗凝过程中静脉血栓栓塞症复发的原因可分为两大类：①患者内在因素，如合并恶性肿瘤、抗磷脂综合征、遗传性易栓症等；②治疗相关的因素，如抗凝药物剂量不足、未遵循医嘱用药、擅自减量或停药、同时口服影响抗凝药物效果的其他药物等。

（四）急性肺血栓栓塞症的溶栓治疗

溶栓治疗可迅速溶解部分或全部血栓，恢复肺组织再灌注，减小肺动脉阻力，降低肺动脉压，改善右心室功能，减少严重静脉血栓栓塞症患者病死率和复发率。

溶栓的时间窗一般定为 14 天以内，但鉴于可能存在血栓的动态形成过程，对溶栓的时间窗不做严格规定。

溶栓治疗的主要并发症为出血。用药前应充分评估出血风险，必要时应配血，做好输血准备。溶栓前宜留置外周静脉套管针，以方便溶栓中取血监测，避免反复穿刺血管。

溶栓治疗的禁忌证分为绝对禁忌证和相对禁忌证（表 10-2）。对于致命性高危肺血栓栓塞症，绝对禁忌证亦应被视为相对禁忌证。

表 10-2　溶栓禁忌证

绝对禁忌证	相对禁忌证
结构性颅内疾病	收缩压＞24.0 kPa(180 mmHg)
出血性脑卒中病史	舒张压＞14.7 kPa(110 mmHg)
3 个月内缺血性脑卒中	近期非颅内出血
活动性出血	近期侵入性操作
近期脑或脊髓手术	近期手术

续表

绝对禁忌证	相对禁忌证
近期头部骨折性外伤或头部损伤出血倾向(自发性出血)	3个月以上缺血性脑卒中口服抗凝治疗(如华法林)
	创伤性心肺复苏
	心包炎或心包积液
	糖尿病性视网膜病变
	妊娠
	年龄>75岁

常用的溶栓药物有尿激酶、链激酶和重组组织型纤溶酶原激活剂。三者溶栓效果相仿,临床上可根据条件选用,具体用法见表10-3。重组组织型纤溶酶原激活剂可能对血栓有更快的溶解作用,低剂量溶栓与美国食品药物监督管理局推荐剂量相比疗效相似,而安全性更好。

表10-3 溶栓药物使用方法

药物	方案
链激酶	(1)负荷量25万U,静脉注射30分钟,继以10万U/h持续静脉滴注12~24小时 (2)快速给药:150万U持续静脉滴注2小时
尿激酶	(1)负荷量4 400 U/kg,静脉注射10分钟,继以2 200 U/(kg·h)持续静脉滴注12小时 (2)快速给药:2万U/kg持续静脉滴注2小时
重组组织型纤溶酶原激活剂	50 mg持续静脉滴注2小时

溶栓治疗结束后,应每2~4小时测定1次活化部分凝血活酶时间,当其水平小于正常值的2倍,即应重新开始规范的抗凝治疗。考虑到溶栓相关的出血风险,溶栓治疗结束后,可先应用普通肝素抗凝,然后再切换到低分子量肝素、磺达肝癸钠或利伐沙班等,更为安全。

(五)急性肺血栓栓塞症的介入治疗

急性肺血栓栓塞症介入治疗的目的是清除阻塞肺动脉的栓子,以利于恢复右心功能并改善症状和生存率。介入治疗包括经导管碎解和抽吸血栓,或同时进行局部小剂量溶栓。介入治疗的并发症包括远端栓塞、肺动脉穿孔、肺出血、心脏压塞、心脏传导阻滞或心动过缓、溶血、肾功能不全以及穿刺相关并发症。

对于有抗凝禁忌的急性肺血栓栓塞症患者，为防止下肢深静脉大块血栓再次脱落阻塞肺动脉，可考虑放置下腔静脉滤器，建议应用可回收滤器，通常在2周之内取出。一般不考虑永久应用下腔静脉滤器。

（六）急性肺血栓栓塞症的手术治疗

肺动脉血栓切除术可作为全身溶栓的替代补救措施，适用于经积极内科或介入治疗无效的急性高危肺血栓栓塞症，医疗单位须有施行手术的条件与经验。对于顽固性低氧，循环不稳定的高危肺血栓栓塞症，内科或介入治疗效果不佳，准备手术之前，可尝试用体外膜肺氧合以加强生命支持。体外膜肺氧合对高危肺血栓栓塞症患者来说是一项有效的治疗措施。但体外膜肺氧合治疗效果仍有待进一步研究探讨。

第六节　医案选录

刘某，女，62岁。

病史：患者因突发呼吸困难、胸痛伴咯血来诊。患者平素活动耐力正常，无心肺疾病史。近日无明显诱因出现上述症状，并逐渐加重。

症状：患者突发呼吸困难，呈进行性加重，伴剧烈胸痛，痛处固定不移，咳嗽，咯血，血色暗红；面色苍白，口唇发绀，冷汗淋漓；舌质紫暗，有瘀斑，苔薄白，脉涩。

体征：患者呼吸急促，心率加快，血压偏低；肺部听诊可闻及少许湿啰音，心音低钝；四肢末梢发凉。

辅助检查：心电图检查示窦性心动过速，ST段改变。*D*-二聚体升高。肺动脉CT血管造影示肺动脉主干及分支栓塞。

西医诊断：肺栓塞。

中医诊断：喘证。

证型：肺瘀血瘀证。

辨证分析：患者年老体弱，正气不足，血行无力，易致血瘀。此次发病，血瘀痹阻肺络，气血运行不畅，形成肺瘀；肺瘀则气机不畅，肺失宣降，故见呼吸困难；血瘀不通则痛，故胸痛剧烈，痛处固定；血瘀损伤肺络，故见咯血；面色苍白、口唇发绀、舌质紫暗有瘀斑、脉涩等，均为血瘀之象。苔薄白，提示病情尚属实证。

处方：治以活血化瘀，通肺络，止咳血。桃仁 12 g，红花 9 g，丹参 15 g，赤芍 12 g，川芎 9 g，延胡索 10 g，三七粉 3 g(冲服)，茜草 10 g，白及 10 g，甘草 6 g。共 7 剂，每天 1 剂，水煎 2 次，早晚分服。

方解：方中以桃仁、红花、丹参、赤芍活血化瘀，通利肺络；川芎、延胡索行气活血，增强化瘀止痛之力；三七粉、茜草化瘀止血，既止血又化瘀，以防血止留瘀；白及收敛止血，兼能化瘀生新；甘草调和诸药，兼能止咳。诸药合用，共奏活血化瘀、通肺络、止咯血之功。

※ 肺瘀理论及活血化瘀法治疗肺栓塞分析 ※

肺栓塞是一种由多种原因导致的肺血管阻塞性疾病，中医认为其发病机理多与血瘀痹阻肺络有关。肺瘀作为肺栓塞发病过程中的重要病理环节，既是邪气内侵、血脉瘀阻的结果，又是病情进一步发展的关键因素。

活血化瘀法在治疗肺栓塞中的应用，主要是通过改善肺部血液循环，消除血栓，恢复肺组织的正常功能。活血化瘀药物能够扩张血管，增加血流量，促进血栓的溶解和排出，从而改善肺部的通气和换气功能。同时，活血化瘀药物还能抑制血小板聚集和血栓形成，防止病情的进一步发展。

在本案例中，患者肺栓塞，肺瘀血瘀明显。采用活血化瘀法，选用桃仁、红花等活血化瘀药物，配合三七粉、茜草等化瘀止血药物，共奏活血化瘀、通肺络、止咳血之功。通过治疗，患者呼吸困难、胸痛、咯血等症状得到缓解，病情得到控制。

需要注意的是，肺栓塞是一种危急重症，治疗过程需结合西医的抗凝、溶栓等手段，以尽快解除血管阻塞，恢复肺功能。在病情稳定后，可继续采用中医活血化瘀法巩固疗效，防止病情复发。同时，还应注意调整患者的生活方式，避免过度劳累和情绪波动，以维护气血的平和与畅通。

第十一章　肺瘀与肺动脉高压

第一节　疾病概述

一、定义

肺动脉高压是指由多种异源性疾病(病因)和不同发病机制所致肺血管结构或功能改变,引起肺血管阻力和肺动脉压力升高的临床和病理生理综合征,继而发展成右心衰竭甚至死亡。

肺动脉高压是指海平面、静息状态下,经右心导管检查测定的肺动脉平均压(mean pulmonary artery pressure,mPAP)≥3.3 kPa(25 mmHg)。正常成年人静息状态下 mPAP 上限不超过 2.7 kPa(20 mmHg)。mPAP 在 2.8～3.2 kPa(21～24 mmHg)曾被定义为临界性肺动脉高压,在 2018 年第六届世界肺动脉高压大会上,有专家建议将肺动脉高压血流动力学诊断标准修改为 mPAP ＞2.7 kPa(20 mmHg),但由于存在广泛争议,目前我国也尚缺乏针对 mPAP 在 2.8～3.2 kPa(21～24 mmHg)患者的相关研究,因此本指南没有采纳这一诊断标准。但针对 mPAP 在 2.8～3.2 kPa(21～24 mmHg)的人群,特别是存在结缔组织病、血栓栓塞性疾病、特发性肺动脉高压家族史等情况的人群,确实有必要重视其筛查、随访与管理,建立我国此类人群数据库,开展多中心临床研究。

中医学中并无“肺动脉高压”这一病名,从临床症状上看其与“喘证”“痰饮”“肺胀”“心悸”“水气病”等的表现相似。

肺动脉高压的血流动力学定义及分类见表 11-1。

表 11-1 肺动脉高压的血流动力学分类

血流动力学分类		分类标准	临床分类
毛细血管前肺动脉高压		mPAP≥3.3 kPa(25 mmHg)且 PAWP≤2.0 kPa(15 mmHg)	动脉性肺动脉高压;肺部疾病和(或)氧所致肺动脉高压;慢性血栓栓塞性肺动脉高压和(或)其他肺动脉阻塞性肺动脉高压;未明和(或)多因素所致肺动脉高压
毛细血管后肺动脉高压	单纯性	mPAP≥3.3 kPa(25 mmHg)且 PAWP>2.0 kPa(15 mmHg)且 PVR≤3 WU	左心疾病所致肺动脉高压;未明和(或)多因素所致肺动脉高压
	混合性	mPAP≥3.3 kPa(25 mmHg)且 PAWP>2.0 kPa(15 mmHg)且 PVR>3 WU	

注:mPAP 为肺动脉平均压;PAWP 为肺动脉楔压;PVR 为肺血管阻力。

二、分类

临床上将肺动脉高压分为 5 大类(表 11-2):①动脉性肺动脉高压;②左心疾病所致肺动脉高压;③肺部疾病和(或)低氧所致肺动脉高压;④慢性血栓栓塞性肺动脉高压和(或)其他肺动脉阻塞性病变所致肺动脉高压;⑤未明和(或)多因素所致肺动脉高压。

表 11-2 肺动脉高压的临床分类

分类	亚类

动脉性肺动脉高压	特发性肺动脉高压
	遗传性肺动脉高压
	药物和毒物相关肺动脉高压
	疾病相关的肺动脉高压
	  结缔组织病
	  HIV 感染
	  门脉高压
	  先天性心脏病
	  血吸虫病
	对钙通道阻滞剂长期有效的肺动脉高压
	具有明显肺静脉/肺毛细血管受累(肺静脉闭塞病/肺毛细血管瘤病)的肺动脉高压
	新生儿持续性肺动脉高压

续表

分类	亚类
左心疾病所致肺动脉高压	射血分数保留的心力衰竭 射血分数降低的心力衰竭 瓣膜性心脏病 导致毛细血管后肺动脉高压的先天性/获得性心血管病
肺部疾病和(或)低氧所致肺动脉高压	阻塞性肺疾病 限制性肺疾病 其他阻塞性和限制性并存的肺疾病 非肺部疾病导致的低氧血症 肺发育障碍性疾病
慢性血栓栓塞性肺动脉高压和(或)其他肺动脉阻塞性病变所致肺动脉高压	慢性血栓栓塞性肺动脉高压 其他肺动脉阻塞性疾病:肺动脉肉瘤或血管肉瘤等恶性肿瘤、肺血管炎、先天性肺动脉狭窄、寄生虫
未明和(或)多因素所致肺动脉高压	血液系统疾病(如慢性溶血性贫血、骨髓增殖性疾病) 系统性和代谢性疾病(如结节病、戈谢氏病、糖原储积症) 复杂性先天性心脏病 其他(如纤维性纵隔炎)

第二节 病因、病机

一、病因

(一)肺气虚弱

先天禀赋不足,或后天起居不慎,伤及肺气,肺气虚弱则不能主气,呼吸为之不畅,而心血为之不行。

(二)感受六淫毒邪

肺主气,外合于皮毛,六淫毒邪外袭,经皮毛而入经络,由经络而至脏腑,脏气受损,运行不畅,则津停液聚,瘀阻脉络。

二、病机

(一)气虚是肺动脉高压发生的根本,肺气虚尤为关键

肺动脉高压病位在肺,与心脾肾关系密切,其根本病因源于气虚。其中肺气亏虚是本病的根本所在,但又与其他脏器有密不可分的联系。肾主纳气,肺主呼吸,人体的呼吸运动由肺肾二脏相互配合,共同完成。如肺气虚损日久使气无力肃降或肾气虚损,不能摄纳肺吸入之清气,气浮于上,则会出现呼多吸少,活动后症状加剧的情况。此外水液代谢的平衡也是肺肾两脏相互配合共同作用的结果。此外,由于津液在人体内的输布代谢主要是由肺、脾两脏来完成的,如肺气虚衰,无法通调水道,水湿内停,则会使脾阳受阻,出现腹胀、便溏、水肿等症;如脾气虚损,亦会导致肺气不足,出现疲乏倦怠。若脾虚运化失调,水湿内停,生成痰饮,也会影响肺的宣降功能,出现咳嗽、喘息等症。

肺主一身之气,司呼吸,各种原因所致气虚都会影响肺的正常功能而使肺气虚弱,因中医各脏腑功能互根互连,肺气虚弱其主持并调节全身各脏腑组织器官之气的功能减弱,续之出现肺肾气虚,心肺气虚,脾肺气虚。脏腑气虚气衰则出现呼吸困难、疲劳、心悸、水肿诸症。可见气虚是诸症出现的根本,呼吸之气与肺最为密切,故肺气虚是本病气虚的关键。

(二)血瘀痰凝痹阻脉络是本病形成的重要过程

气血共同行于脉中,气为血帅,“气行则血行”。气虚则血行无力,无力则血行郁滞不畅或凝结而成瘀血。瘀血形成后,既会影响血液的运行,又能导致脏腑功能失调而引起各种病证。瘀阻心络,会出现胸闷、心痛、口唇发绀、脉多结代;瘀阻肺络,可见胸痛、咯血;瘀在肢体,局部可见肿痛或发绀,甚则活动不利。人体水液代谢的调节主要依赖肺脾肾三脏,若三者脏腑功能失调,津液代谢障碍,则水湿停聚,津液凝聚而成痰饮。痰饮一旦产生,便能流窜全身,停聚各处,也可导致各种症状的发生。

瘀血痰凝的形成过程即是肺阻力逐步增高的过程。瘀血痰凝痹阻脉络使脉道凝涩不畅气血运行受阻的变化也等同于肺血管收缩、血管重构和原位血栓形成的病理过程。此三者是导致肺动脉高压的重要原因。体液因子和肺血管的变化以及高凝状态的存在使肺部微小血栓持续形成,加重并导致肺动脉高压。这些病理改变,符合血瘀痰凝痹阻脉络的病理过程,是继发于气虚的病理变化。

综上所述,肺动脉高压主要由久病肺虚而引发,复感外邪,邪气入里导致病情进行性加重。病位在肺,严重后可影响至脾肾甚至到心。多因气阴两虚或气

虚发展至阳虚，患病过程中有痰、饮、瘀等病理产物生成。临床上多呈虚实夹杂、表里兼见症候。故目前中医学家均认为肺动脉病变的病因病机为本虚标实。本虚即肺脾肾气虚所致，标实则是风(寒)热痰夹瘀造成。如《张氏医通》云“盖肺胀实证居多”。《证治汇补·咳嗽》篇论述肺胀“又有气散而胀者，宜补肺，气逆而胀者，宜降气，当参虚实而施治”。

《丹溪心法·咳嗽》中“肺胀而咳，或左或右不得眠，此痰夹瘀血碍气而病”。有学者认为，该病的病位在肺，进而可至脾、肾和心，病理性质多为本虚标实、寒热错杂。主要的病机特点为久病肺虚至痰瘀，患病初期多为肺气郁滞导致肺虚，气不能化津而痰饮内生，久病气虚导致血行不畅而瘀阻络脉，痰瘀兼夹同病，多脏交互影响，虚实互为因果。肺动脉高压发病主要多为久病肺气虚，继而出现气阴两虚的症状，最终发展成为阳虚。因反复感受外邪，故病情加重，继而影响脾、肾与心，病程中可产生痰、饮、瘀等病理产物，虚实夹杂，相互转化，相互影响。

第三节 发病机制

一、血管活性物质的失衡

肺动脉高压中的血管重构主要涉及肺动脉血管的内膜、中膜和外膜，其中中膜层的主要细胞成分平滑肌细胞增殖起主要作用。血管活性物质一氧化氮(nitric oxide, NO)、前列腺素、内皮素(endothelin, ET)-1、低氧诱导因子(hypoxia inducible factor, HIFs)等均能够从不同的方面促进或抑制肺动脉平滑肌细胞的增殖，这些物质的失衡(降低或增加)在肺动脉平滑肌细胞增殖导致的血管重构中起着重要的作用。

(一)NO、前列腺素及ET-1

NO是体内重要的信使分子，由内皮型一氧化氮合酶(endothelial nitric oxide synthase, eNOS)产生，在维持血管稳态并抑制肺动脉高压的发展方面有重要作用；在体内NO能够激活可溶性鸟苷酸环化酶，从而使三磷酸鸟苷转化为环磷酸鸟苷，随后激活环磷酸鸟苷依赖的蛋白激酶G，活化的蛋白激酶G能够通过多种机制舒张血管，抑制肺动脉平滑肌细胞增殖；肺动脉高压通常存在NO生物利用度降低导致的蛋白激酶G活性受损，从而发生肺血管的重构。前列腺素是血管内皮细胞中花生四烯酸的主要代谢产物，可以与 IP 受体、过氧化物酶体增殖物激活受体等结合，在舒张血管、抑制血小板聚集和肺动脉平滑肌细胞增殖中具有重要作用。ET-1 是一种缩血管活性物质，其产生和释放受多种刺激因素调节，包括血管紧张素Ⅱ、活性氧簇、促炎细胞因子等，在肺动脉平滑肌细胞和内皮细胞中均有表达，能够与肺动脉平滑肌细胞上的内皮素 A 受体和内皮细胞上的内皮素 B 受体结合，从而促进血管收缩和细胞增殖。

(二)HIFs 与骨膜素

HIFs 是一类转录因子，包括 HIF-1、HIF-2 和 HIF-3，分别由 α、β 两个亚基组成，能够调控细胞的增殖、分化和凋亡，尤其是 HIF-1α 和 HIF-2α，在肺动脉高压的肺血管收缩和重构中起重要作用。有研究表明，常氧条件下 HIF-1α 和 HIF-2α 在脯氨酸羟化酶的作用下很快被降解，表达水平都较低。但在缺氧条件下，肺动脉平滑肌细胞中的 HIF-1α 表达升高，并促进了肺动脉平滑肌细胞的增殖；而 HIF-2α 则在肺血管内皮细胞中表达升高，并通过诱导内皮间质转化参与肺血管重构，加重肺动脉高压的病情。骨膜素作为一种参与细胞黏附的细胞外基质蛋白，在肺动脉内皮细胞中通过 HIF-1α 依赖性机制产生，抑制骨膜素的表达可改善肺动脉高压小鼠的血流动力学和心脏反应，抑制肺动脉内皮细胞中血管内皮生长因子和 HIF-1α 的释放从而逆转*BMPR2* 表达下调，而骨膜素过表达则诱导肺动脉内皮细胞中 HIF 的活化并增加 ET-1 和血管内皮生长因子的产生，并且敲低 HIF-1α 抑制了骨膜素促进血管生成的作用。

二、免疫炎性反应

近年来，随着肺动脉高压研究的不断深入，发现免疫炎性反应与肺动脉高压的发病机制密切相关，血管周围的炎性浸润是肺动脉高压的主要病理特征之一。在肺动脉高压患者及肺动脉高压动物模型的肺动脉血管壁中存在大量的巨噬细胞积累。有研究表明，巨噬细胞能够被成纤维细胞激活，激活后的巨噬细胞能够增强体内白细胞介素-6、信号传导和转录激活蛋白 3、HIF-1 等信号通路，从而促进肺动脉高压的血管重构，表明炎症细胞和炎症因子参与了肺动脉高压的发生、发展。并且在血管周围聚集的巨噬细胞、T 淋巴细胞等炎症细胞都能够释放出大量的细胞因子和趋化因子，促进肺血管内皮细胞损伤、肺动脉平滑肌细胞增殖，从而加重肺血管重构。接下来介绍几个细胞因子或趋化因子在肺动脉高压中的作用。

(一)核苷酸结合寡聚结构域样受体蛋白 3 炎症小体

核苷酸结合寡聚结构域样受体蛋白 3(nucleotide-binding oligomerization

domain-like receptor protein 3,NLRP3)是4个已知的结构亚组中研究得最多的炎症小体,越来越多的证据表明,NLRP3炎症通路参与多种呼吸道疾病和肺部疾病的发病机制。在肺动脉高压发生的初始阶段,核因子κB通路被激活,导致包括NLRP3在内的炎症因子表达上调,而NLRP3则通过与caspase-1的相互作用使caspase-1活化,进而使促炎症细胞因子IL-1β和IL-18的表达增加,最终导致肺间质纤维化和肺动脉平滑肌细胞的增殖与凋亡抵抗。

(二)高迁移率族蛋白1与Toll样受体3

高迁移率族蛋白1是一种非经典的炎症细胞因子,激活的高迁移率族蛋白1在细胞膜表面与Toll样受体4结合,能够通过抑制骨形成蛋2受体信号通路,促进炎症因子如IL-6、肿瘤坏死因子-α等的产生,促进炎性反应和肺动脉平滑肌细胞增殖,最终加重肺动脉高压中的血管重塑。多肽P5779就是针对高迁移率族蛋白1/Toll样受体4信号通路采用的一种新型多肽,它能够特异性地以二硫键的形式靶向细胞外高迁移率族蛋白1,干扰其与Toll样受体4的结合,但同时不会完全抑制多功能免疫受体Toll样受体4的信号传递,这为探索肺动脉高压新型药物提供了一个可能。

Toll样受体3作为TLR家族的先天免疫受体TLR成员,在肺动脉内皮细胞中能够通过IL-10诱导产生,对肺动脉血管发挥保护作用;Toll样受体3缺乏能够增加ET-1和IL-6的表达,促进内皮细胞凋亡,加重重度肺动脉高压的进展;因此,恢复TOLL样受体3信号可能成为治疗肺动脉高压的新途径。

(三)促有丝分裂因子与细胞外钙敏感受体

促有丝分裂因子是一种促炎症细胞因子,细胞外钙敏感受体则是炎症激活的关键因素,二者都能够诱导NF-κB的激活、IL-4和IL-6的表达及血管内皮生长因子的产生。而最近一项研究表明,缺氧诱导的促有丝分裂因子能够与细胞外钙敏感受体的胞内域结合,通过其自身的二聚化促进细胞外钙敏感受体的二聚化,激活细胞外钙敏感受体,从而介导间歇性缺氧引起的肺动脉平滑肌细胞增殖及肺血管重塑和肺动脉高压的发展。

三、基因突变

(一)骨形成蛋白2

骨形成蛋白是转化生长因子β超家族的一员,*BMPR2*突变是遗传性肺动脉高压和特发性肺动脉高压(尤其是遗传性肺动脉高压)的常见因素,且在无

BMPR2 突变的动脉性肺动脉高压中也检测到 BMPR2 蛋白表达降低。研究表明，*BMPR2* 突变不仅能够诱导肺血管内皮细胞发生内皮间质转化和炎性反应，参与肺血管的重构，还能够引起内皮细胞的线粒体功能障碍，导致线粒体 DNA 损伤和凋亡，阻止肺血管重构的逆转。目前，靶向 *BMPR2* 基因转录的微 RNA 已成为治疗肺动脉高压的新靶点；同时其上游调节因子 FHIT 也可能成为肺动脉高压治疗的新靶点。

(二)小窝蛋白 1

小窝蛋白(cavolin-1，CAV1)是胞膜上一种整合膜蛋白，在很多细胞中都有表达，是很多信号级联开始的地方；在 *CAV1* 基因突变小鼠的体内发现了 eNOS 活性增加，并出现了肺动脉高压症状，而在 *CAV1* 基因敲除小鼠中即使给予高水平的 NO，也没有发生肺动脉高压。有研究表明，*CAV1* 基因缺失导致的 eNOS 动态负调节和氧化应激在肺动脉高压发生中起关键作用，可能降低 BMPR2 蛋白的表达，并促进转化生长因子 β 信号转导，从而促进肺血管重构。

(三)钾离子通道

钾离子通道是一种分布最广的离子通道群，也是一种跨膜蛋白，连接细胞内与细胞外的环境，对膜电位的调节起着重要作用。肺动脉平滑肌细胞中 NO 和环磷酸鸟苷等能够激活钾离子通道或使其表达上调，引起膜超极化并增强膜复极化，随后导致电压依赖性钙离子通道关闭并降低细胞内游离钙离子浓度，导致肺血管扩张。KCNK3 蛋白是一个向外的钾离子通道，也称为 TASK1 或 K2P3.1，已被确认为肺动脉高压新的易感基因。研究表明，KCNK3 的功能丧失或活性抑制能够增强肺动脉平滑肌细胞膜去极化相关的血管收缩，使 HIF-1α 和 IL-6 表达增加及肺动脉平滑肌细胞过度增殖。

(四)PIM1 蛋白

PIM1 是一种在动脉性肺动脉高压中表达上调的癌蛋白。研究发现，PIM1 能够直接靶向狼疮 Ku 自身抗原蛋白 p70 参与调节 DNA 损伤修复及肺动脉平滑肌细胞增殖和凋亡等过程；使用 PIM1 抑制剂能够明显抑制非同源末端连接 DNA 的修复和肺动脉平滑肌细胞增殖并诱导细胞凋亡，同时也能够显著改善大鼠模型中的肺血流动力学和肺血管重构。

四、非编码 RNA

(一)长链非编码 RNA

长链非编码 RNA 是长度＞200 个核苷酸的无编码转录物，没有明显的蛋白质编码功能，通常与蛋白质或其他 RNA 分子结合，在多种生物学过程中起着重要作用，包括细胞增殖、分化及凋亡。目前，长链非编码 RNA 已显示出在各种疾病中的作用，并已被确定为潜在的治疗靶点，已有不少长链非编码 RNA 被证实参与调节肺动脉高压的肺动脉平滑肌细胞增殖。有学者研究表明，*Hoxa-as3* 在肺动脉高压中高表达并参与缺氧诱导的细胞增殖，该基因可由转录激活因子 H3K9Ac 的乙酰化上调，通过与其下游基因 *Hoxa3* 的相互作用加速细胞周期并促进细胞增殖。TYKRIL 为酪氨酸激酶受体诱导型长链非编码 RNA，是第一个已知的调控 p53/PDGFRβ 轴的长链非编码 RNA，能够通过 p53 介导的 PDGFRβ 维持肺动脉平滑肌细胞过度增殖表型从而促进肺动脉平滑肌细胞增殖。在正常生理状态下，Rps41 能够与白细胞介素增强剂结合因子 3 结合，加速白细胞介素增强剂结合因子 3 的降解，从而减少 HIF-1α 的 mRNA 积累，降低其稳定性；但在缺氧状态下，Rps41 的表达被下调，导致白细胞介素增强剂结合因子 3 和 HIF-1α 蛋白水平升高，促进肺动脉平滑肌细胞的增殖和迁移。

(二)环状 RNA

环状 RNA 也是非编码 RNA 的一种，可以调节各种生物学过程，包括细胞增殖。钙调蛋白 4 基因便是一种新型的环状 RNA，在细胞核和细胞质中都有表达。研究表明，该基因能够吸附 miR-337-3p，作为 miR-337-3p 的分子海绵来调节肌球蛋白-10 的表达，肌球蛋白-10 则通过调节细胞周期来促进肺动脉平滑肌细胞增殖。

第四节　诊断与鉴别诊断

一、诊断

(一)诊断要点

肺动脉高压的诊断建议从疑诊(临床及超声心动图筛查)、确诊(血流动力学诊断)、求因(病因诊断)及功能评价(严重程度评估)四方面进行。这四方面并非严格按照流程分步进行，临床操作过程中可能会有交叉，其中病因诊断贯穿于肺动脉高压诊断的全过程。诊断策略及流程见图 11-1。

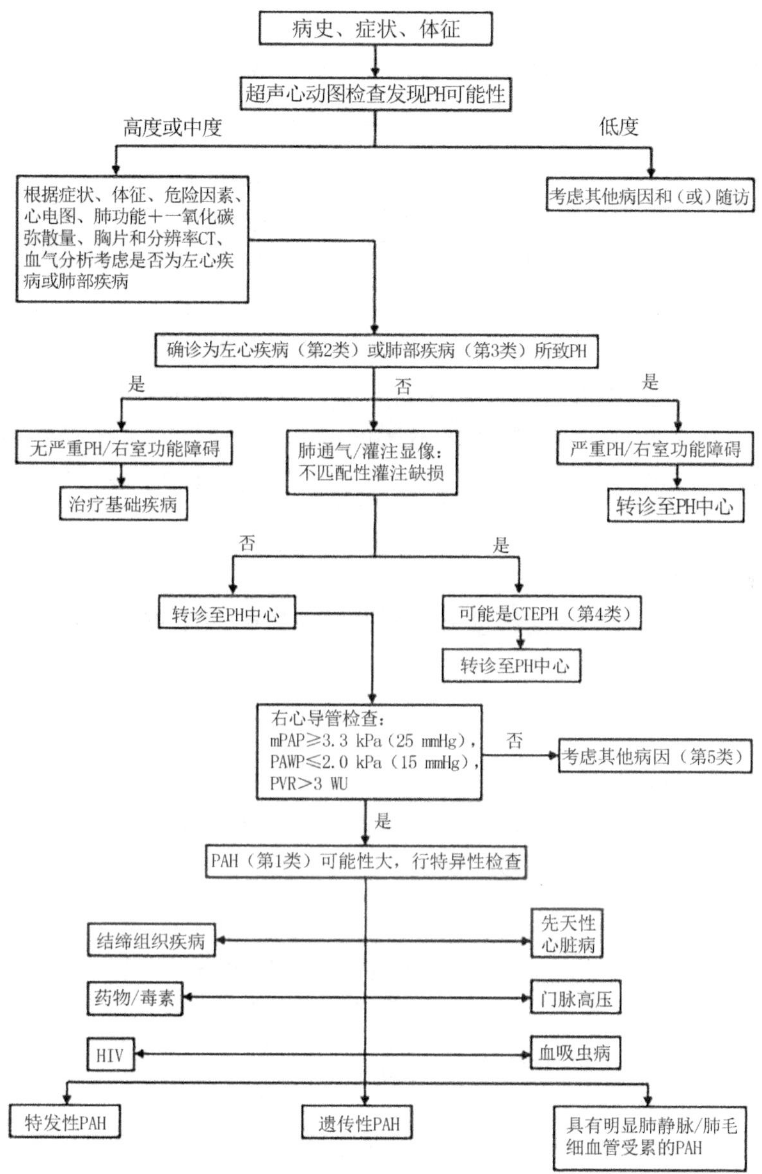

图 11-1　肺动脉高压诊断流程

注：CTEPH 为慢性血栓栓塞性肺动脉高压；HIV 为人类免疫缺陷病毒；mPAP 为肺动脉平均压；PAH 为动脉性肺动脉高压；PAWP 为肺动脉楔压；PH 为肺动脉高压；PVR 为肺血管阻力

1.疑诊

通过病史、症状、体征以及心电图、X 线检查等疑诊肺动脉高压的患者，进行超声心动图的筛查，以明确发生肺动脉高压的可能性。要重视肺动脉高压的早期诊断，对存在动脉性肺动脉高压相关疾病和(或)危险因素，如家族史、HIV感染、门脉高压或能诱发动脉性肺动脉高压的药物或毒物摄入史者，应注意定期进行肺动脉高压的筛查。

2.确诊

对于存在动脉性肺动脉高压相关疾病和(或)危险因素的患者，如果超声心动图高度怀疑肺动脉高压，需要做右心导管检查进行诊断与鉴别诊断。

3.求因

对于左心疾病或肺部疾病患者，当合并重度肺动脉高压和(或)右心室功能不全时，应转诊到肺动脉高压中心，进一步寻找导致肺动脉高压的病因。如果V/Q显像显示呈肺段分布、与通气不匹配的灌注缺损，需要考虑慢性血栓栓塞性肺动脉高压。根据CT肺动脉造影、右心导管检查和肺动脉造影进行最终诊断。

4.功能评价

对于明确诊断为动脉性肺动脉高压患者，需要根据WHO功能分级、6分钟步行试验及相关检查结果等进行严重程度评估，以利于制订治疗方案。

(二)临床表现

肺动脉高压的临床症状缺乏特异性，患者早期可无自觉症状或仅出现原发疾病的临床表现，随肺动脉压力升高出现一些非特异性症状，如劳力性呼吸困难、乏力、晕厥、胸痛、水肿、腹胀等。

1.气短、呼吸困难

气短、呼吸困难是早期常见的症状，其特征是劳力性，发生率超过98%。发生呼吸困难与心排血量减少、肺通气/血流比失衡、每分通气量下降等因素有关。主要表现为活动后气短，休息时好转；严重患者休息时亦可出现。

2.疲乏

疲乏因心排血量下降，氧交换和运输减少引起的组织缺氧所致。劳累和疲乏感，严重程度各人不尽相同。

3.胸痛

约30%的患者会出现胸痛，多在活动时出现。其持续时间、部位和疼痛性质多变，并无特异性表现。临床上许多肺动脉高压患者会出现类似心绞痛的症状，有的被误诊为冠心病。因为，肺动脉高压可导致肺动脉阻力增加，右心后负荷增加，右心室心肌组织增厚，耗氧增多，右冠状动脉供血减少等引起心肌缺血；右心室后负荷增加，心包张力增加，机械挤压冠状动脉，对右冠状动脉甚至左冠状动脉的血流动力学产生严重的影响，加之缺氧等神经体液因素使部分心肌急性缺血坏死所致。患者可呈典型心绞痛发作，常在劳力或情绪变化时发生。

4.晕厥

晕厥包括晕厥前(眩晕)和晕厥，约 26%的患者在站立、上楼梯或从座位站起时发生头晕。晕厥多在活动后发生，有的患者休息时也可发生。肺动脉高压患者由于小肺动脉存在广泛狭窄甚至闭塞样病变，肺血管阻力明显增加，导致心脏排血量下降。患者活动时由于心排血量不能相应增加，脑供血不足，容易引起低血压甚至晕厥。

诱发晕厥的可能因素：①肺血管高阻力限制运动心排血量的增加；②低氧性静脉血通过开放的卵圆孔分流向体循环系统；③体循环阻力下降；④肺小动脉痉挛；⑤大的栓子堵塞肺动脉；⑥突发心律失常，特别是恶性心动失常。有些患者晕厥前没有前驱症状，如患者出现胸痛、头晕、肢体麻木感应警惕晕厥发生。

5.水肿

肺动脉高压患者虽然起病于肺血管，但在疾病的中后期由于 PVR 升高，右心射血障碍导致右心功能不全甚至右心衰竭。右心功能不全时上、下腔静脉回流受阻，体循环静脉压增高，导致血液中的水分透过血管壁积聚在组织间隙中形成水肿；而毛细血管流体静压受重力的影响，最低垂部位的毛细血管压较高，因此，水肿最先出现于身体低垂部位。立位、坐位时，足踝和下肢水肿，多为双侧对称，按压脚踝和小腿可出现凹陷；仰卧位时，则先在尾骶部出现水肿；严重时可有颈静脉充盈、怒张，肝大，腹水、胸腔积液甚至心包积液，这些症状的出现标志着患者右心功能不全已发展到比较严重的程度。

6.咳嗽、咯血

肺动脉高压患者肺小动脉狭窄、闭塞，引起侧支循环血管开放。由于侧支循环血管的管壁较薄，在高压力血流的冲击下容易破裂出血。出血主要发生在毛细血管前小肺动脉及各级分支和(或)肺泡毛细血管。约 20%的肺动脉高压患者有咳嗽，多为干咳，有时可能伴痰中带血或咯血。咯血量较少，也可因大咯血死亡。

7.发绀

(1)中心性发绀：正常情况下，皮肤应是白里透红。口唇、口腔和眼睑结膜、甲床都呈红色，当这些在正常时候是红色的地方转变成紫色或青紫色，称为发绀。其原因是血液中氧气含量降低，未结合氧气的还原血红蛋白含量超过 50 g/L 时，皮肤黏膜就会呈现青紫色。在皮肤较薄、色素较少，毛细血管网较丰富的循环末梢，如口唇、鼻尖、颊部、耳郭和牙床等处最易看到。对肺动脉高压患者而言，发绀多见于先天性心脏病(congenital heart diseace，CHD)艾森曼格综合征、心力衰竭、支气管扩张的患者。这类发绀呈全身性分布，所以也称中心性发绀。出现中心性发绀提示患者全身组织缺氧，是疾病严重的标志之一。

(2)差异性发绀：部分 CHD 患者只有下半身有发绀，上半身正常；或者下半身发绀明显，左上肢轻度发绀，右上肢无发绀，这种情况称为差异性发绀。差异性发绀是动脉导管未闭患者特有的临床表现，有很高的临床诊断价值。

8.杵状指

杵状指的发生是由于肢体末端组织长期缺氧，组织增生所致，常伴随发绀同时发生。有些 CHD 和慢性肺疾病的患者，其手指或足趾末端增生、肥厚、呈杵状膨大，这种现象称为杵状指。

9.雷诺现象

雷诺现象是由于手指和足趾对寒冷异常敏感所致，10%～14%的肺动脉高压患者存在雷诺现象，提示预后不佳。大多数为女性，表现为指(趾)端皮肤交替出现发白、发绀和变红的颜色变化。症状可持续数秒至数小时，可表现为无痛、搏动性跳痛或刺痛。

10.其他

肺动脉高压患者出现声音嘶哑，系扩张的肺动脉挤压左侧喉返神经所致。病情好转后症状可改善。所有类型的肺动脉高压患者症状都类似，但上述症状都缺乏特异性，肺动脉高压以外的疾病也可引起。肺动脉高压患者症状的严重程度与肺动脉高压的发展程度有直接相关性。

(三)辅助检查

1.心电图检查

肺动脉高压心电图可表现为肺性 P 波、QRS 电轴右偏、右室肥厚、右束支传导阻滞、QTc 间期延长等。心电图对肺动脉高压诊断的敏感性低，正常心电图并不能排除肺动脉高压。异常心电图多见于严重的肺动脉高压。右室肥厚有助于初诊肺动脉高压患者的诊断并对预后具有预测价值，但用于肺动脉高压筛查的敏感性和特异性低。QRS 波群和 QTc 间期延长提示病情严重。疾病晚期可见室上性心律失常，尤其是心房扑动和心房颤动，室性心律失常少见。房性心律失常影响心排血量，加重病情。

2.胸部 X 线检查

肺动脉高压患者胸部 X 线检查可见肺动脉段凸出，中心肺动脉扩张，与周围肺动脉纤细或截断形成鲜明对比，表现为“残根”征，以及右心房和右心室扩大的征象。胸部X线检查有助于筛查肺动脉高压的病因，如左心疾病、肺部疾病、CHD和栓塞性疾病等进行胸部X线检查具有相应的影像学特征。肺动脉高压的严重程度与胸片异常程度并无相关，正常的胸部X线检查结果不能排除肺动脉高压。

3.肺功能和动脉血气分析

肺功能检查在肺动脉高压的病因诊断中具有较高价值，对于肺部疾病所致肺动脉高压，根据第1秒用力肺活量、用力肺活量、肺总量、一氧化碳弥散量可以鉴别阻塞性、限制性以及混合性通气功能障碍的肺部疾病。

胸廓畸形、胸膜增厚与间质性肺疾病相关肺动脉高压在肺功能的表现上相似，可以表现为肺容积的减少。动脉性肺动脉高压由于血管的张力增高，肺组织僵硬度增加，可表现为轻度限制性通气功能障碍，同时肺小动脉扩张压迫终末呼吸道或肺泡也可引起轻度气道阻塞。大部分动脉性肺动脉高压患者的弥散功能表现为轻或中度下降。阻塞性气道疾病及神经肌肉疾病可能表现为低氧血症及高碳酸血症。如出现与疾病程度不相符的低氧血症需考虑到动静脉分流的情况。轻症动脉性肺动脉高压的动脉血气分析可完全正常，病情严重者可能存在过度通气，表现为二氧化碳分压下降及低氧血症。

肺功能测定和动脉血气分析不仅可以帮助发现潜在的气道或肺部疾病，还和动脉性肺动脉高压的严重程度相关。特发性肺动脉高压患者如一氧化碳弥散量显著降低（＜45％预测值）往往提示心排血量明显降低，预示预后不良。特发性肺动脉高压患者二氧化碳分压值越低，说明过度通气越严重，预后越差，而氧分压和预后无明确相关性。

4.超声心动图检查

超声心动图可用于肺动脉高压诊断筛查、病因鉴别和心功能评价。根据静息状态下超声心动图测量的三尖瓣反流峰值流速（tricuspid regurgitation velocity，TRV）和其他指标可以评估肺动脉高压的可能性（表11-3），用低、中、高度可能表示。根据临床表现和超声心动图评估的肺动脉高压可能性判断是否需行右心导管检查。除TRV外，其他提示肺动脉高压的指标参见表11-4。对于有症状的患者，可依据超声心动图肺动脉高压的可能性作进一步评估。

表 11-3 可疑肺动脉高压患者超声心动图诊断肺动脉高压的可能性

三尖瓣反流峰值流速(m/s)	存在其他支持肺动脉高压的超声心动图征象	肺动脉高压的可能性
≤2.8 或测不出	无	低
≤2.8 或测不出	有	中
2.9～3.4	无	中
2.9～3.4	有	高
>3.4	不需要	高

表 11-4 其他支持肺动脉高压的超声心动图征象

A:心室	B:肺动脉	C:下腔静脉和右心房
右心室/左心室内径比>1.0	多普勒右室流出道加速时间<105 ms,和(或)收缩中期切迹	下腔静脉直径>21 mm 伴吸气时塌陷(深吸气时塌陷率<50%或平静呼吸时塌陷率<20%)
室间隔扁平[收缩期和(或)舒张期左室偏心指数>1.1]	舒张早期肺动脉反流速度>2.2 m/s	收缩末期右心房面积>18 cm²
	主肺动脉直径>25 mm	

注:至少满足 A、B、C 3 项指标中的 2 项,方可说明存在支持肺动脉高压的超声心动图征象。

超声心动图有助于鉴别肺动脉高压的病因,如 CHD、左心疾病等。经食管超声对于某些 CHD 的诊断更为准确。

超声心动图对于心脏功能评价具有较好的价值,如可根据三尖瓣环收缩期位移、右室心肌做功指数、左心室偏心指数、右心房面积等评估患者的右心功能,并可预测预后。

5.核素肺通气/灌注显像

核素肺通气/灌注(ventilation/perfusion,V/Q)显像是判断肺动脉高压患者是否存在肺动脉狭窄或闭塞性病变(包括栓塞性疾病等)的重要检查手段。如果存在呈肺段分布的灌注缺损且与通气显像不匹配,则需要考虑肺动脉狭窄/闭塞性病变的可能性。动脉性肺动脉高压的肺 V/Q 显像可能正常,也可能存在非肺段性灌注缺损。

筛查慢性血栓栓塞性肺动脉高压应用 V/Q 显像比 CT 肺动脉造影敏感性高,正常或低度可能 V/Q 显像可基本排除慢性血栓栓塞性肺动脉高压(敏感性 90%～100%、特异性 94%～100%)。V/Q 显像易出现假阳性,尤其存在严重心、肺部疾病时,需要结合其他检查进行鉴别。

6.胸部 CT 检查

CT 可显示右心室和右心房扩大、主肺动脉扩张，并可通过测量主肺动脉与升主动脉直径比来评估肺动脉高压可能性。高分辨 CT 还有助于肺动脉高压病因筛查，肺部疾病所致肺动脉高压患者高分辨 CT 可检出肺气肿、肺大疱、肺纤维化等肺部病变，肺静脉闭塞症/肺毛细血管瘤病患者高分辨 CT 可发现弥漫性小叶中心性磨玻璃结节、小叶间隔增厚、纵隔淋巴结肿大等征象。

CT 肺动脉造影是诊断肺血管病的重要检查手段，对制订慢性血栓栓塞性肺动脉高压的治疗方案也非常重要，可为肺动脉血栓内膜剥脱术提供影像学依据。慢性血栓栓塞性肺动脉高压常见的 CT 肺动脉造影征象：肺动脉完全阻塞，肺动脉内条带影、网状充盈缺损，以及肺动脉管壁不规则增厚等。由于 CT 技术的发展，CT 肺动脉造影诊断肺血管病的敏感性和特异性也越来越高，可部分替代肺动脉造影检查。

7.肺动脉造影

肺动脉造影主要用于了解肺血管形态和血流灌注情况，是肺血栓栓塞的“参比”诊断标准，也常用于其他肺血管堵塞、狭窄、闭塞和肺动静脉畸形等肺血管病变的鉴别。慢性血栓栓塞性肺动脉高压患者大多需行肺动脉造影检查，以判断能否从肺动脉血栓内膜剥脱术或球囊肺动脉成形术中获益。

8.心血管磁共振成像

心血管磁共振成像可直接评价右心室大小、形态和功能，并可无创评估血流量，包括心排血量、每搏输出量和右心室质量。MR 血管造影对导致肺血管堵塞的病因鉴别可能有帮助，特别适用于孕妇或对碘造影剂过敏者。

由于心血管磁共振成像具有无创、可重复的特点，且对右心功能的评估与右心导管检查相比具有较高的一致性，因而可作为动脉性肺动脉高压患者基线和随访时对病情严重性判断的手段。

9.血液学检查

血液学检查主要用于筛查肺动脉高压的病因和评价器官损害情况。风湿免疫病相关自身抗体、肝炎标志物、HIV 抗体等是特定肺动脉高压类型的重要标志。血常规检查异常需要警惕各类血液系统疾病（如白血病、贫血、红细胞增多症、骨髓增生异常综合征、多发性骨髓瘤等）、结缔组织疾病以及慢性缺氧性疾病（红细胞及血红蛋白代偿性升高）等。肝功能异常（主要是转氨酶和胆红素）需要考虑门脉高压、药物损伤、血液系统疾病及心力衰竭等原因。对于原因不明的儿童肺动脉高压患者，需检测同型半胱氨酸及血、尿有机酸代谢以明确是否存在代谢性疾病(如甲基丙二酸尿症等)。慢性血栓栓塞性肺动脉高压患者需要行易栓症筛查(包括遗传性和获得性),特别是抗磷脂抗体、狼疮抗凝物、抗 β_2 糖蛋白 1 抗体。所有肺动脉高压患者在初诊及随访过程中需要测定血液脑钠肽或 N 末端脑钠肽前体,用于评估病情及指导治疗。

10.腹部超声检查

腹部超声可以了解腹部脏器的结构和功能,为肺动脉高压的病因筛查提供依据。腹部超声可以确诊但不能完全排除门脉高压,也可以为右心衰竭提供线索,如肝、脾大,肝淤血,腹水以及肝静脉,门静脉扩张等。

11.右心导管检查和急性血管反应试验

右心导管检查是诊断和评价肺动脉高压的标准方法,通过右心导管检查可获得血流动力学数据,包括右心房压、右心室压(收缩压、舒张压和平均压)、肺动脉压力(收缩压、舒张压和平均压)、肺动脉楔压、心排血量、混合静脉血氧饱和度和 PVR 等,有助于判断有无心内左向右分流、评价对肺血管扩张剂的反应性和制订治疗策略。

规范操作的右心导管检查,采集的数据才可靠。右心导管检查过程中需要注意的几个方面:①全程进行心电和血压监护,必要时吸氧;②选择合适的静脉穿刺路径;③测压前校准好零点(一般采用仰卧位时第 4 肋间隙前胸壁至床面中点作为零点校准位,代表左心房所在水平);④首次导管检查或有心腔内分流患者应采集腔静脉、右心各腔室、肺动脉血测定血氧饱和度;⑤记录腔静脉、右心各腔室、肺动脉压力;⑥漂浮导管测定肺动脉楔压;⑦导管所获压力值均须在呼气末采集;⑧心排血量可以采用热稀释法测定(一般不用于有心内及大动脉水平分流患者),也可以用 Fick 法测得。

急性血管反应试验的目的是筛选出对口服高剂量钙通道阻滞剂有效的患者。对特发性肺动脉高压、药物和毒物相关肺动脉高压、可遗传性肺动脉高压患者应进行急性血管反应试验,阳性患者预后优于阴性患者。用于急性血管反应试验的药物包括吸入 NO、吸入伊洛前列素、静脉用前列环素(依前列醇)和静脉用腺苷,具体用法见表 11-5。静脉用腺苷患者耐受性差,已很少采用。急性血管反应试验阳性标准为:用药后 mPAP 下降幅度≥1.3 kPa(10 mmHg),且 mPAP 值下降到≤5.3 kPa(40 mmHg),同时心排血量增加或不变。通常仅有 10%的特发性肺动脉高压患者可达到阳性标准。

表 11-5 急性血管反应试验的药物及使用方法

药物	使用方法	半衰期	剂量范围	剂量调整方法
依前列醇	静脉注射	3 分钟	2～12 ng/(kg · min)	每 10 分钟增加 2.0 ng/(kg · min)，直到靶剂量
腺苷静脉	注射	5～10 秒	50～350 μg/(kg · min)	每 2 分钟增加 50 μg/(kg · min)，直到靶剂量或出现不能耐受的不良反应
NO	吸入	15～30 秒	10～20 ppm	持续吸入 5 分钟
伊洛前列素	吸入	30 分钟	20 μg	持续吸入 10～15 分钟

12.基因检测

对动脉性肺动脉高压患者进行基因检测具有重要意义。遗传学诊断有助于动脉性肺动脉高压家系成员明确自身是否携带致病突变基因及其临床意义。携带突变基因但尚无临床表现的家族成员需要进行早期筛查并密切随访。建议筛查的动脉性肺动脉高压相关基因及高危人群见表 11-6。

表 11-6 建议筛查的动脉性肺动脉高压相关基因及高危人群

目的基因	筛查人群	筛查目的
BMPR2	遗传性动脉性肺动脉高压患者及亲属	了解*BMPR2* 携带情况，早期筛查无症状携带者并密切随访
	特发性肺动脉高压患者	了解*BMPR2* 携带情况，帮助判断预后及制订治疗方案
ACVRL1、*Endoglin*、*SMAD9*、*BMPR1B*、*TBX4*、*CAV1*、*KCNK3*、*BMP9*	遗传性动脉性肺动脉高压患者、特发性肺动脉高压患者	了解动脉性肺动脉高压患者致病基因携带情况
Endoglin、*ACVRL1*	遗传性出血性毛细血管扩张症患者及其亲属	了解遗传性出血性毛细血管扩张症的遗传信息，查找携带致病基因的家庭成员
EIF2AK4	疑诊肺静脉闭塞病/肺毛细血管瘤病的患者、肺静脉闭塞病/肺毛细血管瘤病患者父母及子女	明确肺静脉闭塞病/肺毛细血管瘤病诊断；早期筛查无症状携带者并密切随访
PTGIS	特发性肺动脉高压患者	查找合并该基因突变者，选择对伊洛前列素治疗敏感者

二、鉴别诊断

肺动脉高压包含了中医病名“喘证”与“肺胀”:喘证以呼吸气促困难为主要表现;而肺胀是多种慢性肺系疾病日久积渐而成,除咳喘外,尚有心悸,唇甲发绀,胸腹胀满,肢体水肿等症状;从相互关系来看,肺胀可以隶属于喘证的范畴,喘病久不愈又可发展成为肺胀。主要与以下疾病相鉴别。

(一)支气管哮喘

支气管哮喘是一种发作性的痰鸣气喘疾病。发作时喉中有哮鸣声,呼吸气促困难,甚则喘息不能平卧。哮病和喘证都有呼吸急促、困难的表现。喘证指气息言,为呼吸气促困难,是多种肺系急慢性疾病的一个症状;而哮病的发生为痰伏于肺,每因外邪侵袭、饮食不当、情志刺激、体虚劳倦等诱因引动而触发,以致痰壅气道,肺气宣降功能失常,哮必兼喘,但喘未必兼哮。哮指声响言,喉中哮鸣有声,是一种反复发作的独立性疾病。现代医学中使用支气管舒张剂和口服或吸入激素作治疗性试验可能对鉴别有所帮助。

(二)冠心病

冠心病是指以胸部闷痛,甚则胸痛彻背,喘息不得卧为主证的一种疾病,轻者仅感胸闷如窒,呼吸欠畅,重者则有胸痛,严重者心痛彻背,背痛彻心。慢性肺源性心脏病与冠心病均多见于老年人,有许多相似之处,而且常有两病共存。冠心病多有典型的心绞痛、心肌梗死病史或心电图表现,若有左心衰竭的发作史、原发性高血压、高脂血症、糖尿病史,则更有助鉴别。体格检查、X 线、心电图、超声心动图检查呈左心室肥厚为主的征象,冠状动脉造影提示冠状动脉狭窄可资鉴别。肺动脉高压合并冠心病时鉴别有较多困难,应详细询问病史,并结合体格检查和有关心、肺功能检查加以鉴别。

第五节　治　　疗

一、中医治疗

(一)辨证治疗

1.外邪郁闭

(1)主症:风热袭表,邪从热化,热壅于肺,迫津外出,热盛伤津;外邪郁闭,肺失宣发肃降，咳逆气急，动则加剧，鼻煽，舌苔薄白或黄，脉浮滑或数。

(2)治法：清热宣肺。

(3)方药：麻杏石甘汤加减。方用麻黄为君，取其能宣肺而泄邪热，是“火郁发之”之义。但其性温，故配伍辛甘大寒之石膏为臣药，使宣肺而不助热，清肺而不留邪，肺气肃降有权，喘急可平，是相制为用。杏仁降肺气，用为佐药，助麻黄、石膏清肺平喘。炙甘草既能益气和中，又与石膏合而生津止渴，更能调和于寒温宣降之间，为佐使药。因肺中热甚，津液耗损，汗少或无汗者，加重石膏用量，或加炙桑皮、芦根、知母；若表邪偏重，无汗而恶寒，当加解表之品，如荆芥、薄荷、淡豆豉、牛蒡子类，在用清泄肺热为主的同时，开皮毛，使肺热得泄而愈；若痰黏稠、胸闷者，加瓜蒌、贝母、黄芩以清热化痰，宽胸利膈。

2.肺气壅塞

(1)主症：胸闷，气息喘促，动则加重，劳后可见突然昏倒，口唇发绀，四肢厥冷，舌黯，苔白，脉弦滑。

(2)治法：泻肺平喘，化痰降逆。

(3)方药：五磨饮子加减。方中沉香、槟榔导滞降气；木香、乌药行气散寒；枳实行气破滞。气机郁滞，大便不通，可加大黄、厚朴、全瓜蒌；食少，倦怠，可加山药、茯苓、炒白术、砂仁。

3.气虚血瘀

(1)主症：活动后气短，舌质黯，指甲黯红，声低气怯，面色白，自汗畏风。舌黯红，苔薄白，脉细涩。

(2)治法：补益肺气，活血化瘀。

(3)方药：补肺汤合丹参饮加减。方中人参、黄芪益气补肺；五味子收敛肺气，熟地滋肾填精；紫菀、桑白皮消痰止咳，降气平喘。丹参以活血祛瘀；伍入檀香、砂仁以温中行气止痛。若肺阴虚甚，加沙参、玉竹、百合；寒痰内盛，加钟乳石、款冬花、紫苏子；潮热盗汗，则加鳖甲、秦艽、地骨皮；自汗较多者，加麻黄根、牡蛎。

4.心气虚衰

(1)主症：心悸不安，气短自汗，动则尤甚，疲乏无力，尿少肢肿，苔薄白，脉沉弱或细数无力。

(2)治法：益气生脉。

(3)方药：生脉散。方中人参甘温，益元气、补肺气、生津液，为君药；麦冬甘寒，养阴清热、润肺生津，为臣药；人参、麦冬合用，则益气养阴之功益彰；五味子酸温,敛肺止汗、生津止渴,为佐药。方中人参甘温,补益元气,兼补肺气,生津液,为君药。麦冬甘寒养阴清热,润肺生津,故为臣药。人参、麦冬合用,奏益气养阴之功。五味子酸温,敛肺止汗,生津止渴,为佐药。三药合用,益气养阴,生津止渴,敛阴止汗。若气虚不甚者,可易为党参;若气阴不足,兼内热者,则可用西洋参代之;若病情急重,全方用量亦宜加重,或用注射剂;如口渴喜饮,加芦根、天花粉;若舌红、脉数,加黄连、栀子;若心阳不振,加附子、干姜;若汗多欲脱,加龙骨、牡蛎。

(二)特色专方

1.血府逐瘀汤

气滞血瘀为肺动脉高压的重要病机之一,理气活血化瘀法为其关键治疗大法,运用血府逐瘀汤治疗可改善肺动脉高压病理改变。通过观察血府逐瘀汤对肺动脉高压大鼠的改善效果及机制,结果表明,其可通过抑制 mTOR 及 NF-κB 信号通路激活,有效降低大鼠右心室及肺动脉压力,降低右心肥厚指数,改善肺动脉高压大鼠肺血管重构和右心肥厚;上调血浆 NO,下调 ET-1 水平,并可通过调控 PI3K/AKT/mTOR 信号通路,降低肺小动脉血管壁厚度,改善管腔狭窄程度,抑制胶原纤维沉积。

2.苓桂术甘汤

阳虚水泛证为肺动脉高压临床常见证型,当以温阳利水为治,通过临床观察苓桂术甘汤对低氧性肺动脉高压的治疗效果发现,苓桂术甘汤干预可显著改善治疗组患者心肺功能指标、血气分析指标,改善中医证候积分及降低不良反应的临床发生率,证明苓桂术甘汤可缓解患者低氧损伤,治疗肺动脉高压的临床疗效确切;基于野百合碱诱导的肺动脉高压大鼠模型,研究表明,苓桂术甘汤抗肺动脉高压的作用机制可能与调节 NF-κB 介导的炎症信号通路及降低神经内分泌因子水平有密切关系。

3.芪白平肺胶囊

芪白平肺胶囊临床中常用于治疗慢性阻塞性肺疾病,通过对其防治肺动脉高压的作用效果及机制研究表明,其可通过调控 NO 途径,促进 ATP 敏感钾通道开放,改善肺动脉血管舒缩功能,并可下调 Ca^{2+}/calcineurin/NFATc3 途径的关键分子表达,有效抑制缺氧诱导时肺动脉平滑肌细胞增殖导致的肺动脉高压肺血管重构。

(三)其他疗法

中医其他非药物疗法作为重要的补充手段,对肺动脉高压的治疗起到了很好的辅助作用。研究表明，运用理肺汤合并穴位埋线干预肺动脉高压患者，可显著改善临床表现，降低患者肺动脉收缩压，有效延缓疾病发展，显著提高患者的生存质量，该方案以扶正固本为主，祛邪为辅，既可补肺脾肾，兼顾化痰祛瘀，并结合固本培元、益气补肾的穴位埋线法以增强对肺动脉高压扶正功效；肺动脉高压为肺、脾、肾三脏气虚之证，血瘀络阻为标，虚实夹杂为本，故治以补肺脾肾固本为主，缓则治其本，佐以活血化瘀，故可采用中药复方调补三脏，结合艾灸法以温通经络，调达气血，通过观察中药联合艾灸对 COPD 并肺动脉高压患者的血液流变学影响，研究发现该疗法可显著改善 COPD 并肺动脉高压患者的血液黏稠度，改善患者的中医临床证候，对提高患者生存质量发挥了积极作用。

二、西医治疗

(一)基本治疗

主要是针对基础疾病和相关危险因素进行治疗，如给低氧血症的患者吸氧，对阻塞性睡眠呼吸障碍患者给予持续气道正压通气和吸氧治疗等。

(二)传统治疗

传统治疗包括华法林抗凝、吸氧、利尿剂和地高辛等。主要是针对右心功能不全和肺动脉原位血栓形成。

1.氧疗

第一大类肺动脉高压患者(先天性心脏病相关肺动脉高压除外)吸氧治疗的指征是血氧饱和度＜91％；余无此限制。

2.地高辛

CO＜4 L/min 或者心脏指数＜2.5 L/(min · m^2)是应用的绝对指征。另外，右心室明显扩张，基础心率＞100 次/分，合并心室率偏快的心房颤动等均是应用地高辛的指征。

3.利尿剂

对于合并右心功能不全的肺动脉高压患者，初始治疗应给予利尿剂，但应注意血钾。

4.华法林

为对抗肺动脉原位血栓形成，一般使国际标准化比值控制在 1.5～2.0 即可。如患者为慢性血栓栓塞性肺动脉高压，则国际标准化比值控制在 2.0～3.0。应用时要注意监测国际标准化比值的变化，调整药物用量，以免发生出血。

5.多巴胺

多巴胺是重度右心衰竭(心功能Ⅳ级)和急性右心衰竭患者首选的正性肌力药物。

(三)肺动脉血管扩张剂

目前临床上应用的血管扩张剂有钙通道阻滞剂、前列环素及其结构类似物、内皮素受体拮抗剂及磷酸二酯酶-5抑制剂等。

1.钙通道阻滞剂

只有急性血管扩张药物试验结果阳性的患者才能应用钙通道阻滞剂治疗。由于仅有不到10%的肺动脉高压患者对钙通道阻滞剂敏感,因此强烈建议对没有进行急性血管扩张药物试验的患者或者急性血管扩张药物试验结果阴性的患者禁忌应用钙通道阻滞剂。对急性血管扩张药物试验结果阳性的患者应根据心率情况选择钙通道阻滞剂。

2.前列环素

不仅能扩张血管和降低PAP,长期应用尚可逆转肺血管重构。常用的前列环素如依前列醇的半衰期很短,须持续静脉滴注。现在已有半衰期长且能皮下注射的曲前列尼尔,口服的贝前列素和吸入的伊洛前列素。

3.NO

NO吸入是一种仅选择性地扩张肺动脉而不作用于体循环的治疗方法。但是由于NO的作用时间短,加上外源性NO的毒性问题,从而限制了其在临床上的使用。

4.内皮素受体拮抗剂

多项临床试验结果都证实了该药可改善肺动脉高压患者的临床症状和血流动力学指标,提高运动耐量,改善生活质量和存活率,常用非选择性内皮素受体拮抗剂波生坦62.5～125.0 mg,每天2次。选择性内皮素受体拮抗剂安立生坦5～10 mg,每天1次。

5.磷酸二酯酶-5抑制剂

磷酸二酯酶-5抑制剂可抑制动脉性肺动脉高压患者体内明显高表达的磷酸二酯酶抑制剂,进而激活NO通路而起到舒张血管、抗增殖的作用。西地那非是一种强效、高选择性的磷酸二酯酶-5抑制剂,推荐剂量为20 mg,每天3次。

(四)手术治疗

房间隔造口术和肺移植术。

第六节　医案选录

张某,男,58岁。

病史：患者近一年来出现进行性呼吸困难，伴有乏力、胸痛，偶有咯血。患者既往有高血压病史，长期口服降压药物治疗。近期症状加重，遂至医院就诊。

症状：患者呼吸困难，活动时加重，伴胸痛、乏力，时有咯血，血色暗红；面色晦暗，口唇发绀，舌质紫暗，有瘀点瘀斑，苔薄白，脉涩。

体征：患者面色晦暗，口唇发绀明显，颈静脉怒张；双肺呼吸音粗，未闻及干湿啰音；心率偏快，律齐，肺动脉瓣听诊区第二心音强度比主动脉瓣听诊区第二心音强度强；腹部检查未见异常。

辅助检查：心电图检查示右心室肥厚。超声心动图检查示肺动脉高压，右心室扩大。胸部X线检查示肺门血管影增粗，右下肺动脉干增宽。肺功能检查示限制性通气障碍。

西医诊断：肺动脉高压。

中医诊断：喘证。

证型：肺瘀血瘀证。

辨证分析：患者长期高血压病史，血行不畅，久致血瘀；肺络瘀阻，气血运行不畅，发为肺瘀；肺瘀则气机不畅，肺失宣降，故见呼吸困难、胸痛；血瘀损伤肺络，故见咯血；面色晦暗、口唇发绀、舌质紫暗有瘀点瘀斑、脉涩等，均为血瘀之象。苔薄白，提示病情尚属虚实夹杂，以邪实为主。

处方：治以活血化瘀，通肺络，降肺压。桃仁 12 g，红花 9 g，丹参 15 g，赤芍 12 g，川芎 9 g，地龙 10 g，葶苈子 10 g，桑白皮 10 g，甘草 6 g。共 7 剂，每天 1 剂，水煎 2 次，早晚分服。

方解：方中以桃仁、红花、丹参、赤芍活血化瘀，通利肺络；川芎行气活血，助化瘀之力；地龙性善走窜，通经活络，可助诸药直达病所；葶苈子泻肺降气，平喘止咳，兼能利水消肿；桑白皮泻肺平喘，利水消肿，与葶苈子共奏降肺压之功；甘草调和诸药。诸药合用，共奏活血化瘀、通肺络、降肺压之功。

※ 肺瘀理论及活血化瘀法治疗肺动脉高压分析 ※

肺动脉高压是一种复杂的病理生理状态，中医理论认为其发病机制与肺络瘀阻、气血运行不畅密切相关。肺瘀作为肺动脉高压发病的重要病理环节，既是正气亏虚、邪毒内侵的结果，又是病情进一步发展的关键因素。

活血化瘀法在治疗肺动脉高压中的应用，旨在改善肺部血液循环，减轻肺血管阻力，从而降低肺动脉压力。活血化瘀药物能够扩张血管，进而促进血流量的增加，从而显著改善肺部微循环，为肺部组织提供更多的营养和氧气。同时，这些药物还具备抑制血小板聚集和血栓形成的能力，有助于防止肺血管的进一步狭窄和阻塞，维护肺部血管的健康状态。

在本案例中，患者肺动脉高压，肺瘀血瘀明显。采用活血化瘀法，选用桃仁、红花等活血化瘀药物，配合葶苈子、桑白皮等泻肺降气药物，共奏活血化瘀、通肺络、降肺压之功。通过治疗，患者呼吸困难、胸痛等症状得到缓解，肺动脉压力得到一定程度的降低。

需要注意的是，肺动脉高压是一种慢性疾病，治疗过程需要长期坚持。在运用活血化瘀法的同时，还应结合患者的具体情况，制定和调整个体化治疗方案。此外，患者的生活方式调整和心理支持也是治疗过程中的重要环节，应予以重视。

第十二章　肺瘀与慢性肺源性心脏病

第一节　疾病概述

一、定义

慢性肺源性心脏病是指肺组织或肺动脉及其分支的病变，引起肺循环阻力增加，因而发生肺动脉高压，导致右心室增大伴有或不伴有充血性心力衰竭的一组疾病。按病程的缓急，肺源性心脏病分为急性和慢性。

我国引起慢性肺源性心脏病的主要原因为慢性阻塞性肺疾病，个体易感因素、遗传、气道高反应性、环境因素、职业粉尘和化学物质、空气污染等与本病的发病密切相关。此病在我国是常见病、多发病，据全国 14 岁以上的人群抽样调查，平均患病率为 0.442%，其发病率随年龄的增长而增高，病致残率及病死率高，是我国重点防治的慢性病。本病急性发作以冬、春季多见，以急性呼吸道感染为心、肺功能衰竭的主要诱因。本病发展缓慢，除在原有肺、胸疾病的临床症状和体征外，主要表现为进行性加重的心、肺功能不全及其他器官受累的症状，常常表现急性加重和缓解期交替出现。

慢性肺源性心脏病属于中医学的“肺胀”“喘病”“痰证”“饮证”“水肿”“心悸”等范畴。临床属难治疾病。肺胀源于《黄帝内经》，如《灵枢・胀论》说：“肺胀者，虚满而喘咳”。汉代张仲景《金匮要略・肺痿肺痈咳嗽上气病脉证治》记载“咳而上气，此为肺胀，其人喘，目如脱状。”书中所载治疗肺胀之越婢汤、小青龙加石膏汤等方至今被临床所沿用。《金匮要略・痰饮咳嗽病脉证并治》有“咳逆倚息，短气不得卧，其形如肿”的描述。《金匮要略・水气病脉证并治》载“气分，心下坚，大如盘，边如旋杯，水饮所作，桂枝去芍药加麻黄附子细辛汤主之”。《诸病源候论·咳逆短气候》对肺胀的发病机制有“肺虚为微寒所伤则咳嗽，嗽则气还于肺间，则肺胀，肺胀则气逆，而肺本虚，气为不足，复为邪所乘，壅痞不能宣畅，故咳逆，短乏气也”的记载。《丹溪心法·咳嗽》记有“肺胀而咳，或左或右不得眠，此痰挟瘀血碍气而病”指出肺胀的病理因素是痰瘀阻肺，肺气上逆所至。《脉因证治》“肺伤日久，必及于心。该心肺同居上焦，心主血脉，肺主气，朝百脉，辅心而行血脉，肺病血瘀，必损心气。”《证治汇补·咳嗽》说“又有气散而胀者，宜补肺，气逆而胀者，宜降气，当参虚实而施治。”对指导肺源性心脏病临床实践具有重要意义。

本病多为本虚标实，虚中有实，实中有虚。急性发作期以祛邪为主，缓解期宜扶正为主。近年来许多行之有效的中医和中西医结合治疗方法大大提高了临床疗效，尤其是缓解期的中药预防性治疗，有效地减少了本病的复发及加重。

二、分期

(一)肺、心功能代偿期

此期心功能代偿尚良好，肺功能处于部分代偿，主要是慢性阻塞性肺疾病缓解期的临床表现。主要为基础肺胸疾病的临床症状，包括慢性咳嗽、咳痰、喘息，活动后心悸、呼吸困难、乏力和活动耐力下降。

(二)肺、心功能失代偿期

此期主要是慢性阻塞性肺疾病急性加重期的临床表现，包括呼吸衰竭、心力衰竭和多种并发症的发生。

三、病理

(一)肺部病变

除原有肺疾病(如慢性阻塞性肺疾病、支气管扩张症、肺间质纤维化等)所表现的多种肺部病变外，慢性肺源性心脏病时肺内的主要病变是肺小动脉的变化，特别是肺腺泡内小血管的构型重建，包括无肌型细动脉肌化及肌型小动脉中膜增生，肥厚，内膜下出现纵行平滑肌束等。此外，还可见肺小动脉炎，肺小动脉弹力纤维及胶原纤维增生，腔内血栓形成和机化以及肺泡间隔毛细血管数量减少等。

(二)心脏病变

心脏病变以右心室的病变为主，右室壁肥厚，心室腔扩大，扩大的右心室占据心尖部，外观圆钝。心脏重量增加，可达 850 g。右心室前壁肺动脉圆锥显著膨隆，右心室内乳头肌和肉柱显著增粗，室上嵴增厚。通常以肺动脉瓣下 2 cm 处右心室前壁肌层厚度超过 5 mm(正常为 3～4 mm)作为诊断慢性肺源性心脏病的病理形态标准。镜下可见右心室壁心肌细胞肥大，核增大、深染；也可见缺氧引起的心肌纤维萎缩、肌浆溶解、横纹消失，间质水肿和胶原纤维增生等。

第二节 病因、病机

一、正气亏虚

《灵枢·胀论》说："肺胀者，虚满而喘咳"。即认为患者肺虚而致肺胀。现代医家一致认为虚证贯穿于慢性肺源性心脏病全部发展过程。肺系疾病日久，或迁延失治，肺气郁阻，气道滞塞不利，日久导致肺虚，进而累及心、脾、肾。肺病及心者，肺主气，司呼吸，朝百脉，肺通过呼吸运动，调节全身气机，从而助心行血，肺病日久，气虚则无力推动血行，每致心血瘀阻，出现胸闷，心悸，口唇、爪甲、舌发绀，面黯无华，加之痰饮内生，痰瘀内伏，日久耗损心之阴阳气血，则见心悸、胸闷、发绀、舌黯。脾主运化，肺病及脾，脾失健运。"饮入于胃，游溢精气，上输于脾，脾气散精，上归于肺，通调水道，下输膀胱……"今肺气失宣，不能受纳脾所运输的水谷精微，脾失健运则水湿内停，酿湿生痰，聚水而肿，则出现双下肢水肿或腹水。肾主水，久病及肾，阳虚不能制水，水湿浸淫肌肤则成水肿，又因肺为气之主，肾为气之根，肾主纳气，肺气不降，则肾主纳气受损，而出现呼吸短促，动则气喘，甚则肾虚水泛上凌于心；病久肺、心、脾、肾俱虚，更易为外邪所侵，外邪引动伏痰，反复发病，使正气虚愈趋虚，形成恶性循环，故脏腑亏虚乃肺源性心脏病急性发作的根本原因。

二、感受外邪

复感外邪是本病反复发作的主要原因，尤其是风寒或湿热之邪。肺虚病久，卫外不固，则邪易乘袭，邪犯于肺则肺气更伤，促使病情恶化。《诸病源候论·咳逆短气候》明确指出：肺胀为"壅痞不能宣畅，故咳逆，短乏气也"并有"病有肺虚为微寒所伤""肺虚为微热所客"等不同。同时外感势必触动内伏之痰浊，而致内外合邪，同气相召，互为关联影响，如寒痰(饮)蕴肺者易为风寒所乘，痰热郁肺者易为风热所伤；或见外寒内热、寒痰热化等错杂演变情况。从邪正的关系而言，寒痰(饮)易伤阳气,痰热易伤阴津;而阳气虚者外邪易从寒化,阴虚者外邪易于热化。

三、痰瘀伏肺

肺系疾病日久不愈,正气虚衰。肺气亏虚,肺主治节,治节失司,水道失于通调而聚湿为痰;脾气虚衰,水谷精微不能化其津故壅滞生痰;肾气虚弱,气化不利,水湿上泛而为痰饮。痰饮日久,聚于贮痰之器,肺络受阻;血行不畅,瘀渐生成,加之气为血帅,气虚则血运无力;肺虚不能助心行血,血行不利而成瘀。瘀血阻滞气机,气化不利,则进一步加重痰饮的形成;且瘀阻血脉,血不利直接化为水,故痰瘀互为因果,是外邪侵袭人体后慢性肺源性心脏病发展过程中形成的病理产物,同时二者又作用于人体,加速疾病的发展。其中痰浊蕴结于肺而致心血瘀阻,痰瘀互结,这是本病的关键。痰瘀伏肺是内邪,风寒外袭是外邪,内外合邪造成肺功能低下,而出现诸多症状。因而痰瘀伏肺是慢性肺源性心脏病心力衰竭的基本病机。

综上所述,本病为本虚标实、虚实夹杂,本虚是肺、脾、肾、心俱虚,标实为痰饮、水湿、瘀血为患。久病肺、脾、肾、心俱虚,复感外邪是本病反复发作的主要原因。病位由肺累及心、脾、肾等。

第三节　发病机制

一、肺血管结构和功能改变

肺血管结构和功能改变是导致肺动脉高压及发生肺源性心脏病的先决条件。

(一)肺血管的器质性改变

慢性阻塞性肺疾病等气道炎症性疾病患者可反复发生支气管周围炎,这类间质炎症常常累及与之邻近的肺动脉分支,导致动脉壁增厚、纤维化和管腔狭窄,使肺毛细血管床逐渐缩减,肺循环阻力持续增加,从而引起无肌型细动脉肌化和肌型小动脉中膜增生肥厚,血管痉挛,进一步加重肺循环阻力,形成恶性循环。肺血管床的减少一般不会导致肺动脉压的明显升高,只有当毛细血管床总横断面积减少超过70%，肺动脉压力才会明显升高。

此外，肺血管本身的疾病如原发性肺动脉高压、反复发生的肺小动脉栓塞等可直接引起肺动脉管腔狭窄、闭塞，导致肺循环阻力增加，进一步发展成为肺动脉高压。

(二)肺血管的功能性改变

缺氧、呼吸性酸中毒及高碳酸血症均可引起肺血管痉挛收缩，而长期慢性缺氧所致的肺血管收缩，即缺氧性肺血管收缩可能是导致轻中度肺动脉高压最常见的原因，其发生机制主要包括以下几个方面。

1.体液因素

缺氧时，在肺部炎症和高血流量等因素的协同下，肥大细胞、嗜酸性粒细胞、嗜碱性粒细胞和巨噬细胞被激活，血管内皮细胞受损，释放一系列细胞因子和炎症介质，它们作用于肺血管壁，有些具有缩血管活性，如组胺、血管紧张素Ⅱ、5-羟色胺、内皮素、白三烯、血栓素及前列腺素 E_2 等，有些具有扩血管活性如前列环素、前列腺素 E、一氧化氮、肾上腺髓质素及心房利钠因子等，缺氧时肺血管局部缩血管活性物质增多，缩血管与扩血管物质比例增大，导致肺血管收缩。内皮源性舒张因子和内皮源性收缩因子的平衡失调在缺氧性肺血管收缩中也发挥作用。

此外，缺氧引起肺血管平滑肌细胞线粒体功能障碍，活性氧产生增多，活性氧可抑制平滑肌细胞膜上 Kv 通道，使 Ca^{2+} 内流增多，血管收缩。激活的肺泡巨噬细胞可释放血小板活化因子引起血小板、中性粒细胞和嗜酸性粒细胞在肺循环聚集，在肺内形成微血栓，导致肺血管阻力增加，参与肺动脉高压的形成。

2.组织因素

缺氧时，肺血管平滑肌细胞膜 K^+ 通道关闭，细胞膜去极化，Ca^{2+} 通道开放，Ca^{2+} 内流增加，肌肉兴奋-收缩偶联效应增强，引起平滑肌痉挛，肺血管收缩。而且缺氧还可使肺动脉平滑肌对 Na^+、Ca^{2+} 的通透性增高，促使 Na^+，Ca^{2+} 内流，导致肌细胞兴奋性和收缩性增高，易于发生缺氧性肺血管收缩。此外，高碳酸血症时，机体为调整肺通气血流比例，保证氧合，过高的肺泡气二氧化碳分压和 H^+ 浓度使局部肺血管收缩和支气管扩张，加重肺循环阻力。

3.神经因素缺氧

神经因素缺氧和高碳酸血症可刺激颈动脉窦和主动脉体化学感受器，反射性兴奋交感神经，儿茶酚胺分泌增加，肺动脉张力增加和顺应性降低，α 受体阻断剂可减弱缺氧所致的肺血管收缩，说明缺氧性肺血管收缩存在交感神经的作用。

(三)肺血管重构

慢性缺氧不仅使肺小动脉长期处于收缩状态，还可引起肺血管平滑肌和成纤维细胞的肥大和增生，导致肺血管结构重建，表现为无肌型微动脉肌化，小动脉中层平滑肌增厚，管腔狭窄，同时肺血管壁中胶原和弹性纤维沉积，血管硬化，顺应性降低，形成持续的低氧性肺动脉高压。

二、血容量增多和血液黏滞度增加

长期慢性缺氧引起肾小管旁间质细胞内 HIF-1 蛋白含量增多，活性增高，促进促红细胞生成素基因表达，使促红细胞生成素合成释放增加，导致继发性红细胞生成增多，血压黏滞度增加，肺血管阻力增高，促进肺动脉高压。COPD 患者因肺毛细血管床的减少和肺血管顺应性下降等因素，血管容量的代偿性扩大明显受限，因而肺血流增加时，肺血管不能相应扩张，肺动脉压升高更明显。此外，缺氧和高碳酸血症使交感神经兴奋性增高，心排血量增加，又使肾小动脉收缩，肾血流减少，促使水钠潴留并增加肺血流量，从而加重肺动脉高压和右心负荷。

三、心功能改变

(一)右心功能改变

导致慢性肺疾病患者出现右心功能改变的主要因素为右心前后负荷的增加。引起前负荷增加的因素包括组织缺氧所致的心排血量代偿性增加；慢性缺氧引起的继发性红细胞增多和血容量增加；低氧血症和高碳酸血症导致的肾血流量减少，肾小球滤过率下降，肾素-血管紧张素-醛固酮系统的激活所致的水钠潴留和血容量进一步增加。引起后负荷增加的因素则主要源于肺动脉高压，右心室后负荷增加，心室壁张力增加，心肌耗氧量增加，冠状动脉阻力增大，血流减少及肺血管输入阻力增加，心室顺应性下降等均可导致右心功能受损。此外，低氧本身对心肌也有直接损害作用，特别在前后负荷增加的情况下更易导致心肌的损害。右心室在慢性压力负荷过重的情况下，早期发生室壁肥厚，以克服增加的后负荷，维持正常的泵功能，过重的后负荷将导致心肌收缩功能下降和出现泵功能衰竭。

(二)左心功能改变

一般认为肺源性心脏病主要是右心室受累，但肺源性心脏病也有左心室损害，肺源性心脏病急性加重期部分患者可出现左心室射血分数下降，左心室功能曲线异常和舒张期末压力升高。缺氧、高碳酸血症,肺部感染等对心肌的损害,心排血量的增加及支气管肺血管分流的形成导致左心室负担的增加以及其他心脏共病如冠心病的存在,均可使心脏功能受损加重。左心功能不全时肺静脉压力升高,可加重肺动脉高压和右心负荷。

第四节 诊断与鉴别诊断

一、诊断

(一)诊断标准

本病由慢性广泛性肺、胸部疾病发展而来,呼吸和循环系统的症状常混杂出现,故早期诊断比较困难。一般认为凡有慢性广泛性肺、胸部疾病患者,一旦发现有肺动脉高压、右心室增大而同时排除了引起右心增大的其他心脏疾病可能时,即可诊断为本病。肺动脉高压和右心室增大是慢性肺源性心脏病早期诊断的关键。

诊断需结合病史、症状、体征和辅助检查全面分析、综合判断,以下各项可作为诊断慢性肺源性心脏病的参考。

(1)具有慢性肺、胸疾病,睡眠呼吸暂停等病史。

(2)有慢性阻塞性肺疾病或慢性肺间质纤维化等基础疾病体征。

(3)出现肺动脉高压的征象。

(4)出现右心室肥厚、扩张的表现。

(5)肺心功能失代偿期的患者出现呼吸衰竭和心力衰竭的临床征象。

(6)排除引起右心增大的其他心脏疾病可能,如先天性心脏病和瓣膜性心脏病。

(二)临床表现

慢性肺源性心脏病发病缓慢,除在原有肺、胸疾病的临床症状和体征外,主要表现为进行性加重的心、肺功能不全及其他器官受累的症状,临床可分为功能的代偿期与失代偿期,但其界限有时并不十分清晰。

1.功能代偿期

症状为慢性咳嗽、咳痰或喘息,逐步出现乏力和劳动耐力下降,活动后可有心悸、呼吸困难，有不同程度发绀等缺氧表现。急性加重时可有发热。少有胸痛或咯血，胸痛可能与右心缺血有关，或因胸壁胸膜或纵隔纤维化及粘连所致；咯血多为支气管黏膜表面的毛细血管或肺小动脉破裂所致。

慢性肺源性心脏病体征可见不同程度的发绀和肺气肿体征。包括桶状胸、肋间隙增宽、肺部叩诊呈过清音、肝上界和肺下界下移。听诊呼吸音减弱，可有干、湿性啰音，心音遥远，肺动脉听诊区第二心音亢进提示有肺动脉高压存在，三尖瓣听诊区可出现收缩期杂音或剑突下心脏搏动增强，提示有右心室肥厚，是病变累及心脏的主要表现。部分患者因肺气肿使胸膜腔内压升高，腔静脉回流障碍，可有颈静脉充盈。

2.功能失代偿期

肺组织损害严重引起缺氧、二氧化碳潴留，可导致呼吸和(或)心力衰竭。

(1)呼吸衰竭：常见诱因为急性呼吸道感染。患者肺功能进一步受损，主要为阻塞性通气功能障碍和换气功能减退，而表现为通气障碍型呼吸衰竭(Ⅱ型呼吸衰竭)，低氧血症与高碳酸血症同时存在。低氧血症表现为发绀、呼吸困难、胸闷、心慌、气短、头痛、乏力及腹胀等。缺氧严重者出现烦躁不安、神志恍惚、谵妄、抽搐甚至昏迷。高碳酸血症表现为头昏、头痛、嗜睡及昏迷，皮肤潮湿多汗、浅表静脉扩张、球结膜充血水肿、瞳孔缩小，这是二氧化碳潴留引起血管扩张、毛细血管通透性增加的结果。

(2)心力衰竭：主要表现为右心衰竭。患者心累、气紧进一步加重，喜高枕卧位或斜坡卧位，发绀明显，颈静脉充盈或怒张，肝脏肿大有压痛，肝颈静脉回流征阳性，并可出现胸腔积液，腹水和双下肢水肿。心脏查体剑突下扪及明显心脏搏动，可有心率增快或出现心律失常，剑突下可闻及收缩期反流性杂音。随着右心室进一步扩大，心脏呈顺钟向转，三尖瓣区左移，杂音也逐渐向左移位，范围扩大，甚至出现由于三尖瓣相对性狭窄引起的舒张期杂音。少数患者可出现急性肺水肿或全心衰竭。

(3)肺性脑病：肺性脑病是由于呼吸功能衰竭导致缺氧和二氧化碳潴留而引起精神神经障碍综合征，为慢性肺源性心脏病严重的并发症之一，是慢性肺源性心脏病死亡的首要原因，应积极防治。患者除原有基础肺胸疾病和肺、心功能不全的症状体征外，主要表现为精神神经症状。早期患者常出现头痛、头晕、表情淡漠、反应迟钝、记忆力减退和失眠等症状，随着病情的发展，二氧化碳潴留进一步加重，患者可出现嗜睡、谵语、定向力障碍、昏睡和昏迷。患者因重度脑水肿可出现颅内压增高和脑疝的症状。查体可见患者呈嗜睡、昏睡或昏迷等萎靡抑制状态、肌张力下降、神经反射减弱、球结膜充血水肿、瞳孔缩小等。

(4)酸碱失衡及电解质紊乱:慢性肺源性心脏病出现呼吸衰竭时,由于缺氧和二氧化碳潴留,当机体发挥最大限度代偿能力仍不能保持体内内环境稳定时,可发生各种不同类型的酸碱失衡及电解质紊乱,常见:①呼吸性酸中毒;②呼吸性酸中毒合并代谢性碱中毒;③呼吸性酸中毒合并代谢性酸中毒;④代谢性碱中毒;⑤呼吸性碱中毒,使呼吸衰竭、心力衰竭、心律失常的病情更加恶化。

(5)心律失常:多表现为房性期前收缩及阵发性室上性心过速,其中以紊乱性房性心动过速最具特征性。也可有心房扑动及心房颤动。少数病例由于急性严重心肌缺氧,可出现心室颤动以至心搏骤停。

(6)上消化道出血:是慢性肺源性心脏病的严重并发症之一。主要是呼吸衰竭引起的缺氧和高碳酸血症,以及右心衰竭所致的体循环淤血,造成急性上消化道黏膜损伤,发生弥漫性渗血,加之治疗过程中全身糖皮质激素的使用,可增加胃酸及胃蛋白酶的分泌,并减少胃液的分泌,在缺氧、胃黏膜抗酸力低下的情况下容易发生应激性溃疡,导致上消化道出血。表现以腹胀、畏食、恶心、呕吐为前驱症状,随后出现呕吐咖啡色胃内容物和(或)解柏油样大便,出血量大可致失血性贫血甚至失血性休克。

(7)其他并发症:包括弥散性血管内凝血、休克、深静脉血栓形成等。

(三)辅助检查

1.X 线检查

X 线检查除肺、胸基础疾病及急性肺部感染的特征外,尚有肺动脉高压征。X 线检查诊断标准:①右下肺动脉干扩张,其横径≥15 mm 或右下肺动脉横径与气管横径比值≥1.07,或动态观察右下肺动脉干增宽>2 mm;②肺动脉段明显突出或其高度≥3 mm;③中心肺动脉扩张和外周分支纤细,形成“残根”征;④圆锥部显著凸出(右前斜位 45°)或其高度≥7 mm;⑤右心室增大。具有上述一条均可诊断。

2.心电图检查

心电图检查对慢性肺源性心脏病的诊断阳性率为 60.1%~88.2%。慢性肺源性心脏病的心电图诊断标准:①额面平均电轴≥+90°;②V_1 R/S≥1;③重度顺钟向转位(V_5 R/S≤1);④$R_{V1}+S_{V5}$≥1.05 mV;⑤aVR R/S 或 R/Q≥1;⑥V_1~V_3呈 QS、Qr 或 qr(酷似心肌梗死,应注意鉴别);⑦肺型 P 波。具有一条即可诊断。

3.超声心动图检查

超声心动图诊断慢性肺源性心脏病的阳性率为60.6%～87.0%。慢性肺源性心脏病的超声心动图诊断标准:①右心室流出道内径≥30 mm;②右心室内径≥20 mm;③右心室前壁的厚度≥5 mm或前壁搏动幅度增强;④左、右心室内径比值<2;⑤右肺动脉内径≥18 mm或肺动脉干≥20 mm;⑥右心室流出道/左心房内径>1.4;⑦肺动脉瓣曲线出现肺动脉高压征象者(a波低平或<2 mm,或有收缩中期关闭征等)。

4.血气分析

慢性肺源性心脏病肺功能失代偿期可出现低氧血症或合并高碳酸血症,当动脉血氧分压<8.0 kPa(60 mmHg)、动脉血二氧化碳分压>6.7 kPa(50 mmHg)时,表示有呼吸衰竭。

5.血液检查

红细胞计数及血红蛋白容量可升高。全血黏度及血浆黏度可增加,红细胞电泳时间常延长;合并感染时白细胞计数增高,中性粒细胞计数增加。部分患者血清学检查可有肾功能或肝功能改变;血清钾、钠、氯、钙、镁、磷异常。

6.其他检查

肺功能检查对早期或缓解期慢性肺源性心脏病患者有意义。痰细菌学检查对急性加重期慢性肺源性心脏病可以指导抗生素的选用。

二、鉴别诊断

本病需与冠心病、风湿性心脏病、先天性心脏病、原发性心肌病等相鉴别。

(一)冠心病

冠心病有典型的心绞痛、心肌梗死的病史或心电图表现,少数肺源性心脏病患者胸导联心电图呈QS波,酷似前壁心肌梗死,应注意鉴别。若有左心衰竭的发作史、高血压病、高脂血症、糖尿病史更有助鉴别,体检、X线及心电图检查呈左心室肥厚为主的征象。但临床中需注意肺源性心脏病合并冠心病的可能。

(二)风湿性心脏病

肺源性心脏病的相对三尖瓣关闭不全时常于三尖瓣区闻及收缩期吹风样杂音,或因肺动脉瓣关闭不全于肺动脉瓣区闻及舒张期吹风样杂音,易与风湿性心脏病三尖瓣疾病混淆。前者往往有风湿性关节炎和肌炎的病史,其他瓣膜如二尖瓣、主动脉瓣常有病变,X线、心电图、超声心动图有特殊表现。

(三)原发性心肌病

本病多为全心增大,无慢性呼吸道疾病史,无肺动脉高压的X线表现等。

(四)其他

老年肺源性心脏病合并肺性脑病时应与老年性痴呆、脑血管意外、高血压脑病、肝性脑病、糖尿病昏迷、中毒性脑病等相鉴别。

第五节 治 疗

一、一般措施

(一)坚持锻炼

坚持锻炼,增强体质,推荐做床上八段锦等,以改善肺脏通气功能,扶助正气,防止外邪侵入。身体恢复较好的患者推荐打太极拳、八段锦、做呼吸操。

(二)积极防治肺部疾病

本病乃由咳喘、哮病日久发展而成,故预防和及时治疗咳、喘、哮等病证,防止经常感冒、内伤咳嗽迁延发展为慢性咳喘,是本病预防的关键。

(三)既病防变

本病最先肺系受累,反复感邪发作,日久累及心肾,平时当注意保暖防寒,尤其注意胸背部的保暖,不使娇脏受邪。本病患者在缓解期,亦应积极治疗,可采用冬病夏治、扶正固本、活血化瘀、温化寒饮等法。

(四)个人护理

患者需戒烟酒、节房事、毋过劳;平时常服扶正固本方药增强正气,提高抗病能力,饮食宜清淡,忌食辛辣、煎炒、酸咸、甜腻及海腥发物。有水肿者应进低盐或无盐饮食。

二、中医治疗

(一)急性加重期治疗

关于慢性肺源性心脏病急性加重期的中医病因病机,近十年来中医界进行了较深入的研究。中医认为本病属本虚标实状态，应该采用急则治其标、缓则治其本为治疗原则。根据六淫、气滞、血瘀、痰浊、水饮等不同邪气，治标常应用宣肺散寒、清热解毒、活血化瘀、清热化痰、疏风利水、温阳利水等治则，甚或开窍、熄风、止血等法。正气欲脱时则应扶正固脱、救阴回阳。治本则根据脏腑气血阴阳虚损不同而补益之，兼清余邪。

1.辨证论治

(1)风寒束肺。①主症：咳逆喘促，胸部膨隆胀满，不能平卧，痰稀泡沫痰，量多，口干不欲饮；或伴恶寒重，发热，肢体酸楚，身痛无汗，严重时面浮目肿，唇舌发青，舌淡黯苔白滑，脉浮紧。②治法：宣肺散寒，温化水饮。③方药：小青龙汤加减。炙麻黄、桂枝、白芍、五味子、法半夏、甘草各 10 g，干姜、细辛各 5 g。诸药合用，功可宣肺散寒、温化水饮。喘甚痰多者加杏仁、厚朴、紫苏子各 10 g；食欲缺乏者加党参、白术各 10 g；胸闷甚者加柴胡、枳实各 10 g；若痰白黄脓者加金荞麦、鱼腥草各 20 g；若鼻涕倒流者加辛夷、白芷各 10 g；若畏寒甚者加干姜 10 g。

(2)湿热郁肺。①主症：咳嗽气逆，喘促气短，时有胸闷痛，咳声重浊，痰黏难咳，痰居胸中，鼻涕倒流，或痰稠黄绿，或发热，或咽痛，或口干苦，便干，舌质略红、舌苔薄黄或略黄腻，脉滑略数。②治法：清热祛湿，宣肺化痰。③方药：辛夷、紫苏叶、法半夏、杏仁、紫苏子、枳壳、五味子、柴胡、白芍、三七(冲服)、甘草各 10 g，瓜蒌皮 20 g，鱼腥草、金荞麦各 30 g，黄芩 15 g。全方功可清热祛湿，宣肺化痰。痰稠黄绿者加败酱草、浙贝母各 10 g；发热者柴胡加至 20 g；咽痛者加射干 10 g；口干苦，便干者加桑白皮 10 g。

(3)痰浊阻肺。①主症：咳嗽胸满胀闷，痰多色白，黏腻难咳，短气喘息，难以平卧，稍劳即甚，怕风易汗，脘腹痞满，食纳减少，倦怠乏力，舌质偏淡、苔浊腻，脉滑。②治法：降气化浊，宣肺止咳。③方药：法半夏、陈皮、石菖蒲、紫苏叶、杏仁、荆芥、枳壳、胆南星、天竺黄、瓜蒌皮、前胡、浙贝母、甘草各 10 g。诸药合用，功可降气化浊，宣肺止咳。口渴者加天花粉 10 g；大便稀薄者加葛根 30 g；胁痛者加三七 10 g。

(4)气阴两虚。①主症：咳嗽反复发作且日久，气祛声低，咳声低弱，或短气喘息，难以平卧，咳痰稀薄或痰少，烦热口干，咽喉不利，舌质淡或舌红、少苔，脉细数。②治法：清肺化痰，益气养阴。③方药：紫菀、款冬花、桔梗、陈皮、防风、杏仁、法半夏、浙贝母、桑白皮、麦冬、党参、黄芪、甘草各 10 g。全方功可清肺化痰，益气养阴。若喘促痰鸣者加炙麻黄 10 g；痰稠黄绿者加金荞麦、鱼腥草各 10 g；口干渴者加天花粉 15 g；发热者加柴胡 20 g；咽痛者加射干 10 g；阴虚甚者加麦冬、沙参、石斛 10 g。

(5)阳虚水泛。①主症:心悸,喘咳不能平卧,咳痰清稀,面浮,下肢水肿,甚则一身尽肿,腹部胀满有水,脘痞,食欲缺乏,尿少,怕冷,面唇发绀,舌胖质黯,苔白滑,脉沉细。②治法:温肾健脾,化饮利水。③方药:真武汤合五苓散。附子、茯苓、白术、白芍、生姜、泽泻、桂枝、猪苓各 10 g。诸药合用,功可温肾健脾、化饮利水。若水肿甚者加葶苈子 10 g;若血瘀甚者加三七、丹参各 10 g;若气虚者加黄芪、党参各 10 g。

(6)元阳欲绝。①主症:神志不清,胸高气促,喉间鼾音,大汗淋漓,四肢厥逆,脉微细欲绝。②治法:扶阳固脱,降逆平喘。③方药:参附汤送服黑锡丹。人参、附子各 10 g。黑锡丹镇摄浮阳,降逆平喘。全方功可扶阳固脱,降逆平喘。为阳气衰微欲脱之要方。若口干舌红、脉沉细者,为气阴俱竭,人参改用西洋参、加山茱萸 10 g;若神志不清者加丹参、远志、菖蒲安神祛痰开窍。

2.特色专方

(1)清燥救肺汤:慢性肺源性心脏病常由慢性支气管炎、支气管哮喘迁延不愈而成,大量临床资料表明,慢性肺源性心脏病急性发作时,用辛凉解表、清热涤痰之法远较温阳利水、温补肺肾之法为优。有学者常用此方治疗慢性肺源性心脏病急性发作,颇能顿挫病势,缓解症状,本方可分为 2 组。①治标实者:桑叶、枇杷叶、杏仁、石膏、甘草。此与麻杏石甘汤大致相同,不过用桑叶、枇杷叶之辛凉微苦,解表降气,以代麻黄之辛温而已。②治本虚者:人参、麦冬、阿胶、火麻仁、甘草。

(2)二陈三子汤:白芥子、紫苏子、莱菔子、陈皮、法半夏、茯苓,每天 1 剂,水煎服。大便素实者,临服前加熟蜂蜜少许,若冬寒加生姜。功能健脾燥湿、降气化痰,主治痰壅气滞。适于慢性肺源性心脏病急性期痰浊气阻证。

(3)定喘汤:炙麻黄、白果、紫苏子、款冬花、杏仁、桑白皮、黄芩、法半夏、甘草。每天 1 剂,水煎服。功效为宣肺降气、清热化痰,主治素有痰热内蕴或外感风寒,肺失宣降之咳喘。

(4)宣肺通降汤:橘红、荆芥各 9 g,前胡、桑白皮各 15 g,瓜蒌仁、桔梗、炙枇杷叶、款冬花、贝母各 10 g,葶苈子 30 g,沉香 6 g。发热时加金银花、黄芩、知母;痰多黏稠,胸闷痞闷者去荆芥、枇杷叶、桔梗、加车前子、泽泻、大腹皮。本方有宣肺通降,止嗽定喘之功。每天 1 剂,水煎服。

(5)金水交泰汤:南沙参 50 g,黄精 30 g,木蝴蝶 10 g,赤芍 30 g,地龙 10 g,黄芩 30 g,制天南星 15 g,沉香 6 g(研末冲服),葶苈子 15 g,甘草 15 g,每天1 剂,水煎服，共取汁 30 mL，分 3 次温服。本方益气宁心，化痰祛瘀。全方补泻并施，清热与温散并用，治上顾下，标本兼治，共奏扶正以抗邪、祛邪以扶正之功效。心悸气短较甚者，南沙参加至 100 g，葶苈子加至 30 g；痰涎胶固难咯者，制天南星加至 30 g。

(6)参芪葶苈桑白皮汤：黄芪 30 g，丹参、茯苓各 30 g，葶苈子、桑白皮各 20 g，白术、赤芍、紫苏子、车前子各 15 g，红参(另炖)、杏仁、麻黄、射干、五味子、制附子、桂枝、红花各 10 g。细辛、炙甘草各 5 g，每天 1 剂，水煎服，分 2 次服。本方能益气补肾、温阳利水、活血化瘀、止咳平喘，适用于慢性肺源性心脏病心力衰竭。

(7)涤痰汤加减方：法半夏、橘红、天竺黄、桃仁各 10 g，茯苓、竹茹、葶苈子、全瓜蒌各 12 g，胆南星 6 g，枳实、石菖蒲、丹参各 15 g，每天 1 剂，水煎服，分 2 次服。方中以半夏、橘红、枳实燥湿化痰，天竺黄、竹茹、胆南星清热化痰，茯苓利湿化痰，竹茹、全瓜蒌润肺化痰，石菖蒲化痰开窍，桃仁、丹参活血化瘀，诸药并用则有清热化痰而开窍之功。适用痰热蒙窍的慢性肺源性心脏病的并发症肺性脑病。

(8)瓜蒌薤白半夏汤合三子养亲汤加减：瓜蒌 15～30 g、薤白 15～20 g、半夏 15～20 g、紫苏子 15～20 g、莱菔子 15～20 g、白芥子 10 g、杏仁 10 g、桔梗 20～30 g、白术 20 g、茯苓 20 g、陈皮 12～15 g、丹参 20 g、甘草 6～10 g。适用于痰湿蕴肺、痰气阻滞心脉的慢性肺源性心脏病患者。瘀阻而苔白厚腻，可改白术为苍术；大便溏泄减量或去全瓜蒌。痰变黄、喘息甚者可加桑白皮 20 g、葶苈子 20～30 g、地龙 20 g；合并肺脾气虚者在前方基础上加党参 30 g、鸡内金 12～30 g。

3.中药成药

(1)安宫牛黄丸：清热解毒，镇惊开窍。用于痰热上扰，窍闭神昏之肺性脑病。每次 1 丸，1 天 1 次，连服 3 天。

(2)苓桂咳喘宁胶囊：茯苓、法半夏、桂枝、桔梗、苦杏仁、白术、陈皮、龙骨、牡蛎、生姜、大枣、甘草。主治为温肺化饮，止咳平喘，适用于外感风寒，痰湿阻肺，每天 5 粒，每天 3 次，10 天为 1 个疗程。

(3)血必净注射液：由当归、红花、赤芍、川芎、丹参等 5 种中药组成，除具有对抗细菌毒素、降低内毒素水平、调节炎性介质、改善微循环、保护血管内皮细胞作用，还可促进 T 淋巴细胞的增殖活性，对细胞免疫功能紊乱者起到免疫调节作用，增强细胞免疫功能。用法为用血必净注射液 50 mL 加 0.9%生理盐水

100 mL静脉滴注，每天 2 次。病情重者可每天 3 次。

(4)痰热清注射液：是纯中药制剂，由黄芩、熊胆粉、山羊角、连翘、金银花组成。黄芩具有清热燥湿、泻火解毒的功效；熊胆粉与山羊角具有清热解毒、宣肺化痰等功效；金银花具有广谱抗菌作用，可清热解毒、宣肺化痰；连翘具有升浮宣散之力、疏通气血、透肌解表、清热逐风，五味相互配伍，不仅具有抑菌与抗病毒作用，兼有祛痰镇咳与镇静作用。用法为用痰热清注射液 20 mL 加入 5%葡萄糖注射液 250 mL 静脉滴注，1 天 1 次，重症患者可用至 40 mL，治疗痰热阻肺型慢性肺源性心脏病。

(5)川芎嗪注射液：40～80 mg 加入 5%葡萄糖注射液或氯化钠注射液250～500 mL 中静脉滴注，1 天 1 次，10 天为 1 个疗程，一般使用 1～2 个疗程。适用于血瘀型，热象不显者。其他活血化瘀针剂，如血栓通注射液、复方丹参注射液等，据现代药理研究均可改善微循环，从而改善心肺功能，可辨证选用。

(6)参附注射液：50～100 mL 加入 10%葡萄糖注射液 250 mL 中，静脉滴注，1 天 1 次。参附注射液由中药红参、附子制成，主要成分为人参皂苷、去甲基乌头碱，有兴奋 β 受体和提高免疫功能的作用。

(7)丹红注射液：由丹参、红花经现代科学工艺提取精制而成的一种纯中药制剂。丹红注射液 30 mL 加入 0.9%生理盐水 250 mL 中，静脉注射，1 天 1 次，连续治疗 15 天为 1 个疗程。功效为活血化瘀，通脉舒络。

(8)银丹心脑通胶囊：本品含银杏叶、丹参、绞股蓝、灯盏细辛、大蒜、三七、山楂、天然冰片。口服，每次 4 粒，1 天 3 次，共服 4 周。现代药理研究表明银丹心脑通胶囊能有效地改善慢性肺源性心脏病患者症状和体征，显著降低肺动脉高压，对慢性肺源性心脏病患者具有一定的疗效，且不良反应少。

4.针灸治疗

针灸取穴：双侧尺泽（平补平泻）、列缺（平补平泻）、太渊（补法）、足三里（补法）、丰隆（泻法）、内关（平补平泻）、气海（补法）。喘甚者加定喘、天突；阴虚火旺加三阴交、太溪。以上穴位每天治疗 1 次，连续针灸 10 次，期间不休息。研究发现，针灸能使慢性肺源性心脏病急性发作期的血浆内皮素-1 水平下降，这种作用是通过止咳平喘而纠正患者的缺氧、酸中毒来达到的。同时血浆内皮素-1 水平下反过来促进了肺血管和支气管平滑肌的舒张，进一步缓解了慢性肺源性心脏病的发作。

5.鼻腔冲洗疗法

双黄连冻干粉鼻腔冲洗法是一种将中成药用于治疗上气道咳嗽综合征的新

型鼻腔冲洗方法。运用双黄连冻干粉剂加入0.9%生理盐水进行鼻腔冲洗，经过大量的临床实践证明该方法是安全可靠、疗效显著、患者依从性好、可行性强的中医外治法，并成功治愈了众多患者的慢性鼻窦炎及其并发症带来的种种疾病。临床表现为鼻涕倒流，痰涕色白质黏，或黄绿如脓，或结块如胶冻状，每天10口以上，或咽干、鼻鼾、鼻窒而张口呼吸或口臭如败卵。可伴有慢性支气管炎、支气管哮喘、肺炎、慢性阻塞性肺疾病、慢性肺源性心脏病、呼吸衰竭等。小儿可伴有腺样体肥大、扁桃体肥大。用法与用量为0.9%生理盐水500 mL加双黄连冻干粉剂1.8～2.4 g配成溶液，行鼻腔冲洗，每天1次。

注意事项：①由于口腔通过咽鼓管与中耳相通，所以冲洗时需要按要求进行操作，避免药水逆流入中耳内。②洗鼻时将头在水池上方稍低头清洗鼻腔，切勿侧头；洗鼻时必须张开嘴巴呼吸，并便于使进入口腔的药液直线下流。③洗鼻药水不宜流速过大过快，以缓缓下流即可。④腺样体肥大的患儿洗鼻时要特别小心，因该疾病有些患儿炎症已经波及中耳。⑤若因鼻腔红肿阻塞鼻腔，药水不能进入出现反流，应立即停止鼻腔冲洗。⑥寒冷季节可将溶液适度加温，避免溶液过凉引起的鼻部不适。⑦注意使用一次性洗鼻器，避免细菌滋生感染鼻腔。

6.穴位注射法

选取脊柱两侧的肺俞穴、肾俞穴，分别用10 mL注射器抽取用黄芪注射液8 mL，0.9%生理盐水8 mL，穴位常规消毒，用7号针头刺入穴位，沿着脊柱方向刺入2～3 cm，得气回抽无血，将药液注入，每个穴位注射2 mL。每天治疗1次，10次为1个疗程。

7.耳针疗法

取耳穴脑、交感、肺、皮质下、肾等。可先用毫针捻转数分钟，待病情缓解后再行埋针。

8.直肠滴注法

用参麦注射液30 mL＋5%葡萄糖注射液150 mL静脉滴注，每分钟30～40滴，随后以大承气汤加减（生大黄10 g、芒硝10 g、厚朴8 g、鱼腥草30 g、生甘草6 g，煎煮液200 mL），直肠滴注，以每分钟30～40滴徐徐滴入直肠。在运用本方法的同时要注意及时纠正水、电解质紊乱，酸碱平衡紊乱。参麦注射液能大补元气、养心益气，大承气汤能通腑泄浊，两方合用可使心气和、腑气通、气血运行正常、三焦水气通达。

(二)缓解期治疗

1.辨证论治

(1)肺脾肾虚，痰瘀阻络。①主症：呼吸浅短，动则尤甚，声怯乏力，咳嗽痰多，甚则张口抬肩，倚息不能平卧，舌淡紫黯，脉沉细弱。②治法：补肺纳肾，兼化痰瘀。③方药：人参蛤蚧散合八珍汤加减。人参、蛤蚧、白术、茯苓、熟地黄、当归、白芍、川芎、桃仁、杏仁、贝母、炙甘草各10 g，桑白皮、知母各5 g。诸药合用，功可补肺纳肾、兼化痰瘀。若肾不纳气者加五味子、补骨脂各10 g；若阴虚者加百合、生地黄、天冬、麦冬、玄参各10 g；若心悸者加龙眼肉、远志各10 g；若血瘀者加丹参、五灵脂各10 g。

(2)阴虚燥热，气逆不降。①主症：气逆喘满，干咳或少痰，咳痰不爽，形体消瘦，五心烦热，骨蒸盗汗，舌红、苔薄少或花剥，脉细弱或细数。②治法：补肺润燥，滋阴降火。③方药：百合固金汤加减。生地黄、百合、熟地黄各15 g，麦冬、贝母、玄参、当归、白芍、桔梗、甘草各10 g。若咽干口渴者加沙参、天花粉各10 g。

2.特色专方

(1)麻黄附子细辛汤：炙麻黄、附子、细辛。本方功效为通阳解表，主治阳虚外感受风寒。有学者选择麻黄附子细辛汤为底方进行加减对40例慢性肺源性心脏病患者治疗，临床见效快、经济、未发现毒副作用，值得临床推广。有研究人员通过对细辛的文献考察，总结出细辛温肺止咳的功效，并对肾上腺皮质功能和血液流变学有着明显的影响，对慢性肺源性心脏病有着很好的疗效。

(2)皱肺丸：治疗慢性肺源性心脏病缓解期有较好疗效。有学者经临床实践证明本方确有疗效，并将3首皱肺丸方分为益气皱肺、养阴皱肺、祛瘀皱肺3个方面。①益气皱肺法：药物为人参、五味子、桂枝、紫菀、款冬花、杏仁。功效为补益肺气、摄纳肾气、平喘止咳、化痰蠲饮之良方。药性和平，久服无妨。本方使用，一般无外感时服用为宜；或虽有外感而不甚，可酌配辛散以治之。若易于外感者，可合玉屏风散以益气固卫；若痰多食少，可合六君子汤以健脾化痰；若喘促短气、慌张气怯、声低息短，乃肾虚不纳故也，合二味黑锡丹(吞服)以温壮下元、摄纳肾气；若虚浮喘嗽、短气少气，合参蛤散以补益肺气、纳肾平喘。②养阴皱肺法：药物为款冬花、知母、秦艽、百部、紫菀、贝母、杏仁、阿胶、糯米。适用于肺结核、硅肺、支气管扩张症等继发的肺气肿、慢性肺源性心脏病患者多属气阴两虚，偏阴虚证者。此为滋阴补肺，清热润肺，补血治痨之方。若喘息短气，胸满久咳，可合人参胡桃汤以益肺纳肾；若阴血亏虚，面白神少，短气虚喘，可合贞元饮以养血滋阴；若阴虚多痰，可合金水六君煎以滋阴化痰；若肾虚气喘，肺虚失敛，可合都气丸或麦味地黄汤以敛肺纳肾、滋阴止嗽。③祛瘀皱肺法：药物为五灵脂、柏子仁、胡桃肉等分，研末为丸，木香甘草汤送服。适用于慢性肺源性心脏病、低氧血症时出现喘息短气，咳嗽痰脓，心悸，发绀，胸闷、胸痛，或肝肿压痛，颈静脉怒张，虚肿尿少等气血瘀滞或气虚血瘀之证。

(3)血府逐瘀汤合生脉散。血府逐瘀汤是治疗瘀血内阻的代表方，有活血化瘀、行气宽中的作用，主治“胸中血府血瘀”。现代药理学研究证明，本药可促进血小板解聚，使全血黏度、血浆黏度、血细胞比容、红细胞沉降率、纤维蛋白原含量等各项血液流变学指标有明显改善，可使细动脉及细静脉口径明显扩张，血管开放数量明显增多，从而使肺循环阻力降低、肺血流通畅、减少无效腔样通气、增加血氧饱和度、改善缺氧所致的肺血管收缩、痉挛、缓解肺动脉高压、降低右心后负荷，改善患者的症状及预后。生脉散益气生津、敛阴止汗，主治久咳肺虚、气阴两伤证。两方合用益气活血养阴，适用于慢性肺源性心脏病缓解期属于气虚血瘀证者。

(4)阳和汤：本方组成为熟地黄、鹿角胶、肉桂、白芥子、生麻黄、甘草，有学者首推阳和汤治疗顽固的痰饮咳喘，阳和汤与痰饮的发病原因和病理相吻合。这里所指的痰饮咳喘证，实则包括了肾阳虚的慢性肺源性心脏病患者。方中的熟地黄属于大补阴血，而鹿角胶能够温阳补精，能够辅助熟地黄生精血，二者合一可温阳补血；肉桂可散寒；白芥子能够化寒痰、通经络；生麻黄能够益肺平喘；甘草调和以上诸药；能够起温阳补血祛痰的奇效，值得在慢性肺源性心脏病的临床治疗中进行推广。

(5)加味麦味地黄汤：本方组成为麦冬 10 g，五味子 10 g，山茱萸 10 g，紫石英(先煎)15 g，熟地黄 10 g，山药 10 g，牡丹皮 10 g，茯苓 10 g，泽泻 10 g，肉桂3～6 g。功效为补肾纳气平喘，主治老年性肺肾两虚喘咳。每天 1 剂，水煎服。

(6)益气活血强心汤：黄芪 20 g，党参 20 g，桃仁 12 g，红花 12 g，川芎 12 g，赤芍 12 g，桔梗 15 g，茯苓 20 g，白术 20 g，半夏 12 g，紫苏子 10 g，甘草 6 g。本方功效为补气活血化瘀，适于气虚血瘀的慢性肺源性心脏病患者。心悸、尿少、水肿加附子 6 g、葶苈子 10 g；喘甚者紫苏子 15 g；口干舌燥，痰少难咯者加沙参 15 g、麦冬 15 g、天花粉 15 g；胸部膨满者加少量太子参 5 g、枳壳 10 g、柴胡 10 g；大便不通加枳壳 10 g、沙参 15 g、生地黄 15 g。每天 1 剂，水煎服。

3.中药成药

(1)参麦注射液：用法为参麦注射液 20～40 mL 加入 5%葡萄糖注射液 250 mL，静脉滴注，每天 1 次，适用于气阴两虚型。

(2)蛤蚧定喘丸:滋阴清肺,止咳平喘。用于肺肾两虚,阴虚肺热所致的虚劳咳喘、气短烦热、胸满郁闷、自汗盗汗。

(3)百令胶囊:发酵冬虫夏草菌粉。功能补益肺肾,秘精益气。用于肺肾两虚,精气不足,久咳虚喘。口服,每次5~10粒,每天3次。

(4)金水宝:发酵冬虫夏草菌粉。本品为硬胶囊,内容物为黄棕色至浅棕色的粉末,气香味苦,功能补益肺肾、秘精益气。用于肺肾两虚,精气不足,久咳虚喘。口服,每次3粒,每天3次。

(5)稳心颗粒:本品主要含党参、黄精、三七、甘松、琥珀等,具有益气养阴、定悸复脉、活血化瘀的作用。适用于慢性肺源性心脏病合并心律失常的患者。每次9 g,1天3次,4周为1个疗程。现代药理研究证明稳心颗粒可改善微循环,改善慢性肺源性心脏病患者的低氧血症、降低肺动脉高压、保护心肌细胞、增强心肌收缩力,是治疗慢性肺源性心脏病心律失常的中药制剂。

(6)补肺活血胶囊:本品含黄芪、赤芍、补骨脂。口服,1次4粒,1天3次,疗程为6个月。具有扶正固本,益气活血,补肺固肾的功效。运用益气补肾活血之法,改善其临床症状,降低血液黏度,提高免疫力。

4.针灸疗法

(1)痰浊壅肺:取列缺、尺泽、丰隆、阴陵泉、天突、肺俞、膻中,毫针浅刺,用泻法。

(2)痰热壅肺:尺泽、中府、内关、丰隆、合谷、内庭、膻中、大椎,毫针浅刺,用泻法。

(3)痰蒙神窍:水沟、内关、劳宫、太冲、丰隆、十二井穴。

(4)肺肾两虚:太渊、太溪、足三里、气海、肺俞、肾俞、膏肓,毫针浅刺,用补法。

(5)阳虚水泛:太渊、太溪、气海、关元、内关、阴陵泉、脾俞、命门,毫针浅刺,用平补平泻。

5.穴位注射疗法

采用5号注射器抽取黄芪注射液分别刺入患者双侧足三里,得气后,回抽无回血后注射黄芪注射液0.5 mL,隔天1次或每天1次。慢性肺源性心脏病,气虚痰瘀是本病的关键,黄芪注射液为黄芪的提取物,含有活性较强的三萜皂苷、黄酮类、多糖类、氨基酸和微量元素,对心肌有正性肌力作用,能显著增加心肌的收缩力、保护心肌细胞、提高心肌抗缺氧能力。足三里穴有调理脾胃、扶正培元、宣肺化痰的功能。穴位注射黄芪起到针刺的机械作用、药物的药性作用、穴位的开阖以及传导作用。

6.穴位埋线疗法

(1)主穴:膻中、定喘、肺俞。

(2)配穴:咳嗽痰多者,配丰隆;脾气亏虚者,配脾俞、曲池、外关、足三里;肾虚者,配肾俞。

(3)操作:选取穴位,定位后常规消毒,剪取长约 1 cm 羊肠线置入注射器针头前端,将 1.5 寸针灸毫针针尖剪除,从针尾插入注射器针头,将注射器针头迅速刺入穴位,得气后推针灸毫针的针芯将羊肠线植入穴位,退出针头,压按针孔,贴敷针孔。埋线操作每 10 天重复 1 次。30 天为 1 个疗程,共治疗 2 个疗程。

7.耳针疗法

(1)取穴:平喘、肾上腺、肺、神门、皮质下、内分泌、交感、枕。

(2)操作:用 75%乙醇消毒,选好穴位,于 0.6 cm×0.6 cm 胶布中心放置1 粒王不留行子贴于穴位之上,轻轻按揉,直到感觉有耳郭发热、胀痛等反应为止。每次轻按 3~5 次,每次 5 分钟。

8.穴位贴敷疗法

(1)用白芥子末、延胡索各 30 g,甘遂、细辛末各 15 g,姜汁调涂肺俞、定喘、膏肓等穴,3~5 天 1 次。主要针对缓解期,根据冬病夏治原则,最好在夏日三伏天涂治。三伏贴又称冬病夏治穴位贴敷法,为传统中医特色外治疗法,利用三伏天气温高,机体阳气充沛,体表经络中气血旺盛的有利时机,通过敷贴中药对穴位的刺激及循经感传作用,以调整人体的阴阳平衡,进而防治疾病。三伏贴疗法源于清代名医张璐的白芥子涂法。《张氏医通》载:"冷哮灸肺俞、膏肓、天突,有应有不应,夏日三伏中用白芥子涂法,往往获效"。

(2)用熟附子 60 g、肉桂 12 g、丁香 18 g、党参 90 g、黄芪 270 g、紫苏 12 g、白术 90 g、干姜 80 g、防风 60 g,制成膏药,每贴重 15 g,密封防潮贮存,使用前将药膏烘软,贴背部第 3 胸椎处,适用于肺胀肾阳亏虚者。

9.中药灌肠疗法

肺与大肠相表里,二者的生理、病理关系密切,相互影响。慢性肺源性心脏病急性期,尤其是痰热型、痰蒙神窍型,肺热外传其表,因此大肠热化,并因热生燥,常见腑气不通。慢性肺源性心脏病患者多伴有多器官功能损害,呼吸、循环、消化系统共同受累,使静脉及口服用药受到很大限制。中药灌肠一方面通腑泄浊,另一方面通过直肠黏膜吸收而活血利水,治在大肠却可作用于肺,简单易行。方法:麻黄 15 g、黄芪 25 g、生大黄 10 g、黄芩 20 g、大腹皮 20 g、葶苈子 20 g、丹参 40 g、五味子 20 g，上药煎至 150 mL，每天 1 剂，晚睡前排便后保留灌肠，7～10 天为 1 个疗程，一般用 1～2 个疗程。有提高体内血氧分压，降低二氧化碳分压方面的作用。

10.雾化吸入疗法

(1)银白苏超声雾化吸入剂(金银花 10 g、白芥子 10 g、紫苏子 10 g，煎液 20 mL，加入超声雾化器中，再加生理盐水 20 mL 雾化吸入)，每次 15 分钟，每天 2 次，连续使用 10 天为 1 个疗程，适用于喘促痰多者。

(2)将中药百合 10 g、生地黄 15 g、熟地黄 10 g、玄参 6 g、川贝母 10 g、当归 10 g、桔梗 6 g、麦冬 10 g、白芍 10 g 等浸泡 30 分钟，水煎 2 次取汁，每次取煎好的中药汁 20 mL，放入超声波雾化杯内进行雾化吸入，以 15 分钟为宜，不宜过长，7 天为 1 个疗程，治疗 2 个疗程，临床用于肺肾阴虚型肺胀。

11.穴位割治疗法

取手掌割治部位及膻中、定喘。常规皮肤消毒，用消毒手术刀尖做两条长为 3～4 cm 的切口，以划破皮肤出血为度，不要伤及软骨，出血 4～5 滴，切口上涂上碘酒，以防感染，并用消毒纱布覆盖，适用于肺胀咳喘痰多者。

三、西医治疗

(一)急性加重期治疗

(1)控制呼吸道感染参考痰培养及药敏试验选择抗生素。在还没有培养结果前，根据症状、体征、血常规、感染的环境及痰涂片革兰染色选用抗生素。此外，应用广谱抗生素要防止真菌感染。

(2)保持呼吸道通畅可应用物理方法促进排痰，如翻身、拍背、吸痰、雾化吸入等。可予支气管扩张剂、茶碱类药物，必要时可使用皮质激素治疗以消除气道非特异性炎症。可予气道黏液溶解剂和祛痰剂。

(3)纠正缺氧和二氧化碳潴留，合理氧疗可提高氧分压，降低肺动脉压，减轻右心负荷。适当使用呼吸兴奋剂可增加通气量，促进二氧化碳排出。必要时需使用无创或有创呼吸机辅助呼吸。

(4)降低肺动脉压可予低流量鼻管长期氧疗，长期氧疗可明显降低慢性肺源性心脏病患者的患病率和病死率。使用血管扩张剂，如钙通道阻滞剂、血管紧张素转换酶抑制剂、茶碱类药物等，可扩张肺血管，有助于降低肺动脉压。此外，心房钠尿肽和脑钠肽能显著降低肺动脉压，且不影响血氧饱和度和血流动力学。

(5)控制右心衰竭可适当选用利尿剂、正性肌力药物或扩血管药物。

(6)预防和纠正水、电解质紊乱，酸碱失衡。加强营养支持治疗。

(7)抗凝剂：抗凝治疗可减少血栓形成和血栓栓塞的危险性，降低病死率。

(8)积极预防和治疗并发症：积极预防和治疗肺性脑病，水、电解质紊乱，酸碱失衡，心律失常，休克，消化道出血，弥散性血管内凝血等。

(二)缓解期治疗

缓解期治疗是延缓慢性肺源性心脏病发展的关键。

(1)戒烟或避免被动吸烟。

(2)加强功能锻炼，拍背排痰。

(3)提高机体免疫力，免疫调节剂可选择试用；营养支持，给予足够的蛋白质和维生素饮食。

(4)长期氧疗可以明显改善有缺氧状态的慢性肺源性心脏病患者的生存率。

四、疗效评价

慢性肺源性心脏病在我国也属于常见病、多发病。其发病率随年龄的增长而增高，病致残率及病死率高，是我国重点防治的慢性病。半个世纪以来，在世界范围内无论是发病机制的研究，诊断的研究以及急性发作期的治疗方法研究，都达到了前所未有的水平，然本病至今仍处于延缓疾病发展的被动局面。西医药主要是对症处理，即急性期以抗炎、平喘、化痰为主。缓解期则方法较为单一，手段较为贫乏。患者往往因为余邪缠绵不去、体虚易感因素、气道高反应性、环境因素、职业粉尘和化学物质、空气污染等因素难以防范疾病发展。所以，寻找能够消除余邪、增强体质、建立良性健康循环的中药并进行研发仍是当前重要的课题。

近年来，中医药在治疗与慢性肺源性心脏病密切相关的间质性肺炎、特发性肺纤维化有较大的进展。有学者应用化痰、祛瘀、益气、养阴的治疗原则治疗上百例上述患者，普遍获得较好的治疗效果。相当多的老年患者化掉了最后一口痰，相当多的老年患者原来只能行走数十米，治疗后可以行走数百米，甚至1～2公里。中医药之博大精深，只有持续的学习、钻研、坚持才能得到体会。

“化除最后一口痰”的理念很适合于慢性肺源性心脏病的缓解期。有学者倡导了该治疗理念十余年，有3个好处：①痰是致病微生物的病理产物，是细菌、霉菌、病毒的聚集产物，它可以使疾病复发，还可以传染给他人。消灭了最后一口痰就是消除了致病微生物，就是消灭了病邪。②没有病邪就可以补益身体，就不会出现虚不受补的尴尬局面。为增强抵抗力，防止病邪侵袭打下良好的基础。

③良性循环十分重要。患者的病情属于良性循环者生，患者的病情属于恶性循环者死。

医圣张仲景云："病痰饮者当以温药和之"。这是治疗痰饮之大法。慢性肺源性心脏病缓解期的痰饮治疗方法必须根据病邪的属性运用上述理论辨证论治。一般采用清热化痰、燥湿化痰、宣肺化痰、温肺化饮等治则。

第六节 医案选录

李某，男，72 岁。

病史：患者有长达 20 年的慢性支气管炎病史，近年来逐渐出现劳力性呼吸困难、心悸、胸闷等症状。近 1 个月来，上述症状加重，伴下肢水肿，遂来就诊。

症状：患者呼吸困难，呈劳力性加重，心悸气短，胸闷胸痛，时有咳嗽，咳白色泡沫痰；下肢水肿，按之凹陷不起；面色晦暗，口唇发绀，舌质紫暗，有瘀斑，苔薄白，脉涩。

体征：患者呈端坐呼吸，颈静脉怒张，双肺可闻及干性啰音与湿性啰音；心界向左扩大，心率偏快，律不齐，可闻及期前收缩；腹部膨隆，肝肿大，肝颈静脉回流征阳性，下肢水肿明显。

辅助检查：心电图检查示肺型 P 波，右心室肥大。胸部 X 线检查示肺动脉段突出，右心室增大。超声心动图检查示右心室肥厚、扩大，肺动脉压增高。

西医诊断：慢性肺源性心脏病。

中医诊断：心悸。

证型：肺瘀血瘀证。

辨证分析：患者长期慢性支气管炎病史，肺气亏虚，宣降失司，血行不畅，久则成瘀，发为肺瘀；肺瘀则气机不畅，肺失宣降，故见呼吸困难、咳嗽咳痰；血瘀于心，心脉痹阻，故见心悸气短、胸闷胸痛；血瘀日久，损伤正气，致气血亏虚，无以推动血行，加重血瘀；面色晦暗、口唇发绀、舌质紫暗有瘀斑、脉涩等，均为血瘀之象。苔薄白，提示病情尚属虚实夹杂。

处方：治以活血化瘀，通肺络，强心肺。桃仁 12 g，红花 9 g，丹参 15 g，赤芍 12 g，川芎 9 g，黄芪 30 g，党参 15 g，麦冬 10 g，五味子 6 g，茯苓 15 g，泽泻 10 g，甘草 6 g。共 7 剂，每天 1 剂，水煎 2 次，早晚分服。

方解：方中以桃仁、红花、丹参、赤芍活血化瘀，通利肺络；川芎行气活血，助化瘀之力；黄芪、党参益气健脾，扶助正气，以推动血行；麦冬、五味子养阴生津，润肺止咳，与益气药同用，增强心肺功能；茯苓、泽泻健脾利水，以消下肢水肿；甘草调和诸药。诸药合用，共奏活血化瘀、通肺络、强心肺之功。

※ 肺瘀理论及活血化瘀法治疗慢性肺源性心脏病分析 ※

慢性肺源性心脏病是由于长期慢性肺部疾病导致肺动脉高压，进而引起右心室肥厚、扩大，甚至发生右心衰竭的一种心脏病。中医认为，其发病机理与肺络瘀阻、气血运行不畅密切相关。肺瘀作为慢性肺源性心脏病发病过程中的重要病理环节，既是疾病发展的结果，又是病情进一步恶化的关键因素。

活血化瘀法在治疗慢性肺源性心脏病中的应用，主要是通过改善肺部和心脏的血液循环，减轻肺动脉高压，缓解右心室肥厚和扩大的程度，从而改善心肺功能。活血化瘀药物能够扩张血管，增加血流量，改善心、肺微循环，为心、肺组织提供更多的营养和氧气。同时，这些药物还能抑制血小板聚集和血栓形成，防止肺血管进一步狭窄和阻塞，加重慢性肺源性心脏病。

在本案例中，患者慢性肺源性心脏病，肺瘀血瘀明显。采用活血化瘀法，选用桃仁、红花等活血化瘀药物，配合黄芪、党参等益气药物，共奏活血化瘀、通肺络、强心肺之功。通过治疗，患者呼吸困难、心悸气短等症状得到缓解，心肺功能得到一定程度的改善。

需要注意的是，慢性肺源性心脏病是一种复杂的慢性疾病，治疗过程通常较长且需坚持。临床运用活血化瘀法的同时，还应结合患者的具体情况，进行个体化治疗并随时调整。此外，应重视患者的生活方式调整和心理支持，可对病情起重要作用。

参考文献

[1] 许银姬，黄敏玲.中医肺康复实践[M].北京：人民卫生出版社，2023.

[2] 张伟.中医肺十法[M].济南：山东科学技术出版社，2019.

[3] 黄建安.支气管哮喘与慢阻肺健康指导手册[M].苏州：苏州大学出版社，2022.

[4] 尹国有.慢性支气管炎[M].南昌：江西科学技术出版社，2022.

[5] 王洋.肺系病临证经验集[M].北京：人民卫生出版社，2023.

[6] 谭卫国，陆普选，季乐财，等.慢性阻塞性肺疾病筛查策略与实施[M].北京：人民卫生出版社，2022.

[7] 李桂.中医临床精要[M].北京：中医古籍出版社，2021.

[8] 刘磊，曹雪，李赫.常见心肺血管疾病诊治与康复[M].北京：北京大学医学出版社，2022.

[9] 张群.中医肺系疾病诊疗辑要与特色疗法[M].北京：科学技术文献出版社，2021.

[10] 玄进，边振，孙权.现代内科临床诊疗实践[M].北京：中国纺织出版社，2020.

[11] 林丽珠.肺癌的中西医结合治疗[M].北京：科学出版社，2021.

[12] 任朝凤，李梅华，赵娅琳.肺动脉高压260问[M].昆明：云南科技出版社，2023.

[13] 李建生，蔡永敏.中医经典肺病学[M].北京：科学出版社，2021.

[14] 刘伟霞，孙晓梅，贾安海，等.内科疾病临床治疗[M].哈尔滨：黑龙江科学技术出版社，2022.

[15] 罗勤.肺动脉高压诊疗技术操作规范[M].北京：科学出版社，2023.

[16] 冯明臣，金林.新编内科疾病综合治疗学[M].天津：天津科学技术出版

社，2020.
[17] 苏春霞.肺癌免疫治疗生物标志物[M].北京：科学出版社，2023.
[18] 苑露丹.内科疾病诊断要点与治疗方法[M].北京：中国纺织出版社，2022.
[19] 陈晓庆.临床内科诊治技术[M].长春：吉林科学技术出版社，2020.
[20] 陆学超，胡海波，赵国静.中西医结合肺病学[M].北京：科学技术文献出版社，2022.
[21] 吴承艳.中医临床病证大典 肺系病卷[M].上海：上海科学技术出版社，2021.
[22] 曹敏，王佑华，张瑾.中西医治疗肺源性心脏病[M].北京：科学出版社，2020.
[23] 王林霞.临床常见病的防治与护理[M].北京：中国纺织出版社，2020.
[24] 郑悦平，常红，匡雪春.老年综合评估[M].北京：化学工业出版社，2022.
[25] 柏正平.肺炎[M].长沙：湖南科学技术出版社，2020.
[26] 朱世杰.国医名师肺癌肺结节诊治绝技[M].北京：科学技术文献出版社，2022.
[27] 臧远胜.抗癌必修课 肺癌 第3版[M].上海：上海科学技术出版社，2023.
[28] 彭清华，刘旺华.中医诊断现代研究[M].长沙：湖南科学技术出版社，2020.
[29] 夏小军.肺癌中医药综合防治[M].兰州：甘肃科学技术出版社，2022.
[30] 赖静.慢性阻塞性肺疾病的防与治[M].成都：四川大学出版社，2020.
[31] 刘昕烨，巩雅欣，朱鹏飞.临床心肺疾病的中西医结合治疗[M].济南：山东大学出版社，2024.
[32] 李龙.间质性肺疾病影像与临床[M].兰州：兰州大学出版社，2020.
[33] 朱凌云，吕晓东."肺虚络瘀"病机观与氧化应激在慢性阻塞性肺疾病发病过程中相关性探讨[J].辽宁中医药大学学报，2024，26(3)：140-143.
[34] 朱丽华，管思思，刘吟絮，等.中药单体靶向 mTOR 治疗肺癌的研究进展[J].上海中医药杂志，2024，58(1)：31-37.
[35] 周维维，李冬梅，任耀全，等.基于痰瘀同治探讨麻杏化瘀汤对痰热闭肺型支气管肺炎患儿血清淀粉样蛋白含量的影响[J].中华中医药学刊，2023，41(3)：227-230.
[36] 邱磊，张少言，岑俊，等.中医药治疗支气管扩张症研究进展与思考[J].中国中医药信息杂志，2023，30(4)：163-168.
[37] 黄辉，吴峰妹，杨吉，等.温阳利水方治疗慢性肺源性心脏病临床效果及对患者心脏功能、免疫功能影响研究[J].中华中医药学刊，2023，41(4)：180-183.